La Dieta Mayo Clinic

Remodela tu vida con
hábitos basados en la ciencia

La Dieta Mayo Clinic

Remodela tu vida con
hábitos basados en la ciencia

DONALD D. HENSRUD, M.D.

OCEANO

LA DIETA MAYO CLINIC
Remodela tu vida con hábitos basados en la ciencia

Título original: THE MAYO CLINIC DIET. RESHAPE YOUR LIFE WITH SCIENCE-BASED HABITS

© 2023, Mayo Foundation for Medical Education and Research (MFMER)

Editor médico | Donald D. Hensrud, M.D., M.P.H.
Director editorial | Daniel J. Harke
Editora en jefe | Nina E. Wiener
Editora sénior | Karen R. Wallevand
Gerente editorial | Stephanie K. Vaughan
Director de Arte | Stewart J. Koski
Diseño de producción | Amanda J. Knapp
Ilustración y fotografía | Servicios de Apoyo a Medios de Comunicación de Mayo Clinic, Ilustraciones y Animaciones Médicas de Mayo Clinic
Bibliotecarios de investigación editorial | Anthony J. Cook, Edward (Eddy) S. Morrow Jr., Erika A. Riggin, Katherine (Katie) J. Warner
Correctores de estilo | Miranda M. Attlesey, Alison K. Baker, Nancy J. Jacoby, Julie M. Maas
Colaboradores | Rachel A. Haring Bartony, Matthew M. Clark, Ph.D., L.P.; Jason S. Ewoldt, RDN, LD; Jamie L. Friend; Karen Grothe, Ph.D., L.P.; Jessica R. Holst, RDN; Michael D. Jensen, M.D.; Manpreet S. Mundi, M.D.; Angela (Angie) L. Murad, M.P.H.; Deborah J. Rhodes, M.D.; Kristine R. Schmitz, RDN, LD; Meera Shah, M.B., Ch.B.; Warren G. Thompson, M.D.; Kristin S. Vickers, Ph.D., L.P.; Laura M. Hamilton Waxman; Jennifer (Jen) A. Welper

Colaboraciones adicionales de Rath Indexing

Traducción: Natalia Herrero y Ariadna Molinari, de la tercera edición en inglés

D.R. © 2024, Editorial Océano de México, S.A. de C.V.
Guillermo Barroso 17-5, Col. Industrial Las Armas
Tlalnepantla de Baz, 54080, Estado de México
info@oceano.com.mx
www.oceano.mx

Primera edición en Océano: 2024

ISBN: 978-607-557-755-5
Depósito legal: B 4698-2024

Impreso en España / Printed in Spain

9005804010324

Cada uno de los hábitos del programa *¡Piérdelo!* han sido sometidos a estudios científicos que avalan su función en el manejo del peso. De modo adicional, Mayo Clinic realizó un programa de dos semanas para evaluar la validez de este abordaje basado en hábitos para perder peso de forma rápida. Las 33 mujeres que completaron el programa perdieron en promedio 3 kg, con variaciones individuales de entre 1 hasta 6 kg perdidos. Los 14 hombres que completaron el programa perdieron en promedio 4.5 kg, con variaciones individuales de entre 2 hasta 8.5 kg perdidos. Los resultados entre individuos varían. Consulta a tu proveedor de servicios de salud antes de iniciar cualquier programa de alimentación.

La información contenida en este libro es verdadera y completa hasta donde se sabe. Este libro sólo busca servir como una guía informativa para quienes desean aprender más sobre temas relacionados con la salud. En ningún momento pretende reemplazar, contramandar o entrar en conflicto con cualquier recomendación hecha por tu propio médico. La decisión final respecto al cuidado de tu salud recae en ti y en tu médico. La información presentada en este libro se ofrece sin garantías de ningún tipo. El autor y la editorial se eximen de toda responsabilidad relacionada con el uso de este libro.

Algunas de las imágenes contenidas en esta publicación fueron hechas antes de la pandemia por covid-19 y podrían no reflejar los protocolos pandémicos adecuados. Por favor, sigue todos los lineamientos recomendados por los Centros para el Control y Prevención de Enfermedades (CDC, por sus siglas en inglés) respecto al uso de mascarillas y al distanciamiento social.

Contenido

¿Qué es la dieta Mayo Clinic?

Con frecuencia la gente dice que "está a dieta" para bajar de peso, lo cual suele implicar un esquema de alimentación rígido, centrado en lo que no puedes comer, y que constituye una experiencia negativa. Por eso, no causa sorpresa que, con el tiempo, la mayoría de las personas "dejen" la dieta y poco después recuperen el peso perdido.

La dieta Mayo Clinic es un programa de pérdida de peso diferente. No es una dieta que haces y rompes de manera constante, sino una forma de abordar tu estilo de vida diseñada para ayudarte a bajar de peso, mejorar tu salud y sentirte mejor. El programa fue concebido para ser práctico y placentero a fin de que puedas mantenerlo a largo plazo.

Los dos principios básicos de la dieta Mayo Clinic son mantener un plan alimenticio bajo en calorías que a la vez ofrezca sabor y saciedad, y quemar más calorías mediante la actividad física.

Comenzarás a bajar peso en la primera fase de la dieta (*¡Piérdelo!*), que dura dos semanas. Esta pérdida de peso continuará en la segunda fase de la dieta (*¡Vívelo!*) que, de forma ideal, durará el resto de tu vida.

Para nosotros es importante que mejores tu salud mientras bajas de peso. No todas las dietas hacen esto. Por ejemplo, si sigues una dieta altamente restrictiva de 800 calorías diarias en la que sólo puedes comer sopa de col (sí, ¡hay personas que lo han hecho!), sin duda bajarás de peso, pero esto no mejorará tu salud. Y lo más probable es que ni siquiera la disfrutes.

La dieta Mayo Clinic está elaborada para mejorar tu salud y reducir tu riesgo de desarrollar padecimientos crónicos como enfermedad cardiaca, cáncer y diabetes. Incluso está diseñada para hacerte sentir mejor; es decir, para que tengas más energía y no sientas cansancio todo el tiempo. Queremos que vuelvas a andar con paso ligero y que recuperes el brillo en tus ojos.

Como aprenderás más adelante, esta forma de abordar la pérdida de peso es muy práctica y flexible. Nosotros te proporcionamos el conocimiento y las herramientas necesarias para que modifiques varios aspectos importantes de tu estilo de vida, pero no te decimos exactamente qué hacer.

Tú te conoces mejor que nadie, así que de ti depende crear tu propio programa de pérdida de peso. Nosotros te sugerimos muchas cosas, pero eres tú quien decide qué hacer y cuándo hacerlo.

DOS FASES: *¡PIÉRDELO!* Y *¡VÍVELO!*

La gente que quiere bajar de peso pretende hacerlo lo más rápido posible, lo cual es entendible. Por eso diseñamos la primera parte de la dieta —las primeras dos semanas— como un periodo de arranque rápido. Durante este tiempo, puedes perder entre 3 y 4.5 kg al cambiar algunos de tus hábitos de improviso.

Revisamos la literatura médica, realizamos algunas pruebas y encontramos 15 hábitos que están relacionados con una pérdida de peso segura y saludable. De hecho, creemos que la fase *¡Piérdelo!* es la forma más saludable de bajar de peso que existe.

En un inicio, este cambio de hábitos puede parecer desalentador. Sin embargo, conforme las personas empiezan a bajar de peso, se sienten empoderadas y se dan cuenta de que sí pueden hacerlo (recuerda, ¡son sólo dos semanas!).

La fase *¡Vívelo!* de la dieta Mayo Clinic es una continuación de la fase *¡Piérdelo!*, pero está pensada para ser de largo plazo. (Considera que puedes repetir la fase *¡Piérdelo!* cuando lo necesites.) Durante la fase *¡Vívelo!* debes crear un programa personal de estilo de vida que te ayudará a bajar entre 450 y 900 gramos a la semana.

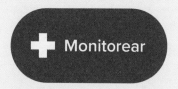
+ Monitorear

Emplea *The Mayo Clinic Diet Journal* (*El diario de alimentación de Mayo Clinic*), la plataforma digital de la dieta Mayo Clinic, un cuaderno, una app para dispositivos móviles, una herramienta en línea o lo que te funcione mejor. Monitorea qué tan bien sigues los hábitos clave para una pérdida de peso saludable y registra tu progreso.

El icono de *Monitorear* que aparece antes se utiliza a lo largo del libro como un recordatorio para que registres tus raciones de comida y actividades, como sea que elijas hacerlo.

El capítulo 11 describe por qué los registros de alimentación y actividad, así como de peso, te ayudarán en el largo plazo.

Los cambios que hagas durante la fase *¡Vívelo!* también te ayudarán a mantener tu peso una vez que alcances tu meta de pérdida de peso.

La fase *¡Vívelo!* ofrece una estructura más general; sin embargo, tratamos de flexibilizar las cosas para que puedas adaptar el programa a tus propios "gustos".

Lo que suele gustarle a la gente es que no tiene que contar calorías o hacer mediciones de ningún tipo; es decir, ¡no se necesitan básculas ni calculadoras! En vez de eso, te enseñamos varias maneras de calcular tus raciones, así como la cantidad de comida de los distintos grupos alimenticios que debes ingerir a diario.

Entendemos que cualquier cambio puede ser desafiante; pero bajar de peso no tiene por qué ser difícil o aburrido. Muchas personas descubren que, cuanto más tiempo pasan siguiendo la dieta Mayo Clinic, se vuelve más fácil y gratificante. Los nuevos hábitos alimenticios reemplazan los anteriores para crear una versión tuya más sana y feliz.

CÓMO USAR LA DIETA MAYO CLINIC

La dieta Mayo Clinic es un programa respaldado médicamente, desarrollado por expertos de Mayo Clinic, que puede ayudarte a bajar de peso y mejorar tu salud. Este libro explica los principios del programa y te ayuda a llevar a cabo cambios en tu estilo de vida que puedes mantener a largo plazo.

Después de leer el libro, considera poner en práctica los principios aprendidos con herramientas adicionales, incluyendo *The Mayo Clinic Diet Journal* (*El diario de alimentación de Mayo Clinic*) y la plataforma digital de la dieta Mayo Clinic (disponible sólo en inglés). La plataforma digital utiliza una tecnología que ha ayudado a sus usuarios a perder tres veces más peso que quienes no la emplean. Como miembro de la comunidad de la dieta Mayo Clinic, tendrás acceso a:

- Recordatorios y herramientas para mantenerte en el camino correcto, incluido un nuevo optimizador de hábitos, un diario digital de alimentación y ejercicio, y una herramienta de monitoreo de peso digital que permite subir fotos.

- Una aplicación móvil, que incluye herramientas adicionales como un escáner de código de barras para registrar los alimentos de forma fácil y rápida.

- Planes alimenticios, recetas y listas de compras personalizadas y aprobadas por Mayo Clinic.

- Un diario alimenticio interactivo con una herramienta de monitoreo de comida que contiene más de un millón de alimentos.

- Múltiples opciones de planes alimenticios, incluida la dieta original Mayo Clinic, así como la mediterránea, alta en proteínas, vegetariana y cetogénica saludable.

- Seminarios en línea con proveedores de salud y expertos de Mayo Clinic.

- Rutinas de ejercicio prácticas para realizar en casa y que no requieren equipo.

- Acceso ilimitado a un grupo privado de miembros en Facebook, donde puedes compartir tu historia y recibir consejos y recomendaciones de otros miembros como tú.

Con estas herramientas, puedes poner en práctica lo que aprendas del libro para el resto de tu vida.

Herramientas para ayudarte

Diversas herramientas pueden ayudarte a planear y monitorear tus raciones diarias. Puedes usar *The Mayo Clinic Diet Journal* (*El diario de alimentación de Mayo Clinic*), un cuaderno de trabajo de tapa blanda diseñado para acompañar este libro, que ofrece recomendaciones sobre cómo planear comidas y en sus páginas puedes registrar tus raciones alimenticias para asegurarte de cumplir tus metas diarias.

Además, puedes crear una cuenta en la plataforma digital de la dieta Mayo Clinic (*https://diet.mayoclinic. org*) o usar la app de la dieta Mayo Clinic en tu celular o tableta (disponible sólo en inglés).

Si no te convence ninguna de estas herramientas, siempre existe la opción de utilizar lápiz y papel; incluso podrías destinar un cuaderno específicamente para esta tarea. O si encuentras otra app o herramienta de monitoreo que te guste y te funcione mejor, úsala. Lo importante es encontrar la adecuada para ti y que se ajuste a tus necesidades.

Parte
1

⌄

Parte
2

Parte
3

¡Piérdelo!

Lo único que tienes que hacer para bajar de peso durante este periodo de dos semanas es:

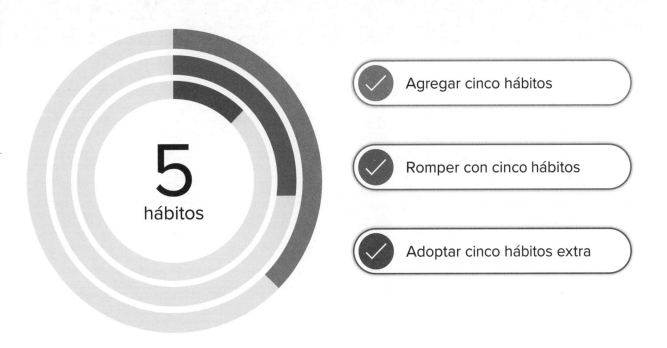

5
hábitos

✓ Agregar cinco hábitos

✓ Romper con cinco hábitos

✓ Adoptar cinco hábitos extra

Es así de sencillo.

¡Empieza ahora!

CAPÍTULO 1

¡En sus marcas, listos, fuera!

Sabemos que quieres bajar de peso, así que vamos a empezar. El programa *¡Piérdelo!* está diseñado para ayudarte a perder entre 3 y 4.5 kg en dos semanas, además de darte el impulso que necesitas para convertirte en una persona más saludable. La cantidad de peso que pierdas dependerá de ti; cuanto más te apegues al esquema de *¡Piérdelo!*, más peso perderás. Este capítulo ofrece información importante antes de arrancar el programa.

¿Cómo te sientes? ¿Con esperanza? ¿Optimista, pero con reservas? ¿Con dudas de si éste será el programa que por fin te ayudará a ser más saludable?

Con la dieta Mayo Clinic debes prepararte para hacer algo que quizá no hayas hecho antes: pensar en nuevas formas de comer y de activarte, que puedes disfrutar e incorporar a tu estilo de vida de manera natural. Nuevas formas de vivir que pueden ayudarte a bajar de peso y mantenerlo.

Nuestra meta es ayudarte a conseguir no sólo un peso más saludable, sino tal vez un estilo de vida más sano. Esto es posible y fácil de alcanzar. Al adoptar estos cambios en tu estilo de vida, disminuirán tus riesgos de salud, bajarás de peso y te sentirás mucho mejor (respecto a tu peso y tu persona).

La dieta Mayo Clinic está basada en la ciencia. Conforme evolucionan nuestras investigaciones, también lo hace nuestra forma de abordar la pérdida de peso. Verás evidencia de esto, sobre todo en los planes alimenticios que aparecen más adelante, que han sido personalizados de acuerdo con diferentes estilos de alimentación. Así que, conforme inicias este viaje, considera que constantemente estamos descubriendo nuevas maneras de ayudarte a alcanzar tus metas de salud.

La personalización es importante para que la dieta Mayo Clinic funcione. Toma este programa y hazlo tuyo. Prueba alimentos nuevos y sabrosos, encuentra actividades que te ayuden a sentirte mejor y establece rutinas nuevas para mantener tu salud y evitar que recuperes el peso perdido.

Nosotros te acompañaremos en este viaje. Buena suerte y ¡vámonos!

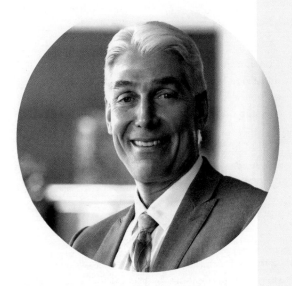

Donald D. Hensrud, M.D., M.S.
Medicina Interna

¿ESTÁS LISTO?

Sabemos que tienes ganas de empezar y nosotros también. Antes de leer sobre la filosofía de la dieta y por qué funciona, pregúntate si estás listo.

Haz la prueba rápida que aparece a continuación para descubrir si ahora es un buen momento para hacer grandes cambios en tu rutina diaria. Si prefieres la plataforma digital de la dieta Mayo Clinic, puedes realizar la prueba en: https://diet.mayoclinic.org/ready

Si tus resultados sugieren que ahora *no es* un buen momento para intentar bajar de peso, aborda esos factores que están interfiriendo con tus planes. Trata de enfrentarlos lo antes posible para que puedas empezar el programa pronto.

Sin embargo, si ahora *es* un buen momento para empezar (¡y esperamos que así sea!), sigue leyendo.

Nota: ejecutar cambios importantes en tu dieta y ejercicio, o perder peso con rapidez, a veces puede producir síntomas como mareo y fatiga o requerir un cambio de medicamento. Si experimentas estos síntomas mientras estás haciendo la dieta Mayo Clinic o tomando fármacos, habla con tu médico.

Prueba de preparación

1. **¿Qué tan motivado estás para bajar de peso?**

   a. Muy motivado
   b. Moderadamente motivado
   c. Algo motivado
   d. Poco o nada motivado

2. **Considerando la cantidad de estrés que tienes en tu vida hoy día, ¿hasta qué punto puedes enfocarte en bajar de peso y hacer cambios en tu estilo de vida?**

   a. Puedo encauzarme con facilidad
   b. Puedo enfocarme con relativa facilidad
   c. Incierto
   d. Puedo enfocarme un poco o nada

3. **Al inicio, las personas suelen bajar rápidamente de peso. No obstante, a largo plazo, lo mejor es perder entre 450 y 900 gramos a la semana. ¿Qué tan realistas son tus expectativas respecto al peso que te gustaría perder y qué tan rápido?**

   a. Muy realistas
   b. Moderadamente realistas
   c. Algo realistas
   d. Algo o muy poco realistas

4. **Fuera de las celebraciones importantes, ¿sueles comer rápidamente y en exceso, y sientes que tu forma de comer está fuera de control?**

   a. No
   b. Sí

5. Si respondiste que sí a la pregunta anterior, ¿con cuánta frecuencia has comido así durante el último año?

   a. Alrededor de una vez al mes o menos
   b. Algunas veces por mes
   c. Alrededor de una vez a la semana
   d. Casi tres veces por semana o más

6. ¿Comes por motivos emocionales, por ejemplo cuando experimentas ansiedad, depresión, enojo o soledad?

   a. Nunca o raras veces
   b. En ocasiones
   c. Con frecuencia
   d. Siempre

7. ¿Qué tan seguro te sientes de poder cambiar tus hábitos alimenticios y mantenerlos?

   a. Muy seguro
   b. Moderadamente seguro
   c. Algo seguro
   d. Poco o nada seguro

8. ¿Qué tan seguro te sientes de poder hacer ejercicio varias veces por semana?

   a. Completamente seguro
   b. Moderadamente seguro
   c. Algo seguro
   d. Poco o nada seguro

Si la mayor parte de tus respuestas son:

+ **a y b,** entonces lo más probable es que estés listo para empezar un programa de pérdida de peso.

+ **b y c,** considera si estás listo o si debes esperar y tomar acciones para prepararte.

+ **d,** quizá debas posponer tu fecha de inicio y tomar medidas para prepararte. Vuelve a evaluar si estás listo pronto. Tal vez sea buena idea visitar a tu médico y preguntarle qué puedes hacer para estar más preparado.

Nota: Sí tu respuesta a la pregunta 5 fue b, c o d, habla con tu equipo para el cuidado de la salud. Si tienes un trastorno de la conducta alimentaria, es crucial que recibas el tratamiento adecuado.

Antes de iniciar tu dieta, asegúrate de haberte preparado lo suficiente. Cuanto más lo estés, más oportunidades tendrás de triunfar. Antes de comenzar tu nuevo plan de alimentación, toma estas medidas:

1. **Encuentra tu motivación.** Para tener una pérdida de peso exitosa necesitas descubrir qué es lo que te ayudará a mantener ese deseo *constante* e *intenso* de no desistir; es decir, tu motivación. Empieza por preguntarte por qué quieres bajar de peso. Puede haber varias razones: mejorar tu salud, tener más energía, moldear tu cuerpo para ese viaje a la playa. Haz una lista de lo que es *importante para ti*. No existen respuestas equivocadas. Lo que a ti te importe es lo más relevante.

   No pierdas de vista estas motivaciones, sobre todo en momentos que impliquen tomar una decisión ("¿Me como ese rol de canela o no?"). Tal vez puedes pegar notas adhesivas en toda tu casa y oficina, poner recordatorios en tu teléfono celular o tener a la mano una foto tuya de cómo quieres (o no quieres) verte.

2. **Monitorea tu salud.** Si tienes algún problema de salud, como diabetes, enfermedad cardiaca, falta de aliento o enfermedad articular, estás embarazada o tienes cualquier pregunta sobre tu salud, consulta a tu médico antes de empezar éste o cualquier otro programa de pérdida de peso.

3. **Registra tu peso inicial.** Pésate a una hora y de una forma que puedas seguir de manera consistente, por ejemplo, justo después de despertarte y antes de desayunar.

4. **Determina tu índice de masa corporal (IMC).** Consulta la tabla en la página 129 para determinar tu IMC. Anótalo para futuras comparaciones.

5. **Mide tu cintura.** Utiliza una cinta métrica flexible y mide alrededor de tu cintura de forma horizontal, justo por arriba del punto más alto de los huesos de tu cadera. Registra el resultado en el diario o en la herramienta de monitoreo de peso en la plataforma digital de la dieta Mayo Clinic.

6. **Conoce el plan.** Lee del capítulo 1 al 5 para que sepas qué sigue.

7. **Elige una fecha de inicio.** No pongas una fecha muy lejana porque esto podría hacerte perder la motivación. En tu fecha de inicio, ¡entra de lleno y empieza!

8. **Alista tu cocina.** Deshazte de los alimentos que no quieres comer y abastece tu alacena y refrigerador de opciones saludables, como muchas frutas y verduras.

Pésate con regularidad

Registrar tu peso todos los días puede ayudarte a mantener la motivación y el compromiso con tu alimentación. Sin embargo, si te pesas diario no reacciones de forma desproporcionada ante las fluctuaciones de tu peso, que pueden deberse a los cambios en las concentraciones de líquidos en el cuerpo y no a ganancias o pérdidas de grasa corporal.

Pésate al menos una vez por semana. Registra tus resultados en *The Mayo Clinic Diet Journal* (*El diario de alimentación de Mayo Clinic*) o en la herramienta de monitoreo de peso disponible en la plataforma digital de la dieta Mayo Clinic. Dependiendo de la herramienta que uses, podrás ver tendencias a lo largo de varios días o semanas.

9. **Prepara tu equipo.** Compra un par de tenis de buena calidad, ropa cómoda y lo que sea que necesites para activarte físicamente.

10. **Establece un sistema de monitoreo.** Elige una forma de monitorear qué tan bien seguiste los hábitos. ¡Hay muchas opciones! Puedes fotocopiar el optimizador de hábitos en las páginas 22 y 23. Si empleas la plataforma digital de la dieta Mayo Clinic, usa el optimizador de hábitos que aparece ahí para monitorear tus hábitos y registrar tus metas diarias. Puedes utilizar *The Mayo Clinic Diet Journal* (*El diario de alimentación de Mayo Clinic*), o incluso desarrollar tu propio sistema de registro de tus metas diarias y semanales. ✚ Monitorear

11. **Prepárate mentalmente.** Tal y como lo haría un atleta antes de una competencia importante, mentalízate y motívate para empezar. Convéncete de que puedes lograrlo (¡porque puedes hacerlo!) y piensa en todas las cosas positivas que vendrán de esta nueva aventura.

Una vez completados estos pasos, estás listo para empezar.

ALGUNAS CONSIDERACIONES FINALES

A veces las personas hacen que estas dos semanas sean más difíciles de lo que son. No te compliques y sigue las recomendaciones de cada hábito. No te preocupes por hacer todo a la perfección, sólo concéntrate en seguir los hábitos. La plataforma digital de la dieta Mayo Clinic ofrece planes alimenticios e ideas de recetas saludables para ayudarte a empezar.

Es probable que ciertas conductas te hayan llevado adonde estás hoy. La mayoría de las personas no se dan cuenta a qué grado algunas conductas, en conjunto, pueden hacerlas subir de peso.

Es fácil caer en malos hábitos y muy difícil romperlos, ¡pero no es imposible!

Si sigues las recomendaciones durante estas dos semanas, eliminarás muchos de los hábitos nocivos que seguramente te hicieron subir de peso y los sustituirás por nuevos hábitos saludables, con lo cual conseguirás bajar de peso.

A lo largo de estas dos semanas entiende que nadie es perfecto. Pocas personas pueden seguir los 15 hábitos durante estos primeros 15 días. Pero realiza tu mejor esfuerzo. Monitorea tus esfuerzos en *The Mayo Clinic Diet Journal* (*El diario de alimentación de Mayo Clinic*) o usa el optimizador de hábitos en la plataforma digital de la dieta Mayo Clinic.

Te sorprenderá ver cuántos de estos hábitos puedes adoptar, y descubrirás que los cambios no son tan difíciles como lo habías pensado.

Es así de sencillo

Lo único que tienes que hacer para bajar de peso durante este periodo de dos semanas es:

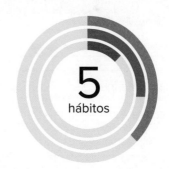

5
hábitos

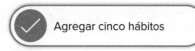
Agregar cinco hábitos

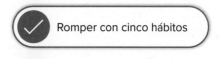
Romper con cinco hábitos

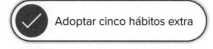
Adoptar cinco hábitos extra

Optimizador de hábitos

Palomea los hábitos que hayas adoptado.

	Día 1	Día 2	Día 3	
Agrega cinco hábitos				
✓ Come un desayuno saludable				
✓ Come frutas y verduras				
✓ Come granos enteros				
✓ Come grasas saludables				
✓ ¡Muévete!				
Rompe con cinco hábitos				
✓ Evita ver TV mientras comes				
✓ Evita el azúcar				
✓ Evita los tentempiés				
✓ Come carne y lácteos con moderación				
✓ Evita comer en restaurantes				
Adopta cinco hábitos extra				
✓ Lleva registros alimenticios				
✓ Lleva registros de ejercicio/actividad física				
✓ ¡Muévete más!				
✓ Come comida "de verdad"				
✓ Anota tus metas diarias				
TOTALES				

	Día 4	Día 5	Día 6	Día 7	TOTALES

CAPÍTULO 2

Agrega cinco hábitos

Cambiar de hábitos puede ser desafiante, y las personas suelen subestimar lo difícil que es alterar sus patrones diarios. Sin embargo, lo que en un inicio resulta retador suele volverse más manejable con el paso del tiempo. En otras palabras, no tires la toalla porque las cosas mejorarán. En este capítulo trataremos cinco hábitos que puedes incorporar en tu rutina diaria para arrancar tu plan de pérdida de peso.

Es normal que, cuando una persona está tratando de bajar de peso, se enfoque en lo que no puede hacer o en lo que debe sacrificar. Por ejemplo: "Ya no habrá más comida rápida durante el almuerzo"; "¿cómo voy a calmar mi estrés sin chocolate?"; "adiós a las noches de películas con palomitas con mantequilla".

Aunque éstos son cambios positivos en su estilo de vida, la atención está puesta en lo que estos individuos están perdiendo y no en lo que están ganando. Con mucha frecuencia, las personas comparten conmigo la magnitud de la pérdida que sienten.

Este capítulo no trata sobre lo que debes quitar, sino de lo que necesitas agregar a tu día. Conocerás las estrategias de cómo incorporar cinco conductas saludables en tu rutina diaria. Considera que cualquier conducta nueva requiere tiempo para afianzarse. Quizás estos cambios no se den de forma automática ni sean fáciles, pero te invito a darles una oportunidad. Además, al concentrarte en lo que estás sumando a tu vida, pondrás menos atención en lo que sientes que estás perdiendo.

El éxito a largo plazo de la pérdida de peso no sólo implica eliminar conductas negativas, sino cambiar lo que haces a diario para eludir situaciones difíciles. Si eres de las personas que comen por estrés, claro que debes dejar de ingerir dulces cuando te sientas así. Pero, al incorporar el ejercicio en tu rutina diaria, puedes disminuir tu nivel de estrés para que sea menor la probabilidad de exponerte a este tipo de situaciones muy estresantes.

Haz tu mejor esfuerzo para adoptar estos cambios; recuerda: no importa cuán grandes o pequeños sean, los cambios positivos siempre suman.

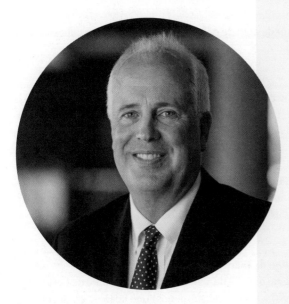

Matthew M. Clark, Ph.D., L.P.
Psicología

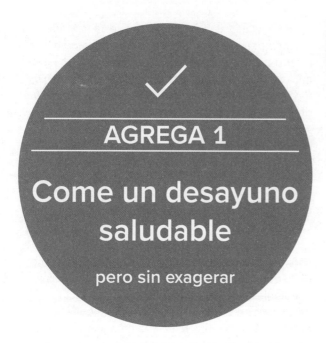

AGREGA 1

Come un desayuno saludable

pero sin exagerar

Qué:
Desayuna todos los días. No necesitas comer mucho; sólo algo que te ayude a arrancar el día con el pie derecho.

Por qué:
Las investigaciones muestran que las personas que comen un desayuno saludable manejan mucho mejor su peso que aquellas que no lo hacen. Desayunar se relaciona con un mejor rendimiento escolar y profesional, y ayuda a evitar que experimentes un hambre voraz más adelante en el día.

Cómo:

+ **Opta por granos enteros.** Prueba con avena, cereal de granos integrales frío o pan integral tostado.

+ **Añade algo de color.** Agrega fruta fresca o congelada sin endulzar.

+ **Busca la saciedad.** La leche y el yogur bajos en grasa, así como huevos, nueces, semillas y mantequillas de nueces pueden ayudar con la sensación de saciedad.

+ **Planea con antelación.** Si tienes poco tiempo para desayunar, coloca una caja de cereal, un tazón y una cuchara sobre la mesa la noche anterior.

+ **Elige de manera correcta.** Escoge tu cereal —ya sea caliente o frío— de acuerdo con el contenido de fibra (elige más) y azúcar (elige menos) que aparece en la etiqueta de información nutrimental. Si sueles agregarle leche o yogur al cereal, escoge las opciones reducidas en grasa o sin grasa. Añade rebanadas de plátano o algunas moras para terminar.

+ **Prueba diferentes mezclas.** Prueba un batido (*smoothie*) hecho con fruta: plátano, ananá (piña), frutos rojos frescos o congelados, y yogur bajo en grasa. Mezcla los ingredientes hasta que adopten una consistencia suave.

+ **Llévalo contigo.** Ten a la mano artículos que puedas tomar al salir de casa. Algunos alimentos convenientes pueden ser manzanas, naranjas, bananas (plátanos), yogur bajo en grasa en envase individual, panecillos (bagels) integrales (tamaño miniatura) y queso cottage bajo en grasa en envase individual. Mezcla frutos rojos o fruta para agregar fibra y dulzor.

+ **Envuélvelo.** Prepara un *wrap* salado con tortillas integrales, huevos revueltos con pimiento y cebolla, o un *wrap* dulce con mantequilla de cacahuate y banana (plátano).

+ **Hazlo saludable.** Si tienes antojo de pan francés, usa pan integral, claras de huevo o un sustituto del huevo, una pizca de canela y unas cuantas gotas de extracto de vainilla para endulzar. Fríelo en una sartén antiadherente o emplea un espray para cocinar. Añade puré de manzana sin endulzar, frutos rojos o rebanadas de banana (plátano).

+ **Innova.** Si no te gustan los alimentos que de modo normal se consumen durante el desayuno, puedes prepararte un sándwich con carne magra, queso bajo en grasa, verduras y pan integral.

+ **Obtén nuevas ideas.** La plataforma digital de la dieta Mayo Clinic ofrece alternativas de desayunos rápidos y deliciosos en las porciones adecuadas, lo cual te permite mantener este hábito con mayor facilidad.

¡Claro que puedo!

Si no tienes el hábito de desayunar, empieza poco a poco. Consume una pieza de fruta o una barra de granola saludable. Comienza a incluir otros grupos alimenticios de manera gradual. Así como te acostumbraste a no desayunar, también puedes acostumbrarte a sí hacerlo. Con el tiempo, comenzarás a sentir hambre en la mañana.

Cuando dejas de desayunar, tu cuerpo dice: "Si no vas a alimentarme, no voy a sentir hambre", y entonces no extrañas comer en la mañana. No obstante, tiendes a compensar esto al comer en exceso más adelante en el día. Desayunar te ayuda a bajar de peso, ya que disminuye las ansias de comer en exceso más tarde.

AGREGA 2

Come frutas y verduras

3 o más raciones de fruta y 4 o más de verdura

Qué:
Come al menos tres raciones de fruta y cuatro de verdura todos los días. Si quieres saber con exactitud qué constituye una ración, consulta las páginas 204-229.

Por qué:
Las frutas y verduras frescas son la base de una alimentación saludable, así como de una pérdida de peso exitosa. La mayoría de los alimentos procesados, dulces y bebidas no dietéticos contienen muchas calorías en porciones pequeñas. Con las frutas y verduras ocurre lo contrario; tienen mucho volumen y pocas calorías. Puedes comer mucho, consumir menos calorías y sentir saciedad después de cada comida.

Cómo:

+ **Sé selectivo.** Come sólo aquellas frutas y verduras que te gusten, pero no tengas miedo de explorar distintos tipos y variedades. Algunos de sus sabores y texturas podrían sorprenderte.

+ **Pon estos alimentos en primer lugar.** Las verduras deben ocupar la mayor parte de tu plato, seguidas por las frutas. Come estos alimentos primero, en vez de dejarlos para el final de la comida.

+ **Vuélvelos una prioridad.** Cuando planees cualquier comida, piensa en guisos cuyos protagonistas sean frutas o verduras, y construye el resto de tu menú alrededor de éstos.

+ **Prueba diferentes mezclas.** Prueba verduras crudas y cocidas; cocina las verduras de manera ligera, al vapor o a la parrilla para obtener una textura más suave; o rocíalas con especias o condimentos para darles más sabor.

+ **Conviértelos en alimentos listos para llevar.** Cuando tienes prisa, deja preparadas frutas y verduras listas para comer y llevar contigo. Compra frutas y verduras frescas que requieran poca preparación, como zanahorias baby, tomates cherry y bananas (plátanos).

+ **Piensa en *toppings*.** Agrega banana (plátano), fresa (frutillas) u otras frutas a tu cereal o yogur.

+ **Opta por lo fresco.** La fruta deshidratada o el jugo de frutas tienen muchas más calorías que la fruta fresca o congelada sin endulzar, por lo que, a diferencia de las verduras, la regla de comer "raciones ilimitadas" no aplica para estos alimentos. Las frutas deshidratadas y los jugos de frutas pueden elevar tu ingesta calórica de forma significativa.

+ **Explora.** Visita mercados locales. La frescura y variedad de sus productos pueden motivarte a probar alimentos nuevos. Los mercados también son excelentes lugares para crear un sentido de comunidad.

+ **Innova.** Encuentra formas de incorporar verduras con otros alimentos o en recetas existentes. Puedes agregarlas en sopas, guisos y pizzas, así como en sándwiches.

+ **Empácalas.** Si vas a viajar, lleva frutas y verduras listas para comer.

¡Claro que puedo!

Con este programa verás que, mientras comes más frutas y verduras, disminuirán tus ganas de consumir alimentos altos en calorías. Ésta es la razón por la que puedes ingerir tantas verduras y frutas como quieras. Asegúrate de tenerlas a la mano en todo momento, y, cuando sientas hambre, come un poco.

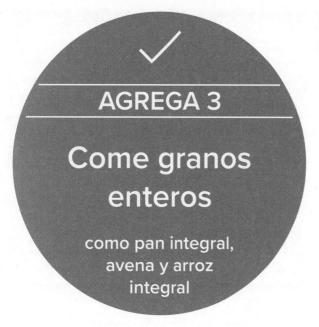

AGREGA 3

Come granos enteros

como pan integral, avena y arroz integral

Qué:
Come pan, pasta y arroz integral, avena y otros productos de granos enteros en vez de alimentos blancos, refinados y muy procesados.

Por qué:
Los granos enteros contienen todo el núcleo del grano, el cual está repleto de vitaminas esenciales, minerales y fibra que forman parte de una dieta saludable. Debido a su alto contenido de fibra y volumen, los granos enteros brindan más saciedad y disminuyen tu riesgo de sobrepeso.

Cómo:

+ **Empieza por los granos enteros.** Desayuna cereal integral, como avena o salvado, o come pan integral tostado en vez de pan blanco.

+ **Abastécete.** Llena tu alacena de productos de granos enteros como arroz integral y arroz salvaje integral, pastas integrales y cereales integrales sin azúcar (si quieres endulzar tu cereal, agrégale fruta). También puedes incluir avena, pan pita y panecillos integrales en tu lista de compras.

+ **Vuélvete integral.** Utiliza arroz integral como una alternativa saludable al arroz blanco. Si quieres cocinar rápidamente, compra arroz integral instantáneo.

+ **Conviértelos en la comida principal.** Prepara un guiso principal a base de granos enteros, como lasaña integral de espinaca, frijoles rojos sobre arroz integral, espagueti integral con salsa marinara o sofrito de verduras sobre arroz integral.

+ **Experimenta.** Incluye guarniciones con productos como bulgur, kasha o cebada integral.

+ **Úsalos como complemento.** Agrega cebada integral o arroz salvaje en sopas, estofados y guisos.

+ **Cambia de harina.** Sustituye la mitad de la harina blanca que empleas para preparar hot cakes, waffles, muffins y pan con harina integral.

+ **Revisa la etiqueta.** Al comprar cualquier alimento, revisa que la etiqueta contenga términos específicos como trigo integral, avena integral o arroz integral. Los términos *100 por ciento integral*, *multigrano* y *molido en molino de piedra* no quieren decir que el producto contenga granos enteros.

¡Claro que puedo!

Los productos de granos enteros o integrales suelen tener un sabor diferente en un principio si no acostumbras comerlos. Pero si les das una oportunidad, lo más probable es que aprendas a disfrutarlos. Piensa en esos alimentos que odiabas en la infancia, pero que ahora disfrutas.

Muchas personas descubren que, una vez que se acostumbran al sabor y a la textura de los granos enteros, es difícil volver a consumir sus contrapartes refinadas.

¿Te preocupa el gluten?

El gluten es una mezcla de proteínas presente en trigo, cebada y centeno. Es lo que le da consistencia a la pasta, el pan y otros productos horneados, y está en muchos de los alimentos que consumes.

Algunas personas tienen problemas para digerir el gluten. La enfermedad celiaca y la sensibilidad no celiaca al gluten son dos enfermedades relacionadas con el gluten que han recibido mucha atención. Si estás dentro del porcentaje de gente que no puede comer gluten, debes saber que no todos los granos contienen gluten.

Busca productos etiquetados como libres de gluten o elaborados a base de granos naturalmente libres de gluten, como trigo sarraceno, harina de maíz, linaza, quinoa y arroz integral y salvaje.

Si puedes comer gluten, ¡hazlo! No evites el gluten sólo porque existe una oferta cada vez mayor de productos sin gluten.

Los granos enteros que contienen gluten han sido vinculados con múltiples beneficios a la salud.

AGREGA 4

Come grasas saludables

como aceite de oliva, aceites vegetales y nueces

Qué:
Cuando consumas grasas, opta por las más saludables como aceite de oliva, aceites vegetales, aguacate, nueces, mantequillas de nueces y los aceites provenientes de las nueces.

Por qué:
Estas grasas son las más saludables para el corazón. Sin embargo, no olvides que todas las grasas tienen más o menos la misma cantidad de calorías, por lo que incluso las más saludables deben consumirse con moderación como parte de una alimentación balanceada.

Cómo:

+ **Revisa todas las etiquetas alimenticias.** Compara alimentos similares y elige el que tenga menos grasas. Además, asegúrate de que sea bajo en calorías, ya que algunos alimentos bajos en grasa o sin grasa contienen más azúcar y sodio y sólo un poco menos calorías.

+ **Elige de forma sabia.** Los distintos tipos de grasas que se encuentran en los productos elaborados comercialmente aparecen en la sección de información nutrimental de la etiqueta alimenticia. Limita tu consumo de alimentos ricos en grasas saturadas y grasas *trans*, y mejor elige aquellos elaborados con grasas insaturadas (poliinsaturadas y monoinsaturadas).

+ **Limita tu consumo de productos lácteos.** Para reducir las grasas saturadas, elige productos lácteos bajos en grasa o sin grasa.

+ **Evita las grasas *trans*.** Debido a que son las más dañinas para la salud, muchos fabricantes están limitando su uso. Aun así, no te confíes, y mejor revisa las etiquetas nutrimentales como precaución. Las grasas *trans* suelen estar presentes en la margarina en barra y en la manteca vegetal, y también en los productos procesados que se elaboran a partir de ellas.

+ **Olvídate de freír.** Utiliza técnicas bajas en grasa para cocinar como a la parrilla, al horno o al vapor. Puedes cocinar sin aceite o mantequilla si tienes una sartén antiadherente de buena calidad. Incluso puedes probar un espray para cocina, caldo bajo en sodio o agua en vez de usar aceite para cocinar.

+ **Retira la grasa.** Elige carne con la menor cantidad de grasa (visible) posible, y retira una buena parte de la grasa de las orillas. Retira toda la piel del pollo antes de cocinarlo o compra pechugas sin ésta.

¡Claro que puedo!

Revisa los estantes de tu alacena y refrigerador. Identifica fuentes de grasa animal (crema, mantequilla) y grasas *trans* (mantecas) y deshazte de ellas. Reemplázalas con aceite de oliva, aceites vegetales y untables con textura de mantequilla libres de grasas *trans*.

Cuando vayas a usar cualquier grasa para cocinar, la medida debe ser una cucharadita.

No todas las grasas son iguales

Las grasas monoinsaturadas y poliinsaturadas son las mejores opciones. Busca productos con pocas grasas saturadas o sin grasas saturadas, y evita las grasas *trans*, ya que tanto las grasas saturadas como las *trans* aumentan los valores de colesterol en sangre. Y no olvides que todas las grasas son altas en calorías.

+ **Las grasas monoinsaturadas** están presentes en el aceite de oliva, canola y cacahuate, así como en la mayor parte de las nueces y el aguacate.

+ **Las grasas poliinsaturadas** se localizan en otros aceites a base de plantas como cártamo, girasol, soya, ajonjolí y semilla de algodón.

+ **Las grasas saturadas** están presentes en alimentos de base animal como carne, pollo, manteca de cerdo, yema de huevo y productos lácteos de grasa entera (incluyendo mantequilla y queso). Incluso se encuentran en la mantequilla de cacao y en el aceite de coco, palma y otros aceites tropicales que se utilizan en muchos sustitutos de crema para café, galletas saladas, productos horneados y otros alimentos procesados.

+ **Las grasas *trans*** —también conocidas como aceite vegetal hidrogenado— pueden estar presentes en grasas vegetales endurecidas, como margarina en barra y manteca vegetal, y en alimentos preparados a partir de ellas (incluidas muchas galletas saladas, galletas dulces, pasteles, tartas y otros productos horneados, así como múltiples dulces, bocadillos y papas a la francesa).

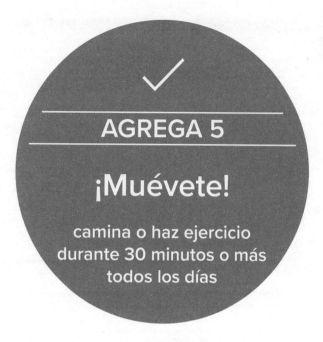

AGREGA 5

¡Muévete!

camina o haz ejercicio durante 30 minutos o más todos los días

Qué:
Incluye al menos 30 minutos de actividad física o ejercicio en tu rutina diaria.

Por qué:
La actividad física quema calorías, y sentarse durante largo tiempo es dañino para la salud. Cuanto más activo seas físicamente, más calorías quemarás. La actividad física, incluido el ejercicio, proporciona muchos beneficios a la salud.

Cómo:

+ **Elige lo que te gusta.** El mejor ejercicio es el que puedes llevar a cabo de forma consistente.

+ **Cualquier movimiento cuenta.** Caminar a la tienda, deshierbar el jardín y limpiar la casa cuentan como actividades físicas.

+ **Hazlo por partes.** Tres sesiones de 10 minutos de caminata rápida pueden brindar prácticamente los mismos beneficios que una sesión de 30 minutos.

+ **Prueba cosas diferentes.** Intenta nuevos tipos de ejercicio y no te sientas atado a una sola actividad.

+ **Toma pausas.** Incorpora momentos para estirarte y moverte en el trayecto del día. Por ejemplo, puedes caminar a la cocina o salón común de tu oficina para beber un poco de agua, o subir y bajar algunas escaleras.

+ **Sé flexible.** La mejor hora para hacer ejercicio es cuando puedas.

+ **Busca otras formas de moverte.** Cuando hables por teléfono o revises tu correo electrónico, procura hacerlo de pie en vez de sentarte en la silla de tu escritorio. Cuando estés viendo tu programa favorito en la televisión o leyendo un libro, súbete a una caminadora o pedalea en una bicicleta estacionaria.

+ **Encuentra un compañero.** Tener compañía hace que el ejercicio sea más divertido, y te ayudará a comprometerte con tu plan de actividad física.

+ **No exageres.** Si vienes de un periodo de inactividad, empieza despacio y dale tiempo a tu cuerpo de acostumbrarse al incremento de actividad. Un error común es iniciar un programa de ejercicios a una intensidad demasiado alta.

¡Claro que puedo!

Iniciar cualquier actividad física suele ser lo más difícil: ponerte tus tenis y salir de casa para caminar o correr. Trata de motivarte con palabras positivas para superar cualquier duda que tengas al momento de decidir si haces ejercicio o no.

Consejos para motivarte

+ En vez de decir "Estoy muy cansado", prueba "Me siento lleno de energía al terminar".

+ En vez de decir "No pasa nada si me salto un día", di "Cualquier esfuerzo cuenta".

+ En vez de decir "Ya debería ser mejor en esto", prueba "Estoy mejorando".

+ En vez de decir "Nunca lograré mantener este programa de ejercicio", di "Tomaré un día a la vez".

Pirámide del peso saludable de Mayo Clinic…

Emplea la pirámide del peso saludable de Mayo Clinic como guía para tomar buenas decisiones alimenticias. Los capítulos 9 y 15 contienen información detallada sobre la pirámide, pero lo que necesitas hacer ahora es comer más alimentos de los grupos alimenticios que se encuentran en la base de la pirámide y menos alimentos de los grupos alimenticios que se ubican en la punta de la pirámide, además de moverte más.

Por ahora, no te preocupes por seguir todo al pie de la letra. En los capítulos siguientes abordaremos de forma más específica cómo usar la pirámide para ayudarte a planear tus comidas diarias.

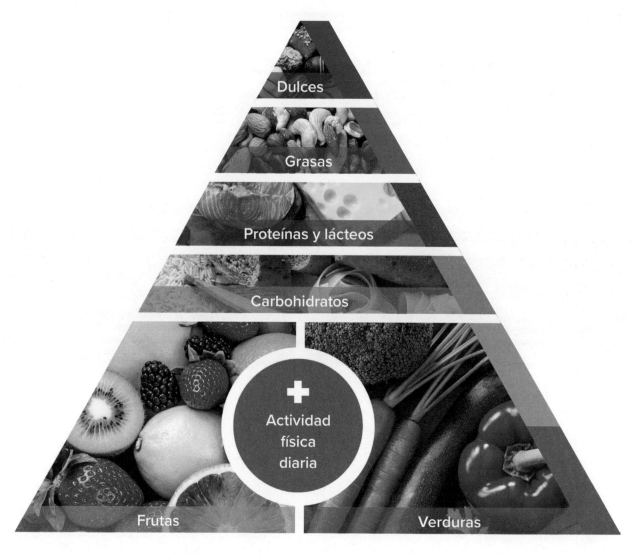

…y comedor saludable de Mayo Clinic

A continuación, se enseña cómo debería verse una comida siguiendo la pirámide. Las frutas y verduras constituyen la mayor parte de tu comida. Una manera sencilla de incluir más verduras en tu dieta es consumir una ensalada verde junto con el resto de tu comida. Los demás alimentos deben comerse con moderación. Limita los carbohidratos a una cuarta parte de tu plato; lo mismo va para la proteína y los lácteos. Las grasas y los dulces deben comerse poco y no deben formar parte de cada comida. En cuanto a los líquidos, incluye bebidas que sean bajas en calorías o que no contengan calorías.

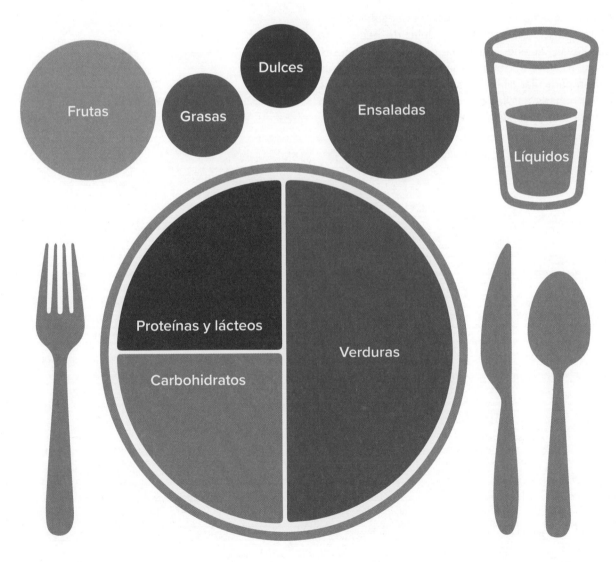

CAPÍTULO 3

Rompe con cinco hábitos

Cambiar cualquier hábito puede ser desafiante. Sin embargo, reprogramarte para dejar de hacer algo que llevas haciendo mucho tiempo —que además te afecta a nivel emocional, social y psicológico— puede ser en particular difícil. A continuación, compartimos cinco hábitos difíciles de romper, pero que pueden marcar una gran diferencia en tu peso.

Prepárate, porque esta parte es desafiante. Sin embargo, es aquí en donde puedes aprender más sobre tu forma de comer y el motivo por el cual lo haces. Piensa en estos cambios como pequeños experimentos que te permitirán aprender sobre ti mismo.

Al igual que muchas personas, es probable que uses la comida para tener más energía, mejorar tu estado de ánimo, divertirte o combatir el aburrimiento. Comer es un acto social y emocional que, para bien y para mal, tiene un impacto en tu mente y cuerpo. No te frustres si piensas que estos cambios son muy difíciles. En vez de eso, enfócate en lo que estás experimentando y aprendiendo. Tal vez estés de mal humor y sientas falta de azúcar los primeros días que dejes de consumirla... pero ¿y después? ¿No ocurre que tú y tu cuerpo aprenden a adaptarse?

Inténtalo durante dos semanas y aprovecha esta oportunidad. Luego, con la nueva información que procesaste, averigua en cuál de estos hábitos quieres seguir trabajando. Adoptar hábitos nuevos puede ser difícil. Pero, a veces, es necesario sentir un poco de incomodidad. Por supuesto, no queremos que sufras, que pases hambre o que estés de mal humor. No obstante, dejarte sentir frustración, aburrimiento o tristeza, y no recurrir a la comida para apaciguar estas emociones, puede ayudar a volverte más fuerte.

Trátate con amabilidad, pero también exígete un poco. Nunca sabrás de lo que eres capaz a menos que lo intentes. Y recuerda que no tienes que buscar la perfección. Si te equivocas, no pasa nada; sólo quiere decir que formas parte del club de las personas imperfectas. ¡Reúne tus fuerzas y sigue adelante!

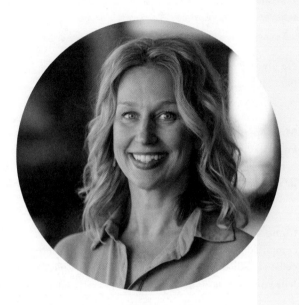

Kristin S. Vickers, PhD., L.P.
Psicología

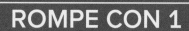

ROMPE CON 1

Evita ver TV mientras comes

y dedica el mismo tiempo a hacer ejercicio que a ver TV

Qué:
No veas la televisión mientras comes (o, dándole la vuelta, no comas mientras ves la televisión). Lo mismo aplica para cualquier tiempo que pases "en pantalla", como cuando usas tu celular o computadora. Y dedica el mismo tiempo a hacer ejercicio que a ver televisión.

Por qué:
Los estudios muestran que pasar mucho tiempo en pantalla acarrea más riesgos de salud y contribuye al incremento de peso: por un lado, no te estás moviendo y, por el otro, lo más probable es que estés bebiendo o comiendo algo sin poner mucha atención. Si estableces la regla de no ver televisión o cualquier pantalla mientras comes, además de dedicar el mismo número de horas a ver televisión que a hacer ejercicio, estás rompiendo un hábito nocivo (comer sin conciencia) a la vez que desarrollas uno positivo (elevar tu actividad física).

Cómo:

+ **Usa notas adhesivas.** Coloca una nota adhesiva en la televisión y otra en el control remoto para recordarte que necesitas hacer ejercicio antes de ver televisión o mientras ves televisión.

+ **No olvides otros dispositivos.** La misma regla se aplica para otros dispositivos como tu computadora y iPad.

+ **Muévete por tu tiempo en pantalla.** Gánate tu "tiempo en pantalla" —ya sea ver televisión u otros dispositivos— haciendo antes ejercicio. No utilices tu tiempo en pantalla antes de habértelo ganado.

+ **Come sin distracciones.** No veas televisión, ni uses la computadora o el celular mientras comes. Quizá te excedas si te distraes por lo que está sucediendo en la pantalla y no prestas atención a todo lo que estás comiendo.

+ **Usa tu creatividad.** Existen muchos ejercicios que puedes hacer mientras ves televisión. Aquí mencionamos algunos ejemplos:

  > Da vueltas alrededor de la sala
  > Camina o corre en una caminadora
  > Pedalea en una bicicleta estacionaria
  > Marcha en tu lugar
  > Emplea bandas elásticas de resistencia para hacer ejercicio
  > Haz ejercicios de fuerza y flexibilidad
  > Levanta pesas
  > Baila

+ **Toma pausas.** Si estás viendo un programa de televisión más largo, ejercítate mientras lo ves y toma pausas para recuperarte durante los comerciales. O puedes hacer lo opuesto si apenas estás empezando a hacer ejercicio.

+ **Graba tus programas favoritos.** Si tienes poco tiempo, graba tus programas favoritos y sáltate los anuncios cuando los veas más adelante. Esto puede reducir tu tiempo en pantalla alrededor de un tercio.

+ **Esconde tu computadora o iPad.** Es fácil usar tu computadora o iPad cuando las tienes a la mano. No dejes tus dispositivos a la vista. "Ojos que no ven, corazón que no siente".

+ **Monitorea tu uso del celular.** Utilizas tu celular para muchas cosas, como hacer llamadas o recibir correos electrónicos. Sin embargo, todos los medios de comunicación que tienes en tu celular pueden absorber tu tiempo e impedir que hagas otras cosas. Limita el tiempo de ocio que pasas usando tu teléfono.

+ **Busca alternativas.** Olvídate de las pantallas y sal a caminar y andar en bicicleta o a arreglar el jardín. Busca opciones que te ayuden a romper con el hábito de pasar demasiado tiempo en pantalla.

+ **Pon música.** Es mucho más probable que te actives si escuchas música en la radio o en algún otro dispositivo. Otra opción es escuchar audiolibros mientras realizas el trabajo doméstico.

+ **Establece una zona de pantallas.** Elige un espacio en tu casa para ver televisión o usar tu computadora o iPad. En particular, los televisores en recámaras y cocinas pueden fomentar la observación pasiva.

¡Claro que puedo!

Dite cosas positivas como "¡Puedo hacerlo!" en vez de "¡No puedo hacerlo!".

Halágate en vez de criticarte. Encamínate en lo positivo, no en lo negativo.

✓

ROMPE CON 2

Evita el azúcar

consume sólo lo que
se encuentra en la fruta
de manera natural

Qué:
Si requieres algo dulce, come fruta fresca. De lo contrario, evita el azúcar de fuentes comunes como dulces, azúcar de mesa, azúcar morena, miel, mermelada, jalea, postres y alimentos que contengan más de una pequeña cantidad de azúcar o jarabe de maíz alto en fructosa (como los refrescos y algunas bebidas con café).

Por qué:
Aquí compartimos cuatro razones clave para evitar el azúcar: 1. Contiene calorías. 2. No tiene valor nutricional. 3. Si estás comiendo azúcar, estás dejando de ingerir otros alimentos más saludables. 4. El azúcar tiene efectos negativos en la salud, como caries dental y un aumento en el azúcar en la sangre (glucosa) relacionado con la diabetes.

Cómo:

+ **Limpia la alacena.** Antes de iniciar el programa, deshazte de todos los dulces y refrescos que tengas en casa; abastécete de fruta fresca y repón esa fruta con regularidad.

+ **Lee las etiquetas.** Muchos productos contienen azúcar. Cuando aparecen ingredientes como jarabe de maíz, dextrosa, sacarosa, glucosa, fructosa, maltosa, turbinado, melaza o jarabe de maíz alto en fructosa entre los primeros en la lista de una etiqueta alimenticia, tal vez el producto posea un alto contenido de azúcar. Deshazte de ellos.

+ **Esconde las copas de vino y los tarros de cerveza.** Dado que el alcohol cuenta como azúcar, no está permitido ingerirlo durante las dos semanas de la fase *¡Piérdelo!*

+ **Endulza con fruta.** En vez de usar azúcar o miel, agrega fruta a tu cereal, avena o hot cakes (panqueques) durante el desayuno. Asimismo, evita los cereales que contengan azúcar.

+ **Disfruta *smoothies* de frutas.** Mezcla fruta fresca con yogur de vainilla congelado sin grasa y un poco de jugo de fruta y hielo para elaborar una bebida refrescante y dulce de manera natural.

+ **Prueba distintas especias.** Mezcla canela con puré de manzana sin endulzar para untar en panqueques o pan tostado. Otras especias que pueden añadir dulzor son pimienta gorda, cardamomo, clavo, jengibre y nuez moscada.

+ **Experimenta con bebidas naturalmente dulces.** En lugar de refresco, mezcla jugo de fruta con agua mineral.

+ **Pon a prueba tus habilidades culinarias.** Para el postre, puedes preparar manzanas al horno o ananá (piña) a la parrilla.

+ **Sé valiente.** Usa esta fase de dos semanas para experimentar con nuevos alimentos. Compra frutas como naranja china, lichi, mango, papaya, granada o carambolo, que puedes adquirir en muchos supermercados o tiendas especializadas en alimentos. Busca otros alimentos que sean naturalmente dulces para ayudar a calmar tus ansias de dulce.

¡Claro que puedo!

Para tener éxito, necesitas convencerte de que puedes bajar de peso y visualizarte haciéndolo. ¡Créelo, visualízalo y hazlo!

¿Qué hay de los edulcorantes artificiales?

¿No sería mejor comprar alimentos con edulcorantes artificiales bajos en calorías? Suena ideal, ¿no? Obtendrías el dulzor del azúcar sin todas las calorías y carbohidratos que contiene. Pero ¡espera un momento!

Muchos alimentos listos para comer que emplean edulcorantes bajos en calorías —como refrescos de dieta, caramelos y galletas dulces— tienen poco valor nutricional y deben eliminarse de la dieta. Incluso los estudios han encontrado que el consumo de alimentos con edulcorantes bajos en calorías puede derivar en una mayor ingesta calórica y un aumento de peso (pueden engañar a tu cerebro para que coma alimentos dulces en otros momentos).

Los edulcorantes bajos en calorías pueden formar parte de un plan de alimentación saludable si se usan con cuidado y moderación. Pero, durante la fase *¡Piérdelo!*, debes evitarlos a toda costa.

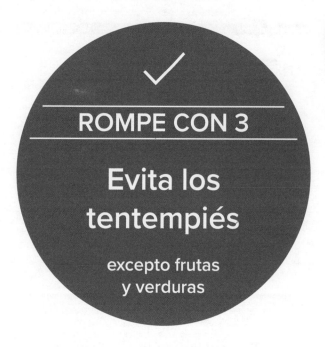

✓

ROMPE CON 3

Evita los tentempiés

excepto frutas y verduras

Qué:
Si comes entre comidas procura que sólo sean frutas o verduras.

Por qué:
Los tentempiés suelen tener muchas calorías y poco valor nutricional. Sin embargo, con las frutas y verduras pasa lo contrario: pueden brindar saciedad sin proporcionar muchas calorías a tu total diario y contienen múltiples nutrientes saludables. Comer frutas y verduras un par de veces al día puede ayudarte a manejar tu peso, mientras que comer tentempiés más tradicionales puede hacerte subir de peso.

Cómo:

+ **Limpia la alacena.** Antes de iniciar el programa, elimina de tu casa las galletas dulces, las papas fritas, los caramelos, el helado y otros alimentos parecidos. No los pongas al fondo de un estante o del congelador. No creas que puedes resistirte a la tentación de abrir un paquete. ¡Deshazte de todo! Si están en casa, terminarán en tu boca.

+ **Abastécete.** En vez de comprar tentempiés, abastécete de frutas y verduras listas para comer. No esperes sobrevivir con manzanas o zanahorias baby. Estas verduras deben ser sólo dos de las múltiples opciones que puedes elegir. Piensa en trozos de kiwi, mango, cereza silvestre (bing), guisantes (chícharos) dulces y pimiento dulce.

+ **No te olvides de la oficina.** Además, debes tener frutas y verduras disponibles en la oficina, para comerlas en caso de que te dé hambre.

+ **Haz tus comidas con regularidad.** Establece un patrón de alimentación que consista en tres comidas al día. Sepáralas en intervalos que no sean muy largos. Si dejas pasar mucho tiempo entre comidas puede provocarte un hambre voraz que hará que comas con poca conciencia.

+ **Experimenta.** Agrega distintas hierbas y especias en las frutas y verduras que consumas para crear nuevos sabores.

+ **Congélalas.** Congela frutas como uvas para tener un bocadillo frío y refrescante. O haz tu propia paleta helada de fruta combinando una o más frutas con un poco de jugo de frutas, y después congela la mezcla.

+ **Sé proactivo.** Identifica situaciones que te hacen comer entre comidas, y luego trata de evitarlas o encontrar actividades alternas. Si sueles comer durante los recesos del trabajo, mejor prueba salir a caminar. Si no puedes resistirte a comprar una barra de chocolate cada vez que pasas por la máquina expendedora, busca una ruta alterna. Si cuando sientes enojo o tristeza te dan ganas de comer helado, habla con un amigo que pueda escucharte y ayudarte a aliviar tus ansias de comer entre horas.

+ **Sé honesto.** A veces comemos entre horas no porque tengamos hambre sino para aliviar el aburrimiento o el estrés. Cuando estés a punto de comer algún tentempié, pregúntate si en realidad tienes hambre o si más bien es aburrimiento. Si notas que estás comiendo por aburrimiento, busca otra cosa que hacer.

+ **Distráete.** En vez de comer un tentempié realiza otra cosa que disfrutes. El ejercicio es un gran método de distracción, pero también puedes dedicarte a algún pasatiempo, leer un libro o llamar a algún familiar o amigo para que te visiten.

¡Claro que puedo!

La heladería, la pastelería, la zona de comida rápida en el centro comercial: resistirse a algunos de tus bocadillos favoritos suele ser difícil, sobre todo cuando puedes verlos u olerlos. Recuérdate cuán bien lo has hecho hasta ahora, y convéncete de que dos semanas en realidad no son mucho tiempo. Y luego sigue caminando. ¡No te detengas!

ROMPE CON 4

Limita el consumo de carne y lácteos bajos en grasa

las raciones deben ser del tamaño de una baraja y los lácteos bajos en grasa

Qué:

Limita tu consumo diario de carne, pollo y pescado a alrededor de 85 gramos, lo cual equivale casi al tamaño de una baraja de cartas. Adicionalmente, si consumes productos lácteos, usa sólo leche descremada y productos bajos en grasa, y consúmelos con moderación.

Por qué:

Toda la carne, incluso los cortes magros y el pollo sin piel, contiene algunas grasas saturadas y colesterol, así como un alto contenido calórico. Además, la carne roja y las carnes procesadas están relacionadas con un mayor riesgo de cáncer. Los productos lácteos enteros también contienen grasas saturadas que elevan el colesterol. Existen alternativas bajas en grasa y calorías disponibles tanto para la carne como para los productos lácteos enteros.

Cómo:

+ **Procura que la carne no sea el alimento central.** Cuando planees tus comidas, haz que las frutas, verduras, arroz o pasta integrales sean el alimento principal. Piensa en la carne como una guarnición para complementar otros alimentos.

+ **Piensa en la calidad.** Cuando decidas comer carne, opta por la calidad en vez de la cantidad. En lugar de comer un pedazo grande de carne de mediana calidad, opta por un trozo pequeño de un corte de buena calidad.

+ **Retira la grasa.** Corta toda la grasa visible de la carne que consumas, y retira la piel del pollo antes de prepararlo.

+ **Olvídate de freír.** Hornea o asa tu carne en vez de freírla. La forma de preparar los alimentos influye de manera significativa en la cantidad de grasa y calorías que consumes.

+ **Come más pescado.** Es recomendable comer al menos dos raciones de pescado a la semana. Además de contener menos grasas saturadas que la carne, el pescado —sobre todo el atún blanco, el salmón, la caballa y el arenque— es elevado en ácidos grasos omega-3, los cuales reducen tu riesgo de enfermedad cardiovascular.

+ **Elige el pavo.** Sustituye la carne molida por pavo molido. Al comprar pavo molido adquiere los paquetes cuya etiqueta nutricional diga "pechuga de pavo molida" en vez de "pavo molido", el cual podría contener la piel.

+ **Busca alternativas a base de plantas.** En vez de que la carne sea tu principal fuente de proteína del día, experimenta con leguminosas y productos de soya, que son excelentes alternativas a la proteína animal. Una porción de ½ taza de frijoles, chícharos (guisantes), lentejas o tofu horneados equivale a una ración de casi 60 gramos de carne, pollo o pescado.

+ **Deja de comer carne más seguido.** Intenta elaborar una comida sin carne por lo menos una vez a la semana. Prueba una lasaña de berenjena o algún sofrito de verduras. Reemplaza la carne que por lo común utilizas en tus guisos y sándwiches por verduras frescas recién picadas o a la parrilla. Disfruta de una pizza vegetariana con cebolla, pimiento, champiñones, rebanadas de tomate y alcachofas. Incluso puedes preparar un guiso con frijoles rojos y arroz, sopas de guisantes o lentejas, o chili de tres tipos de frijol (alubias rojas, frijoles negros o garbanzos) sin carne.

+ **Busca productos lácteos *descremados, bajos en grasa* o *reducidos en grasa*.** Al comprar y comer productos lácteos, evita sus versiones enteras. Toma leche descremada y compra yogur bajo en grasa, y queso o productos derivados del queso bajos en grasa o reducidos en grasa.

¡Claro que puedo!

En el transcurso del día, deberás tomar decisiones que afectarán cuán bien sigues este programa. "¿Me como una hamburguesa con papas o una ensalada?". "¿Salgo a caminar o no?".

Prepárate para estos momentos de decisión y emplea estrategias que te orienten a elegir lo mejor para ti. Muy pronto, estos momentos de decisión se convertirán en hábitos.

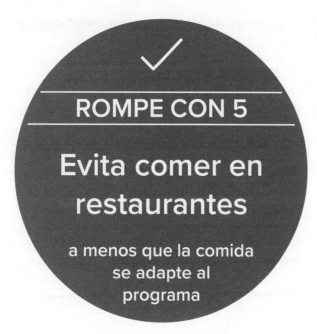

ROMPE CON 5

Evita comer en restaurantes

a menos que la comida se adapte al programa

Qué:
Evita comer fuera de casa o, si lo haces, asegúrate de pedir alimentos y bebidas que se condicionen a los hábitos de la fase *¡Piérdelo!*

Por qué:
Comer fuera de casa está vinculado al aumento de peso. La apariencia y los aromas tentadores de los guisos de un restaurante, cafetería, pastelería, zona de comida o puesto de comida te seducen con alimentos altos en calorías, a menudo en momentos en los que en realidad no tienes hambre. Por lo regular, esto resulta en un consumo excesivo de calorías. Además, la mayor parte de los restaurantes —si no es que todos— sirven porciones grandes. Y, como tienes la comida frente a ti, te la comes.

Cómo:

+ **Piensa rápido.** Si comes fuera de casa porque tienes poco tiempo, busca recetas saludables, fáciles y rápidas de preparar en el hogar. Haz parte del trabajo de elaboración durante el fin de semana, para que en la semana sólo tengas que armar tus guisos.

+ **Abastécete de alimentos básicos.** Asegúrate de tener ingredientes básicos a la mano para preparar guisos sencillos con rapidez. (Consulta la página 153 para obtener una lista de ingredientes básicos.)

+ **Compra alimentos previamente empaquetados.** Está bien comprar frutas o verduras recién picadas, pescado o pollo sazonado (sin empanizar) y listo para meter al horno, o comprar una ensalada saludable en los locales de comida de camino a casa.

Si comes fuera:

+ **Planea con antelación.** Ajusta tu día si sabes que comerás fuera. Por ejemplo, tal vez puedas comer menos a la hora del almuerzo si vas a cenar en un restaurante. Además, podrías programar una sesión extra de ejercicio.

+ **Come primero.** Nunca vayas a un restaurante cuando tengas hambre. Terminarás por comer más de lo que necesitas, y lo más probable es que no tomes las mejores decisiones con respecto a tu comida. Come un tentempié saludable de antemano.

+ **Sáltate las entradas.** Por lo regular, éstas no son lo más saludable del menú y suelen ser una fuente de calorías ocultas. Si comes alguna entrada, procura que sea de verduras o frutas.

+ **¿Ensalada o sopa?** Evita las sopas o cremas elaboradas con crema. Las sopas de verduras hechas con caldo suelen ser saludables. Si comes una ensalada, pide una sencilla con un aderezo bajo en grasa. Ten cuidado con las barras de ensaladas, ya que no todos los alimentos que ahí se ofrecen son saludables, y es muy fácil acabar por servirte más comida de la necesaria.

+ **Busca algo saludable.** El pescado o el pollo suelen ser las opciones más saludables. Asegúrate de que las verduras constituyan buena parte de tu comida. Elige verduras al vapor, una papa al horno, papas tiernas hervidas, arroz integral o salvaje, o fruta fresca en vez de papas a la francesa, fritas o ensaladas que contengan mayonesa.

+ **Alza la voz.** No dudes en hacer pedidos especiales. La mayoría de los restaurantes cumplirán con tu pedido.

+ **Sáltate el postre.** A menos que haya una opción saludable en el menú, como fruta fresca, sorbete o yogur congelado, lo mejor es no tomar el postre.

¡Claro que puedo!

Puede ser difícil ir a un restaurante y no comer tu guiso favorito. Quizás hasta quieras tirar la toalla. Pero ¡no lo hagas!

No pienses que rendirte es una alternativa. En vez de eso, saborea la experiencia, la atmósfera y la opción saludable que termines por elegir. ¡Disfruta lo que tienes en vez de desear lo que no tienes!

CAPÍTULO 4

Adopta cinco hábitos extra

Durante la fase *¡Piérdelo!* de la dieta Mayo Clinic, los cinco hábitos que debes agregar y los cinco que debes romper son obligatorios. Sin embargo, los cinco hábitos extra que puedes agregar no son obligatorios, pero sí aconsejables. Todos están relacionados con la pérdida de peso, y cuanto más de ellos adoptes —y cuanto más te apegues a ellos—, más exitosa será tu pérdida de peso.

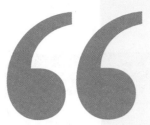

¿Ansías ver un cambio en la báscula al pesarte? Estos hábitos extra aumentarán tus probabilidades de empezar tu pérdida de peso con el pie derecho. Además, te ayudarán a construir una base sólida para mantener tu peso a largo plazo.

¿Te parece desalentador añadir cinco hábitos nuevos? No te preocupes. A continuación, te explicamos por qué son importantes: están diseñados para modificar conductas. Muchos de nosotros tenemos una noción de los hábitos que podríamos cambiar para ser más saludables y bajar de peso, pero muchos de éstos ocurren sin que siquiera pensemos en ellos. Alguna vez has terminado de comer y pensado: "¿Realmente disfruté lo que acabo de comer?". O terminado una bolsa de papas fritas frente al televisor y preguntado: "¿Cómo sucedió esto?". Estas rutinas son comunes sobre todo cuando estamos haciendo más de una cosa a la vez.

Monitorear lo que comes y cuándo haces ejercicio te ayuda a ser más consciente de los detalles de tus conductas. Esto te permite detectar disparadores, patrones de conducta y situaciones de alto riesgo con mayor facilidad. A su vez, cuando identificas estos disparadores y conductas, puedes darles solución, establecer metas y probar nuevas estrategias.

Intenta no juzgarte durante este proceso. Recuerda, en este momento sólo estás recopilando información sobre ti mismo. Ser más consciente de tus patrones y qué los influye es una de las mejores maneras de cambiar una conducta relacionada con tu salud, así como bajar de peso. Tener una mayor autoconciencia y establecer metas realistas —pero atrevidas— son clave para cambiar cualquier tipo de conducta de forma exitosa. ¿Quieres intentarlo?

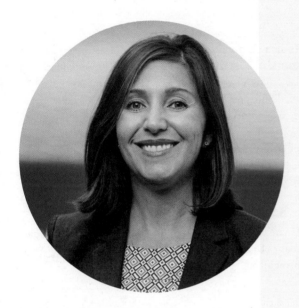

Karen Grothe, PhD., L.P.
Psiquiatría

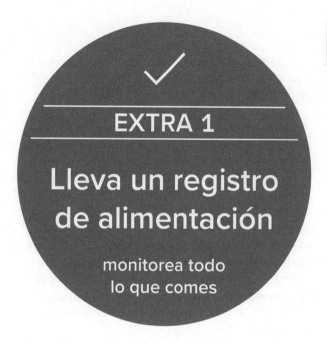

EXTRA 1

Lleva un registro de alimentación

monitorea todo
lo que comes

Qué:
Lleva un registro de todo lo que comes y bebes a lo largo del día, incluyendo el tipo y la cantidad de alimentos que ingieres. ✚ Monitorear

Por qué:
Llevar un registro de alimentación te permite saber qué y cuánto estás comiendo. Además, te ayuda a identificar patrones problemáticos en tu conducta alimentaria. Las personas que llevan un diario de alimentación son más exitosas en su pérdida de peso. Puedes usar *The Mayo Clinic Diet Journal* (*El diario de alimentación de Mayo Clinic*) o la plataforma digital de la dieta Mayo Clinic para monitorear lo que comes. O puedes buscar una app en tu celular o llevar a cabo un registro de alimentación en línea. Incluso puedes usar un cuaderno, si eso te funciona mejor.

Cómo:

+ **Crea un registro.** Emplea algún tipo de herramienta de monitoreo que te permita registrar todo lo que comes. Y *todo* significa *todo*. ✚ Monitorear

+ **Indica el tamaño de cada ración.** Tendrás que estimar cantidades de comida a partir de distintas medidas. Para las frutas y verduras frescas, indica tamaño (pequeño, mediano, grande). Para pasta, arroz, sopas y bebidas, indica el número de tazas o cucharadas. Para los productos horneados, usa dimensiones aproximadas. Para carne, pollo y pescado, utiliza el peso o tamaño aproximado. Consulta las páginas 204-229 para saber más sobre el tamaño de una ración.

+ **Haz estimaciones.** Para entradas como guisos o sopas, realiza tu mejor esfuerzo. Trata de listar los ingredientes principales.

+ **No olvides los acompañamientos.** Fíjate en los alimentos untables, salsas y condimentos que pueden acompañar una comida. Éstos podrían contener la mayor cantidad de calorías de todo lo que comes.

+ **Los tentempiés también cuentan.** Registra cualquier tentempié o alimento pequeño. ¡Todo suma!

+ **Al igual que los líquidos.** Anota todas las bebidas que consumes, incluyendo el tipo de líquido (agua, leche, jugo, café) y la cantidad que ingieres.

+ **Llévalo contigo.** Lleva tu diario contigo en todo momento, así podrás anotar lo que comes de inmediato después de hacerlo sin esperar a que lo recuerdes más tarde. O usa la app de la dieta Mayo Clinic para que puedas conectarte donde y cuando quieras.

¡Claro que puedo!

Si no estás conforme con cómo luces debido a tu peso, tómate una fotografía, llévala contigo y mírala cada vez que enfrentes un desafío. Dite que estás mejorando y que jamás volverás a verte como en la fotografía.

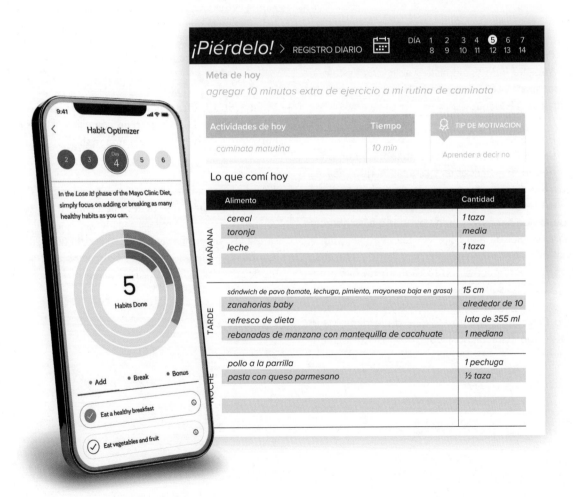

¡Piérdelo! > REGISTRO DIARIO

DÍA 1 2 3 4 **5** 6 7
     8 9 10 11 12 13 14

Meta de hoy

agregar 10 minutos extra de ejercicio a mi rutina de caminata

Actividades de hoy	Tiempo
caminata matutina	*10 min*

TIP DE MOTIVACIÓN

Aprender a decir no

Lo que comí hoy

	Alimento	Cantidad
MAÑANA	*cereal*	*1 taza*
	toronja	*media*
	leche	*1 taza*
TARDE	*sándwich de pavo (tomate, lechuga, pimiento, mayonesa baja en grasa)*	*15 cm*
	zanahorias baby	*alrededor de 10*
	refresco de dieta	*lata de 355 ml*
	rebanadas de manzana con mantequilla de cacahuate	*1 mediana*
NOCHE	*pollo a la parrilla*	*1 pechuga*
	pasta con queso parmesano	*½ taza*

(Imagen de teléfono:)
9:41
< **Habit Optimizer**
2 3 Day 4 5 6
In the Lose It! phase of the Mayo Clinic Diet, simply focus on adding or breaking as many healthy habits as you can.
5
Habits Done
• Add • Break • Bonus
✓ Eat a healthy breakfast
✓ Eat vegetables and fruit

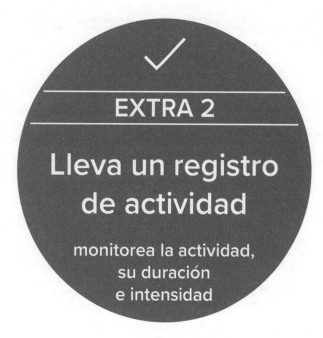

EXTRA 2

Lleva un registro de actividad

monitorea la actividad,
su duración
e intensidad

Qué:
Registra todo el ejercicio y actividad física que hagas a lo largo del día, incluyendo el tipo y la duración de la actividad. ✚ Monitorear

Por qué:
Llevar un registro te ayuda a monitorear la variedad de actividades y ejercicios que realizas a lo largo del día. Llevar un registro de actividad diaria durante al menos dos semanas te permite responsabilizarte de lo que haces y debería ayudarte a establecer una rutina regular de ejercicio. Ver tus avances puede fortalecer tu confianza e inspirarte para fijarte metas más ambiciosas. Como ocurre con tu registro de alimentación, hay varias opciones para registrar esta información: *The Mayo Clinic Diet Journal* (*El diario de alimentación de Mayo Clinic*), la plataforma digital de la dieta Mayo Clinic o la app para dispositivos móviles de la dieta Mayo Clinic.

Cómo:

+ **Cinco o más.** Registra las actividades que duren cinco minutos o más. Esto incluye tareas domésticas, pasatiempos, actividades recreativas y ejercicio. Registra la cantidad total de tiempo para cada actividad. ✚ Monitorear

+ **Registra la intensidad.** Percibe cuán intensa es la actividad que realizas mientras la llevas a cabo. Algunos indicadores de intensidad son tu ritmo cardiaco, frecuencia respiratoria, sudoración y fatiga muscular. Indica qué tan despacio o rápido realizaste cada actividad.

+ **Anota la distancia.** Si estás caminando o trotando, calcula la distancia que cubriste o el tiempo que pasaste haciendo esta actividad. Quizá te resulta útil llevar un reloj o podómetro básico para este fin.

+ **Incluye otra información.** Puedes añadir las condiciones climáticas, el tipo de terreno, cómo te sentiste y cualquier otro dato que te parezca importante.

+ **Tómalo con calma.** No quieras hacer muchas cosas a la vez por sentir que tienes que llenar tu registro de actividad. Éste debe reflejar las metas razonables (y alcanzables) que te hayas fijado. Realiza lo que te brinde seguridad y comodidad, aunque esto signifique que debas dejar vacías algunas líneas en tu registro de actividad.

+ **Tenlo a la mano.** Al igual que tu registro de alimentación, mantén tu registro de actividad contigo en todo momento. Anota de inmediato lo que hiciste después de realizarlo en vez de tratar de recordar todo lo que llevaste a cabo al final del día.

+ **Haz estimaciones.** Si olvidaste anotar algo, haz tu mejor esfuerzo para recordar qué fue y durante cuánto tiempo lo hiciste.

¡Claro que puedo!

Piensa en este programa como si fuera un juego: cada día es una competencia y cuando realizas la mayor parte de los hábitos en un día vas sumando triunfos (o pérdidas cuando no los haces). Busca cosechar una "temporada de triunfos" durante las dos semanas de la fase *¡Piérdelo!* ¡E intenta salir invicto!

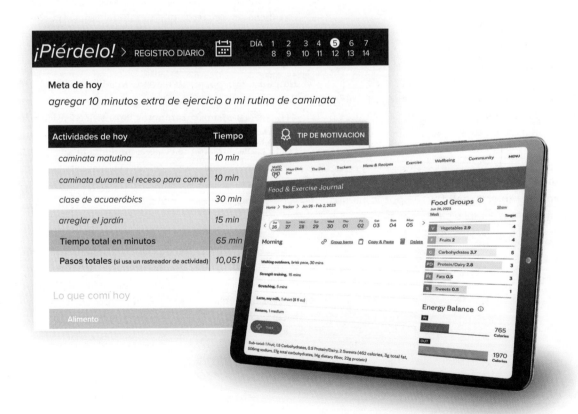

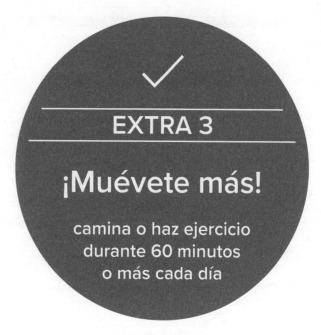

EXTRA 3

¡Muévete más!

camina o haz ejercicio
durante 60 minutos
o más cada día

Qué:

Eleva el tiempo de tu caminata o ejercicio a 60 minutos o más todos los días. Esto no quiere decir que debas agregar 60 minutos de ejercicio a los 30 minutos que ya realizas, sino que debes hacer 60 minutos o más de actividad física en total.

Por qué:

Incrementar tu actividad física a por lo menos 60 minutos diarios quema más calorías y aumenta los beneficios de salud que resultan de hacer ejercicio.

Cómo:

+ **Sigue este orden.** Incrementa la frecuencia, duración e intensidad de tu caminata o ejercicio. La tabla en la página 182 muestra cómo elevar la frecuencia y duración de un programa de caminata de forma gradual. Existen varias maneras de cambiar la intensidad de la caminata. Por ejemplo, podrías dar zancadas más grandes, balancear más los brazos, caminar más rápido o subir alguna colina.

+ **Tómalo con calma.** Si vienes de un periodo de inactividad, ten cuidado con un programa de ejercicio de 60 minutos. Asegúrate de calentar y empezar despacio. Al inicio, el hecho de que estés haciendo algo todos los días es suficiente. Recuerda que tu salud y seguridad son la prioridad.

+ **Empieza con poca intensidad.** Mantén la intensidad del ejercicio lo suficientemente baja como para que puedas hacer al menos 30 minutos de actividad física a lo largo del día o de corrido. Una vez que te hayas acostumbrado a una duración más larga, aumenta la intensidad. De manera gradual, trata de incrementar el tiempo de ejercicio a 60 minutos o más al día, y luego vuelve a elevar la intensidad de tu actividad.

+ **Conoce tus límites.** Ten en cuenta cualquier limitación médica o física antes de determinar la actividad apropiada para ti, pero, no permitas que la falta de tiempo o ganas de cambiar se conviertan en una excusa para no hacer ejercicio.

+ **Ponlo en la agenda.** Destina un espacio en tu calendario para hacer ejercicio, al igual que lo haces cuando tienes una reunión de trabajo o personal. Es más probable que hagas ejercicio si lo tienes anotado en tu agenda. Ésta es una de las cosas más importantes que puedes llevar a cabo durante el día.

+ **Emplea un dispositivo para monitorear tu actividad.** Registra tu número de pasos diarios durante tres días consecutivos. Suma el total de cada día y divídelo entre tres para calcular tu número de pasos promedio diario. Establece una meta para incrementar este promedio ya sea en unos 2 000 o 3 000 pasos al día hasta que alcances un total de 10 000 pasos diarios. ✚ Monitorear

+ **Sé flexible.** Para evitar que te aburras, realiza varias actividades en vez de sólo una. Podrías alternar entre caminar, andar en bici y hacer yoga, con una clase de danza o aeróbicos. Además, podrías cambiar la hora del día en que haces ejercicio. Por ejemplo, podrías intercambiar tu entrenamiento matutino por uno vespertino y viceversa.

¡Claro que puedo!

Busca excusas para hacer ejercicio en lugar de excusas para no hacerlo. Después de los primeros 5 o 10 minutos de actividad física, el resto se vuelve más fácil. Y cuanto más hagas ejercicio, más ganas tendrás de hacerlo.

EXTRA 4

✓

Come "comida de verdad"

sobre todo, alimentos frescos y comida congelada o enlatada, pero sana

Qué:

Consume sólo alimentos en su estado natural o poco procesados, es decir, "comida de verdad". Limita o evita aquellos más procesados, como buena parte de los productos enlatados o empaquetados, o los alimentos que venden en las tiendas de conveniencia.

Por qué:

Los alimentos se procesan para que su consumo sea seguro, accesible y conveniente. Sin embargo, esto puede añadirles grasa, azúcar, calorías y sal. La comida de verdad está repleta de vitaminas, minerales, fibra, antioxidantes y otros nutrientes, mientras que la comida rápida casi siempre está llena de calorías vacías. No todos los alimentos procesados son malos; pero de ti depende elegir las opciones más saludables. La comida de verdad suele cultivarse de modo local y no ofrece muchas opciones de empaque.

Cómo:

+ **Planea con antelación.** Es más probable que consumas comida de verdad si lo planeas con tiempo. Incluye muchas frutas y verduras frescas en tu lista de compras. Luego agrega carbohidratos de granos enteros, como arroz y pasta integral. Inclusive incluye pescado y carnes magras. Si usas la plataforma digital de la dieta Mayo Clinic encontrarás una variedad de menús y recetas que te ayudarán a planear comidas y a hacer las compras.

+ **Compra con un objetivo claro.** Casi toda la comida de verdad se localiza en los pasillos de frutas y verduras, carne, y pescados y mariscos. Cuando vayas de compras, concéntrate en estas zonas y evita los pasillos que contienen en su mayor parte alimentos procesados.

+ **Lo congelado está bien.** Congelar alimentos conserva los nutrientes de las frutas y verduras, aunque el proceso puede cambiar un poco su apariencia. Las frutas y verduras congeladas se descongelan con rapidez y pueden añadirse a ensaladas u otros guisos.

+ **Opta por lo magro.** Cuando compres proteínas, como pescado, pollo y carne roja, asegúrate de que sean las variedades magras y limita la ración al tamaño de una baraja. Estos productos deben conservarse en su estado natural, es decir, no deben ser empanizados, envueltos con tocino o marinados en una salsa cremosa.

+ **Visita mercados.** Son un excelente lugar para encontrar alimentos frescos y sabrosos.

+ **Lee la etiqueta.** Si llegas a emplear productos preparados, lee la información nutrimental que se presenta en la etiqueta del paquete. Elige alimentos con menos calorías e ingredientes añadidos. En general, los que son menos procesados tienen una lista de ingredientes más breve.

+ **Enjuágalos.** Si compras verduras, frijoles y leguminosas enlatadas, enjuágalos con agua para eliminar un poco del exceso de sodio que se añade durante su procesamiento.

+ **No te compliques.** La comida de verdad suele ser más apetitosa cuando se prepara de forma sencilla para que sus sabores naturales salgan a relucir. Busca ideas sencillas de menús. Estas recetas aun funcionan para esos días en los que hay un cambio de planes o que tienes prisa.

+ **Aprovecha los alimentos empacados previamente.** Muchos supermercados ofrecen una variedad de frutas y verduras frescas en empaques listos para comer. Estas tiendas también podrían vender carnes magras empacadas y cortadas previamente para preparar guisos como sofritos o kebabs.

¡Claro que puedo!

Visualízate haciendo algo que siempre has deseado realizar, pero que tu peso te ha impedido llevarlo a cabo. Trae esa imagen a tu mente a lo largo del día, sobre todo cuando estés enfrentando un desafío.

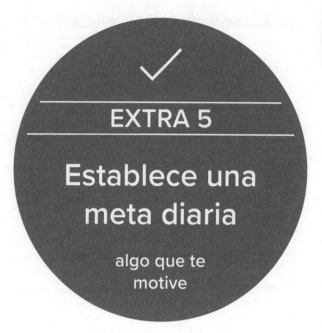

EXTRA 5

Establece una meta diaria

algo que te motive

Qué:
Establece una meta personal todos los días. Debe ser algo que puedas lograr y conseguir durante ese día. Una vez que hayas determinado tu meta, anótala o regístrala en el optimizador de hábitos en la plataforma digital de la dieta Mayo Clinic. ✚ Monitorear

Por qué:
Puedes alcanzar tu peso objetivo mediante una serie de metas de desempeño más pequeñas que se complementan entre sí. Establecer logros mantiene tu motivación y te ayuda a apegarte a tu programa.

Cómo:

+ **Vuélvela el centro de atención.** Coloca tu meta escrita en un lugar visible que te permita observarla a lo largo del día. Léela varias veces al día para mantener tu motivación.

+ **No la vincules con el peso.** Evita fijarte metas diarias relacionadas con la pérdida de peso, ya que éste podría variar de un día al otro debido a la fluctuación de líquidos en tu cuerpo. Cuando cumples tus metas de actividad física y alimentación, la pérdida de peso es casi inevitable.

+ **Piensa positivo.** Evita usar palabras deterministas como "debería", "debo", "no puedo" o "no quiero". Sin darte cuenta, podrías absorber esa negatividad, lo cual podría desanimarte y hacerte fracasar. Por ejemplo, en vez de decir "Hoy no debería comer comida chatarra", ofrece una solución como "Cuando tenga ganas de comer un tentempié, escogeré una fruta".

+ **Felicítate.** Reconócete cuando hayas logrado tu meta. Las recompensas son una parte primordial del proceso, ya sea la satisfacción de saber que tuviste éxito o la emoción de premiarte con un simple masaje de pies o tiempo extra para relajarte.

+ **No te quedes en tu zona de confort.** Establecer una meta realista no significa que deba ser fácil. Es cierto que determinar una meta muy ambiciosa puede ser peligroso. Sin embargo, puedes juzgar una meta con base en qué tanto desafía tus habilidades y recursos (debe retarlos un poco) y cuánto compromiso requiere de tu parte (debe suponer un poco de esfuerzo).

+ **Si al principio no lo logras...** Tal vez en algún momento tengas que reescribir o replantear una meta si sencillamente no la consigues, por más que lo intentas. Está bien si te diste cuenta de que la meta era demasiado complicada y necesitas hacerla más manejable. Lo que no está bien es cambiar de meta por simple conveniencia.

+ **Busca otras oportunidades.** Además de tu meta diaria, antes de acostarte podrías escribir un mensaje motivador y pegarlo junto a tu cama o en el espejo del baño, para que sea lo primero que veas en la mañana. Este mensaje no busca ser una meta, sino darte palabras de ánimo. Ver un mensaje positivo al empezar el día puede ser justo lo que necesitas para arrancar la jornada con el pie derecho.

¡Claro que puedo!

Enfócate en el hoy, no en el ayer ni en el mañana. Toma las cosas un día a la vez, y tus esfuerzos rendirán frutos.

Al igual que pasa con muchos aspectos de la vida, cuando estableces una meta a futuro es más fácil posponerla y dejarla "para mañana". En vez de escribir "A partir de mañana, debo empezar a caminar más", cámbialo por "Hoy voy a caminar 10 minutos más".

CAPÍTULO 5

¿Qué has aprendido hasta ahora?

Durante dos semanas has estado comiendo mejor, moviéndote más y disfrutando de un peso más saludable. Ahora ha llegado el momento de saber qué puedes aprender de lo que has hecho hasta hoy para que tu futuro sea más exitoso.

¡Felicidades! Acabas de terminar la fase *¡Piérdelo!*, que consiste en las primeras dos semanas de la dieta Mayo Clinic. ¿Cómo te fue durante estas dos semanas? ¿Fueron más difíciles o fáciles de lo que esperabas?

Mucha gente descubre que la fase *¡Piérdelo!* no es tan difícil como parece en un inicio. De hecho, tal vez conseguiste modificar cosas que nunca pensaste que podrías cambiar, lo cual genera un sentimiento de empoderamiento.

Recuerda que los hábitos de la fase *¡Piérdelo!* son "metas para impulsarte", lo cual significa que están diseñadas para sacarte de forma súbita de tu zona de confort y hacerte cambiar de rumbo. Así que, felicítate por haber superado esta etapa.

Otra cuestión igual de importante es qué aprendiste sobre ti mismo durante la fase *¡Piérdelo!*, ya que esto puede ayudarte a tener éxito en la siguiente fase de la dieta, que es de más largo plazo.

Durante la fase *¡Vívelo!* continuarás bajando de peso, aunque es posible que sea a un ritmo más lento y sostenible.

Conforme analices tus resultados de la fase *¡Piérdelo!*, no te castigues por si no lograste ser perfecto. Eso está bien. En esta etapa, tu objetivo es cambiar patrones y no buscar la perfección: comer más frutas y verduras y menos comida chatarra, hacer más ejercicio y ver menos televisión. Sabes a lo que me refiero.

ANALIZA TUS RESULTADOS

La fase *¡Piérdelo!* se centra en los hábitos: cambiar los que contribuyeron a tu aumento de peso y adoptar nuevos que te ayuden a bajar de peso.

Analizar los resultados que obtuviste durante la fase *¡Piérdelo!* puede darte una idea de las cosas que funcionaron mejor para ayudarte a establecer o romper con estos hábitos. (Este análisis, además, te servirá si decides repetir la fase *¡Piérdelo!* en el futuro.)

Nota el énfasis que ponemos en *ti*. Lo que funciona para otra persona podría no funcionar para ti, y viceversa.

Consulta el optimizador de hábitos que llenaste durante las dos semanas previas, así como tus metas diarias, y los registros de alimentación y actividad que llevaste a cabo.

✚ Monitorear

Usa esta información para identificar patrones personales. Si algo te funcionó bien, descubre cuál fue el motivo y qué puedes hacer para mejorar todavía más durante la siguiente fase de la dieta. Si las cosas no salieron tan bien, ¿cuáles crees que fueron tus obstáculos? ¿Podrías abordar el programa desde otra perspectiva que funcione mejor?

Mantén la motivación

Cuando empiezas algo nuevo, puedes sentirte emocionado y ansioso por iniciar. Sin embargo, después de un tiempo —cuando la novedad se acaba—, quizá tu entusiasmo empiece a decaer. Lo mismo sucede con la pérdida de peso. Una vez que esta nueva aventura en la que te has embarcado pierde parte de su encanto inicial, tal vez notes que te resulta más difícil mantener la motivación.

Por eso, es importante hacer pausas de vez en cuando para reafirmar el compromiso de controlar tu peso. Analiza tus motivos para querer bajar algunos kilos, y recuérdate los beneficios de salud que implica hacerlo. Cuanto más tiempo te mantengas firme, ¡más fácil será continuar haciéndolo!

1 Usa tu optimizador de hábitos; desplázate a lo largo de cada fila y palomea el número de días que seguiste cada hábito.

Realiza esto para cada semana por separado, y luego combina los totales para las dos semanas. Puedes ver un ejemplo de esto (sólo para una semana de la dieta) en la página siguiente.

+ ¿Cuáles hábitos fueron tus fortalezas?
+ Elabora una lista de algunas razones por las que tuviste éxito con estos hábitos.
+ ¿Qué hábitos no salieron tan bien?
+ Haz una lista de algunas razones por las que estos hábitos fueron más desafiantes.
+ Para aquellos hábitos que te resultaron difíciles, piensa en un par de estrategias que podrías aplicar para mejorar. Consulta la guía de acción en las páginas 194-203, la cual contempla los obstáculos más comunes que enfrenta la gente al tratar de bajar de peso, así como estrategias para superarlos. ¿Te funcionará alguna de las estrategias?

Optimizador de hábitos

Palomea los hábitos que hayas adoptado.

	Día 1	Día 2	Día 3	Día 4	Día 5	Día 6	Día 7	TOTALES
Agrega cinco hábitos								
Come un desayuno saludable	✓	✓		✓		✓	✓	5
Come frutas y verduras	✓	✓	✓		✓		✓	5
Come granos enteros	✓	✓	✓	✓		✓	✓	6
Come grasas saludables	✓	✓	✓	✓	✓		✓	6
¡Muévete!	✓		✓		✓	✓	✓	5
Rompe con cinco hábitos								
Evita ver TV mientras comes			✓		✓		✓	3
Evita el azúcar	✓	✓	✓		✓	✓	✓	6
Evita los tentempiés	✓	✓	✓	✓		✓	✓	6
Come carne y lácteos con moderación	✓	✓	✓	✓	✓		✓	6
Evita comer en restaurantes	✓	✓	✓	✓	✓	✓		6
Adopta cinco hábitos extra								
Lleva registros alimenticios	✓	✓	✓	✓	✓	✓	✓	7
Lleva registros de ejercicio/actividad física	✓	✓	✓	✓	✓	✓	✓	7
¡Muévete más!	✓						✓	2
Come comida "de verdad"	✓	✓		✓			✓	4
Anota tus metas diarias	✓	✓	✓	✓	✓	✓	✓	7
TOTALES	14	12	12	10	10	9	14	

Procura seguir algunos de los hábitos que cultivaste durante la fase *¡Piérdelo!* No necesitas hacerlos todos o buscar la perfección a diario. Sólo recuerda que, cuantos más hábitos cumplas, mayor será tu pérdida de peso.

2 Empleando tu optimizador de hábitos, desplázate de arriba abajo en cada columna y suma el número de hábitos que seguiste cada día.

+ ¿Qué días de la semana fueron buenos para ti?
+ ¿Hay algún motivo por el que te fue mejor algunos días que otros? Revisa tu diario o tus metas diarias para buscar pistas.
+ Si no te fue bien en algunos días, ¿cuál sería la razón?
+ De nuevo, ¿puedes encontrar pistas en tu diario o tus metas diarias? Busca patrones que puedan ayudarte. ¿Empiezas bien la semana pero pierdes el impulso al final de la semana? ¿Hay algún día de la semana que te resulte en particular desafiante?

+ Como hiciste al evaluar cada hábito por separado, consulta la guía de acción para ver si existe una manera de superar lo que parece ser un obstáculo.

3 Usa la herramienta de monitoreo de peso que aparece en *The Mayo Clinic Diet Journal (El diario de alimentación de Mayo Clinic)* (o en un cuaderno o en la plataforma digital de la dieta Mayo Clinic) donde registraste tu peso. Agrega la cantidad que perdiste. También mide tu cintura.

+ ¿Perdiste más peso en una semana que en la otra? De ser así, ¿a qué podrías atribuírselo?
+ ¿Disminuyó el tamaño de tu cintura? Sí es afirmativo, ¿cuánto? Desarrollar músculo debido a un incremento en la actividad física puede reducir la medida de tu cintura.
+ ¿Aquello que aprendiste sobre evaluar tus hábitos coincide de alguna manera con los cambios en tu peso?

4 Aunque es importante, no te detengas mucho a pensar en el análisis. Lo más probable es que tengas una idea muy clara de por qué algunos cambios funcionaron y otros no. Toma lo que aprendiste y sigue adelante. ¡Es momento de iniciar una fase nueva!

¿Cuál es la verdadera razón?

A medida que examinas tu optimizador de hábitos y otros registros diarios, piensa en las últimas dos semanas y en lo que aprendiste sobre ti mismo y tus hábitos. Por ejemplo, si te resulta muy difícil seguir una dieta saludable y hacer ejercicio durante el fin de semana, ¿cuál es la razón detrás de esto?

A menudo, la historia no termina ahí...

+ ¿Suelo comer cuando tengo aburrimiento, ansiedad o estrés?
+ ¿Me resulta más difícil mantener buenos hábitos en ciertos lugares: en la casa, en el centro comercial, en la oficina?
+ ¿Suelo seguir mejor la dieta cuando estoy con otros y no por mi cuenta?

+ ¿Paso mucho tiempo frente a la pantalla, ya sea del celular, la computadora o el televisor?
+ Cuando me estoy relajando en vez de trabajar, ¿suelo posponer las cosas que debería estar haciendo hasta que es demasiado tarde?

Conforme llevas a cabo la transición hacia la fase *¡Vívelo!*, tal vez tu mayor desafío sea evitar recaer en viejos hábitos. Durante la fase *¡Vívelo!*, de vez en cuando revisa otra vez las páginas de la fase *¡Piérdelo!* para mantenerte en el camino. Si estás empleando la plataforma digital de la dieta Mayo Clinic puedes registrar tus hábitos diarios durante un par de semanas más para no descarrilarte. También considera que puedes repetir la fase *¡Piérdelo!* en cualquier momento.

Ahora, demos inicio a la fase *¡Vívelo!*

Parte

1

Parte

2

⌄

Parte

3

¡Vívelo!

La fase *¡Piérdelo!* te dio el impulso que requerías. Ahora, la fase *¡Vívelo!* te llevará por un camino que podrás disfrutar durante el resto de tu vida.

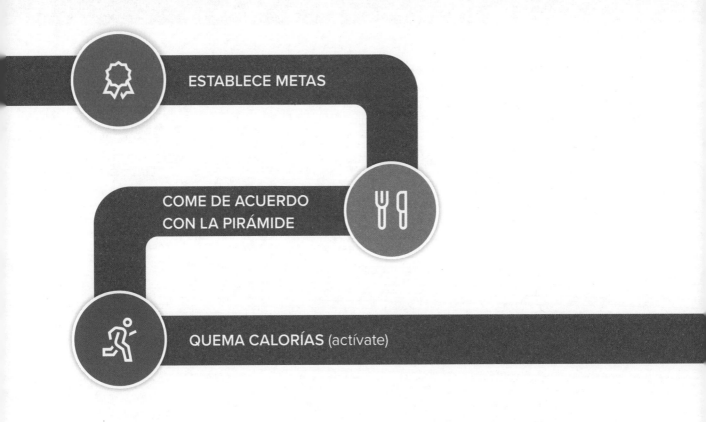

ESTABLECE METAS

COME DE ACUERDO CON LA PIRÁMIDE

QUEMA CALORÍAS (actívate)

Éste es el momento de la transición.

¡Vamos!

CAPÍTULO 6

La fase siguiente

La fase *¡Piérdelo!* es algo así como si te enseñaran a nadar lanzándote a la piscina y tuvieras que hacer lo necesario para mantener tu cabeza a flote. No es muy sutil o refinada, pero los resultados son inmediatos. Ahora que ya sabes nadar de perrito, la fase *¡Vívelo!* te da las herramientas y técnicas necesarias para ayudarte a nadar distancias más largas.

¡Felicidades! Superaste la fase *¡Piérdelo!* Date una palmada en la espalda. Por supuesto, quizá no hayas hecho todo a la perfección todo el tiempo. Tal vez una mañana te comiste una dona en el trabajo. O a lo mejor te acostaste a ver la televisión el sábado pasado y nunca fuiste al gimnasio como se suponía que debías hacerlo. Sin embargo, con todo y esto, mantuviste intactos los cambios en tus hábitos casi a diario, aunque a veces fuera todo un reto.

Y ésta es justo la clave: la perfección no es la meta, sino apegarse a los hábitos. De manera ideal, te has demostrado que el cambio es posible y no tan difícil como creías en un principio. No hace mucho tiempo, ni siquiera hubieras considerado tomarte un receso en la tarde sin comerte una barra de chocolate o tomarte un refresco. Pero ahora has descubierto que las naranjas o el té helado sin endulzar no son tan malas opciones. Encima de todo, te sientes mejor.

El principal objetivo de la fase *¡Piérdelo!* fue atreverte a cambiar una serie de hábitos que, con un poco de suerte, resultaron en una verdadera pérdida de peso. En general, cuantos más hábitos logre cambiar una persona, más peso pierde. En la fase *¡Piérdelo!* no dimos muchos detalles, como cuántas calorías deberías comer cada día, y eso fue intencional. Al cambiar algunos hábitos clave relacionados con la alimentación y el ejercicio, lograste bajar de peso sin abrumarte con los detalles. Con suerte, esto te empoderó y te dio más seguridad.

Hacer la transición de la fase *¡Piérdelo!* a la fase *¡Vívelo!* implica mantenerse firme y aprovechar los cambios llevados a cabo para seguir mejorando y bajando de peso. Recuerda: a lo largo del tiempo, los cambios pequeños y consistentes pueden producir grandes resultados.

Cuando te enfrentes a decisiones cotidianas —ya sea elegir entre una galleta dulce o una manzana, una caminata o una siesta—, la fase *¡Vívelo!* está trazada para guiarte de manera consistente hacia la opción que te ayudará a alcanzar tus metas. Porque, como verás, de eso se trata esta transición; de ser un punto de inflexión que marque una nueva manera de cuidarte, acompañado de una mentalidad fresca y posibilidades ilimitadas.

EN EL CORTO PLAZO Y PARA TODA LA VIDA

Una de las metas de *¡Piérdelo!* fue reiniciar tu mente para liberarla de formas de pensar anticuadas respecto a la comida y el ejercicio. Ahora tu objetivo es pensar en un abordaje de por vida. Aunque este libro se titula *La Dieta Mayo Clinic*, la palabra *dieta* describe un patrón alimenticio sustentable y no un régimen que "haces" y "abandonas", como suele pensarse.

Esta nueva forma de comer (y moverse) es algo que conservarás de por vida. Y, dado que está basada en una serie de principios generales, hay muchas maneras de seguirla sin que esto te aburra o abrume. Y, de forma ocasional, se vale hacer una excepción:

+ **Azúcar.** ¿Alguna vez volverás a comer postre o tomar una copa de vino? Sí, lo harás. Pero el factor diferente aquí es lo habitual frente a lo ocasional. ¿Puedes comer pastel en tu cumpleaños? Sí. ¿Deberías comer pastel o postre todos los días? No. Haz del azúcar algo especial y limita su consumo.

+ **Restaurantes.** No estamos diciendo que nunca volverás a comer en un restaurante; pero procura comer en casa más seguido porque, cuando preparas tus propias comidas, tiendes a comer más sano.

+ **Tentempiés.** Si puedes cambiar este hábito —mantener los tentempiés procesados fuera de casa y llenar tu cocina de frutas y verduras—, con el tiempo te acostumbrarás a elegir un apetitoso durazno o unos guisantes (chícharos) dulces para satisfacer un antojo. ¿Y qué hago en la fiesta del Súper Tazón que organiza mi amigo en su casa? Come poco (¡pero sólo un poco!) de los alimentos servidos, pero haz de este evento una ocasión especial y retoma tu rutina al día siguiente.

+ **Pantallas.** Es mejor eliminar el hábito de comer frente a la pantalla —ya sea de televisión, computadora o celular— de raíz. Esto no significa que no puedas comer unas palomitas sin mantequilla en el cine, pero las cenas frente al televisor deben volverse una cosa del pasado. Si te funciona realizar ejercicio mientras ves la televisión, ¡adelante!

Los últimos hábitos fueron los *hábitos extra*. Es importante que mantengas algunos de éstos de por vida —como comer "comida de verdad" y no procesada, y hacer ejercicio con más regularidad. Con respecto a tus registros de alimentación y ejercicio, continúa haciéndolos hasta que sientas que tienes todo bajo control, es decir, que eres consciente de tus debilidades y los disparadores detrás de ellas.

Ten en mente que si empiezas a subir de peso otra vez y no sabes muy bien por qué, siempre puedes retomar tus registros de alimentación y actividad. Y vuelve a monitorear tus hábitos con el optimizador de hábitos que se encuentra en la plataforma digital de la dieta Mayo Clinic.

Mantén tus nuevos hábitos saludables

¿Qué pasa con los hábitos en los que has trabajado hasta ahora? Sí, sin duda algunos de éstos fueron más desafiantes que otros. Aunque tal vez no logres mantener todos los hábitos a la perfección conforme pasa el tiempo, trata de mantener los más que puedas y aprovéchalos para seguir mejorando.

Los primeros cinco hábitos —*Adopta cinco hábitos*— son estrategias para el estilo de vida que querrás mantener de por vida. Mantenlos tanto como te sea posible. Cada día, come un desayuno saludable, consume suficientes frutas y verduras, granos enteros y grasas saludables, y date tiempo para hacer alguna actividad física.

Los segundos cinco hábitos —*Rompe con cinco hábitos*— buscan limitar conductas que contribuyen a ingerir calorías innecesarias. Las personas muchas veces se preguntan si deben continuar siguiendo estas reglas después de la fase *¡Piérdelo!* La respuesta es sí, deben hacerlo, tanto como les sea posible.

UN CAMINO NUEVO

En los capítulos siguientes te adentrarás en la fase *¡Vívelo!* Aprenderás métodos y estrategias específicos que te ayudarán a lograr la meta en tu carrera por mantener un peso saludable para el resto de tu vida. Establecerás metas y determinarás tu límite de calorías; aprenderás lo que es una ración de comida y cuántas calorías contiene con tan sólo mirarla; y desarrollarás estrategias sobre cómo quemar incluso más calorías. Además, encontrarás ayuda y recomendaciones sobre cómo hacer tus compras alimenticias, crear menús, sobreponerte a los obstáculos comunes y mantener la motivación.

Piensa en esto como una aventura en la que harás cambios constantes a lo largo del tiempo. Dentro de poco, podrías estar comiendo alimentos que nunca imaginaste que probarías porque no te gustaban, o creías que no te gustaban. Con la actitud adecuada, puedes aprender a disfrutar alimentos nuevos y existen muchos y maravillosos en el mundo.

Si mantienes una actitud positiva y curiosa, tu aventura no hará más que mejorar conforme avanzas. Aquí tenemos un ejemplo sencillo. Digamos que empiezas por comer una ensalada básica en el almuerzo que contiene lechuga, tomate, pepino, huevo duro y un aderezo sencillo de aceite de oliva y vinagre. Pero luego te das cuenta de que la espinaca baby también sirve para preparar una buena ensalada. ¿Y si agregas unas semillas de girasol tostadas o un poco de quinoa cocida? ¿Y a poco no se verían bien unas rodajas de cebolla morada o remolacha (betabel) asada encima de la espinaca? Muy pronto, tendrás un repertorio de ensaladas cuyo único límite serán los ingredientes a tu disposición y tu imaginación. También podrías disfrutar el reto de emplear alimentos de temporada y ver qué inventos se te ocurren.

Sí, el cambio puede ser desafiante, pero no te subestimes. Mira lo que conseguiste durante la fase *¡Piérdelo!* Incluso aunque des pequeños pasos al inicio, mientras sigas avanzando en el camino hacia una pérdida de peso saludable, el trayecto se volverá más placentero.

¿En verdad es tan fácil? No, o de lo contrario cualquiera lo haría. ¿Es posible? Por supuesto, y estás en el camino correcto. No te sorprendas si encuentras algunos obstáculos en el camino, a todos les pasa. Existen capítulos específicos de este libro que pueden ayudarte a identificar esos obstáculos comunes y a convertirte en un experto en resolver tus propias dificultades. La guía de acción contiene escenarios problemáticos comunes a los que se enfrenta la gente y cómo superarlos. El capítulo 20 te ayuda a lidiar con los errores y a retomar el rumbo.

Es tu vida

Aunque te damos muchos consejos en el libro, recuerda que ésta es tu aventura y éste es tu plan —no el de tu mamá, no el de tu mejor amigo, no el de tu vecino—. Eres tú quien está forjando su propio camino hacia un estilo de vida más saludable.

Haz tuyo el plan. Diséñalo y adáptalo de tal modo que se ajuste a ti. Tener un plan individualizado de acuerdo con tus gustos y estilo de vida hará que sea más fácil mantenerlo a lo largo del tiempo. Este abordaje individualizado es mucho mejor que seguir buscando la elusiva bala de plata de la pérdida de peso. Sin embargo, esto no significa que no puedas o debas pedir ayuda a otros cuando la necesites: familia, amigos, profesionales (ver capítulo 12).

A medida que aprendes los conceptos básicos de cómo alimentarte de manera sana y activarte más, asegúrate de que la ejecución se ajuste a ti: a tu horario, prioridades y filosofía en general. La pérdida de peso es un proceso complejo. Existen cientos de factores que afectan el peso y la actividad. Tu labor es determinar lo que necesitas hacer para que tu plan funcione para ti. Y no sientas que no puedes hacer cambios en el camino. Si algo no está funcionando, intenta tratarlo de otra forma.

Y no te compliques. Procura no obsesionarte con los detalles, como la cantidad correcta de raciones de cada grupo alimenticio que debe tener cada comida o exactamente cuántas calorías quemaste nadando.

Quizás hayas escuchado el dicho: "No dejes que lo perfecto sea enemigo de lo bueno". Algunas veces, prestar demasiada atención a los detalles hace que sea más difícil alcanzar tus metas.

Por último, siéntete libre de revisitar la fase *¡Piérdelo!* cada vez que necesites repasar tus conocimientos al respecto o que sientas que estás recayendo en malos hábitos. Piensa en la fase *¡Piérdelo!* como tu propio botón de reinicio que puedes emplear en cualquier momento que pienses que necesitas retomar el rumbo. O continúa realizando la fase *¡Piérdelo!* el tiempo que quieras antes de pasar a la fase *¡Vívelo!* Si estás utilizando la plataforma digital de la dieta Mayo Clinic, puedes registrar tus hábitos diarios durante algunas semanas más para mantenerte en el camino.

Con el paso del tiempo —conforme te vayas sintiendo más cómodo manejando tu alimentación y actividades diarias—, puedes abandonar este libro. El objetivo del libro es dejarte en un punto en el que estés por completo en control y tengas las habilidades necesarias para mantener un estilo de vida saludable. A medida que tus nuevas rutinas de alimentación y actividad se vuelven algo natural (¡se vuelven hábitos!), tomarás decisiones que en automático se inclinarán por la opción saludable. Sabrás lo que debes hacer, ¡por tu cuenta!

¡*VÍVELO!* EN LA VIDA REAL

Todos somos diferentes. Es por eso que esta nueva fase —*¡Vívelo!*— no se desarrollará de la misma manera para cada persona. Lee los tres escenarios que aparecen en las páginas siguientes, los cuales muestran cómo puede funcionar la dieta dependiendo de las circunstancias de vida y las preferencias individuales. Usa estos ejemplos como inspiración para tu experiencia personal.

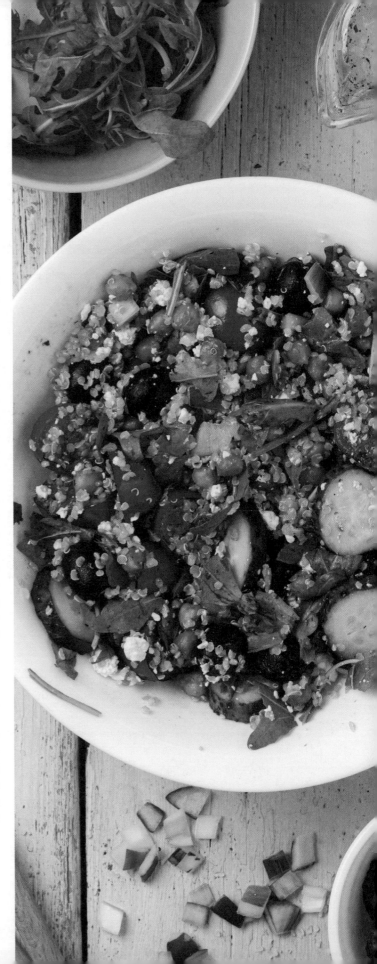

Steve, 30 años

Biografía: soltero, asesor jurídico para una empresa farmacéutica

Estilo de vida: trabaja jornadas largas, no suele desayunar, disfruta cocinar y disfruta un buen restaurante

Metas: quiere bajar de peso, mejorar su condición física, tener más energía

6:30 a.m.	Se despierta; lleva a cabo algunos estiramientos y ejercicios de fuerza y abdominales; se alista para el día
7:00 a.m.	Se prepara un *smoothie* con fruta fresca para desayunar
7:30 a.m.	Conduce al trabajo; se estaciona en un lugar remoto y camina varias cuadras a su oficina en el centro; compra café y un periódico en el camino
10:30 a.m.	Toma un receso y camina alrededor de la oficina; se sirve más café y toma un puñado de nueces naturales tostadas de un recipiente en su escritorio
12:30 p.m.	Come con clientes de la compañía; pide pescado a la parrilla con una ensalada y agua mineral
3:00 p.m.	Come palomitas de maíz de colación
5:30 p.m.	Termina de trabajar y se dirige al gimnasio; realiza un entrenamiento personalizado y juega ráquetbol con un amigo en una liga local
6:30 p.m.	Va a casa; escucha un audiolibro en el automóvil
7:30 p.m.	Prepara arroz integral pilaf con zanahorias y cerezas deshidratadas, pechuga de pollo a la parrilla, arúgula con aderezo de ajo y jugo de limón para cenar
8:30 p.m.	Ve su programa de televisión favorito
9:30 p.m.	Navega en internet; lee o habla con sus amigos
10:30 p.m.	Se prepara para dormir
11:00 p.m.	Apaga las luces

Shayla, 44 años

Biografía: casada, con tres hijos en edad escolar; trabajadora independiente, dueña de un pequeño negocio de diseño gráfico

Estilo de vida: mamá trabajadora ocupada, poco tiempo para hacer comidas, prefiere pasar su tiempo libre con su familia

Metas: quiere bajar un poco de peso, tener más energía, sentirse bien consigo misma

6:00 a.m.	Se levanta, saca al perro, prepara café, despierta al resto de la familia
6:15 a.m.	Desayuna un plato con fruta ya picada, pan tostado integral con mantequilla de almendra y jugo de naranja
7:00 a.m.	Acompaña a sus hijos a la parada del autobús; una vez que sus hijos se van, pasea al perro durante 30 minutos
7:35 a.m.	Realiza un programa de entrenamiento de fuerza de 15 minutos; se prepara para el día
8:30 a.m.	Trabaja en su oficina en casa; toma pausas frecuentes para estirarse
10:30 a.m.	Toma un poco de yogur y una taza de té como colación de media mañana
12:30 p.m.	Prepara el almuerzo, que consiste en tomate, albahaca y ensalada de atún sazonada con sal, pimienta, un chorrito de aceite de oliva, jugo de limón y frutos rojos frescos, y agua de limón
1:30 p.m.	Estaciona el automóvil y camina varias cuadras para reunirse con un cliente
3:30 p.m	Prepara verduras frescas y hummus para que los niños coman su colación al llegar de la escuela
4:00 p.m.	Ayuda con la tarea de los niños; convive con sus hijos
5:00 p.m.	Prepara un sofrito de camarón y verduras con arroz integral precocido para cenar; come con la familia
6:15 p.m.	Hace yoga mientras los niños ven la televisión; contesta correos
8:00 p.m.	Prepara el almuerzo escolar de los niños
9:00 p.m.	Ve televisión con su esposo y se relaja; come palomitas de maíz naturales como tentempié
10:00 p.m.	Se prepara para dormir
10:30 p.m.	Apaga las luces

Max y Jean, 60 y 62 años

Biografía: Max tiene un trabajo de medio tiempo; Jean está jubilada, sus nietos la visitan con frecuencia

Estilo de vida: tienen más tiempo libre, horarios variables, preferencias alimenticias distintas

Metas: quieren mantenerse sanos y en forma para viajar y jugar con sus nietos; Jean quiere bajar un poco de peso

7:30 a.m.	Ambos se levantan; Max desayuna avena, plátano y café; Jean desayuna yogur con fruta y té; se preparan para el día
10:00 a.m.	Caminan en el parque de la colonia
11:00 a.m.	Van de compras, hacen encargos
12:00 p.m.	Almuerzan en un restaurante donde Jean come una ensalada y Max, un club sándwich con ensalada de col
1:15 p.m.	Max se va a trabajar, lleva una comida saludable congelada para cenar; Jean realiza tareas alrededor de la casa
3:00 p.m.	Jean toma una taza de té y uvas frescas
4:00 p.m.	Jean emplea su bicicleta estacionaria mientras ve un programa de entrevistas de la tarde
5:00 p.m.	Jean recalienta las sobras de la cena de la noche anterior: albóndigas de salchicha de pollo y puré de papa con coliflor
6:00 p.m.	Jean hace una videollamada con su hija y nietas
6:45 p.m.	Jean camina a la reunión semanal de la iglesia
9:00 p.m.	Max regresa a casa del trabajo y Jean de su reunión; se relajan, ven un poco de televisión y comparan la cantidad de pasos que caminaron en sus dispositivos de monitoreo de actividad física; Max realiza ejercicios para la espalda baja recomendados por su terapeuta; ambos comen un pedazo de pan con jalea
11:00 p.m.	Jean pone música para relajarse mientras se prepara para acostarse
11:30 p.m.	Apagan las luces

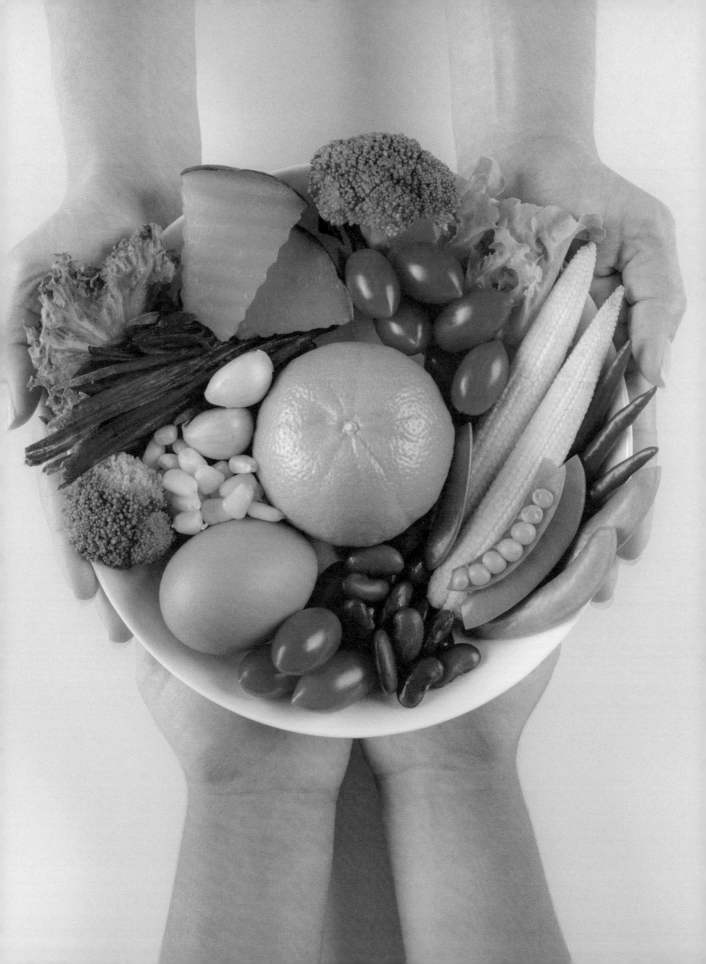

CAPÍTULO 7

Conoce tus metas

¿Cuánto quieres pesar? Quizá quieras pesar menos de lo que pesas ahora, de lo contrario no estarías leyendo el libro. Tal vez tengas un número específico en mente, pero antes de tomar la decisión final respecto a esta cantidad, hablemos sobre tus anhelos personales y cómo éstos pueden ayudarte a tener éxito.

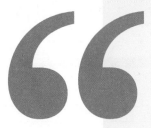

Para las personas que están tratando de bajar de peso, establecer objetivos a menudo puede marcar la diferencia entre el éxito y el fracaso. Las metas ayudan a motivarte y a mantenerte enfocado en conseguirlas. Traducen tus pensamientos en acciones y te ayudan a cumplir con tus expectativas.

Pero establecer metas no es tan fácil como parece. No puedes simplemente escribir algo y esperar que suceda por sí solo.

Tu capacidad para alcanzar tus metas de pérdida de peso está íntimamente ligada a cuán realistas son éstas. Muchas personas tienen expectativas poco realistas cuando se trata de bajar de peso. Establecen metas para sí mismas que son muy ambiciosas, demasiado precipitadas y poco prácticas.

Antes de identificar tus metas, dedica un poco de tiempo a reflexionar sobre tu situación. Sabes que quieres bajar de peso, pero ¿por qué? ¿Por qué es tan importante para ti? ¿Qué es lo que en realidad quieres lograr?

Una vez que tengas algunas respuestas (o al menos algunas suposiciones buenas), desarrolla tu plan. Divide esos objetivos ambiciosos en pasos más manejables que sientas que están dentro de tu alcance. La información contenida en las páginas siguientes te mostrará cómo hacerlo.

Las personas suelen aprender mucho sobre sí mismas en este proceso, y se sorprenden al ver lo que pueden hacer con la actitud correcta y el plan adecuado.

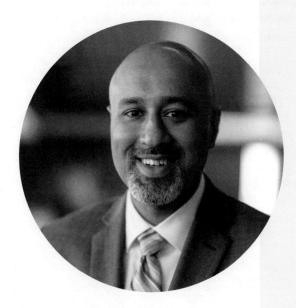

Manpreet Mundi, M.D.
Endocrinología

Alcanzar y mantener un peso saludable es un viaje de toda la vida, y puede haber momentos en los que esta tarea resulte difícil. Bajar de peso es un proyecto importante, quizás uno de tus emprendimientos más importantes hasta ahora.

Como ocurre con cualquier proyecto de gran envergadura, si únicamente te enfocas en el resultado final (¡que puede percibirse como algo muy lejano!), el proceso puede parecer desalentador. La clave para alcanzar tu meta final es saber cómo dividirla en metas más pequeñas, alcanzables y realistas que, en conjunto, conduzcan al resultado final.

Las metas son esenciales para llevar a cabo cualquier cambio grande, ya que te ayudan a trazar tu ruta hacia lograrlo, y transforman tus anhelos y sueños en hitos prácticos y significativos.

Este capítulo muestra una guía práctica para ayudarte a establecer y alcanzar tus metas. En él hablaremos sobre los propósitos personales. En el capítulo siguiente introduciremos los objetivos de la pirámide, que son lineamientos alimenticios basados en la pirámide del peso saludable de Mayo Clinic (ver página 36), que están diseñados para ayudarte a alcanzar tus metas personales.

METAS PERSONALES

Tus metas personales son aquellas que estableces para ti mismo. Cuando empezaste este programa hace un par de semanas, tal vez tenías algunas metas personales en mente. Bajar de peso de seguro estaba al principio de la lista, pero quizá también te pusiste metas para mejorar tu condición física, adoptar una alimentación más saludable o simplemente sentirte mejor.

Si aún no lo has hecho, escribe cada uno de tus objetivos en un papel. Luego, debajo de cada uno de ellos, escribe por qué es importante para ti. ¿Qué es lo que te está motivando a hacer este gran cambio? ¿Te gustaría mejorar tu figura o poder usar ropa de una talla más pequeña? ¿Estás buscando reducir la cantidad de fármacos que tomas para controlar tu presión arterial o tus concentraciones de colesterol? Tal vez tengas más de una motivación.

Pregúntate cuán importante es cada objetivo para ti. En general, cuanto más relevante sea una meta, más dispuesto estarás a hacer lo necesario para alcanzarla. Analizar cada una de tus metas de forma realista puede ayudarte a priorizarlas e identificar en dónde debes enfocar tus esfuerzos.

Ahora pregúntate cuán seguro te sientes de poder lograr cada una de las metas que anotaste. En una escala del 1 al 10, si tu nivel de autoconfianza está por debajo de un 7,

---

Se vale soñar en grande

Nada de importancia ocurre a menos que tengas aspiraciones grandes. Pero reconoce que las cosas importantes, por lo regular, no se dan sin esfuerzos grandes.

Los atletas profesionales no se vuelven campeones para después comenzar a entrenar como campeones. En realidad, es todo lo contrario: tienen sueños grandes, se preparan lo suficiente y luego ponen su plan en acción con el fin de alcanzar sus metas.

Así que sueña en grande si así lo quieres —siempre y cuando seas realista—, pero entiende que necesitarás un esfuerzo bien planeado para alcanzar tu meta de pérdida de peso.

---

quizá debas separar esa meta en objetivos más manejables hasta llegar a uno que sepas que puedes lograr. Si tienes más de una meta, considera si perseguir varias metas a la vez será una distracción o una inspiración.

Analizar tus metas puede hacer que termines por refinarlas o incluso cambiarlas. Tal vez tu meta de bajar 23 kg surgió porque dentro de poco se celebrará la reunión de tu generación de la preparatoria, pero ahora te das cuenta de que lo que en realidad quieres es estar más saludable y sentirte mejor.

Con frecuencia, las metas personales tienden a centrarse en el peso, la actividad física, la alimentación saludable y el bienestar.

Meta de peso

Cuando se trata de establecer una meta de pérdida de peso específica, en realidad no hay respuestas erróneas, siempre y cuando tu meta de peso sea segura (saludable) y realista. (Consulta la tabla sobre el índice de masa corporal en la página 129 y úsala como una guía para lograr un peso saludable.)

¿Cuál podría ser una meta saludable? Según sea tu peso, 10 % de tu peso actual podría ser un buen punto de partida.

Esto equivale a 8.2 kg si pesas 82 kg, o 11.3 kg si pesas 113 kg (y así sucesivamente).

No tienes que tratar de alcanzar tu meta de peso a largo plazo de inmediato. Tu meta de peso a largo plazo podría ser una forma poco realista de empezar. En vez de eso, quizá sea más fácil si divides tu meta de largo plazo en metas de corto plazo más pequeñas. Dependiendo de tu peso, 5% de tu peso actual podría ser un buen punto de partida. Esto equivale a 4.1 kg si pesas 82 kg, o 5.6 kg si pesas 113 kg. Tu médico puede ayudarte a establecer una meta específica con base en tu estado de salud.

Meta de actividad

Así como no hay respuestas erróneas para determinar cuántos kilogramos debes bajar, tampoco existe una cantidad específica de ejercicio que debas hacer. Sin embargo, como meta general, trata de llevar a cabo al menos 30 minutos de actividad física casi todos los días de la semana. Recuerda: cualquier actividad, por mucha o poca que sea, ayuda, siempre y cuando sea saludable y segura.

Como quizá sabes, estar activo es un componente fundamental de la pérdida de peso a largo plazo. Hacer ejercicio con regularidad te obliga a usar más músculos y a fortalecerlos. Además, la masa muscular magra quema más energía (calorías) que la grasa, lo cual te ayuda a perder peso durante más tiempo.

¿Qué metas de actividad estableciste para ti durante la fase *¡Piérdelo!*, y qué tanto te funcionaron? ¿Es momento de exigirte más? ¿O fuiste más ambicioso de lo que pensabas? Siempre es bueno desafiarte, pero también debes ayudarte a tener éxito. Asegúrate de que las metas que estableces para ti mismo sean alcanzables.

Meta de alimentación saludable

Tal vez uno de tus objetivos es sólo comer mejor. Hay muchas formas de hacerlo, y cualquier cambio que puedas realizar para mejorar tu alimentación vale la pena.

Piensa en cuáles son tus áreas problemáticas (tu perdición). ¿Qué cambios puedes hacer para ayudar a resolver estos problemas?

Tal vez tu meta sea comer menos carne roja y más pescado o mariscos, consumir fruta como colación cuando tengas hambre en lugar de dulces o papas fritas, o comer más verduras en cada comida. La lista es interminable.

Durante las dos semanas de la fase ¡Piérdelo, te pedimos que llevaras a cabo algunos cambios de alimentación específicos. ¿Cuáles de estos cambios puedes continuar haciendo y cuáles puedes mejorar? ¿Cuáles pueden requerir más

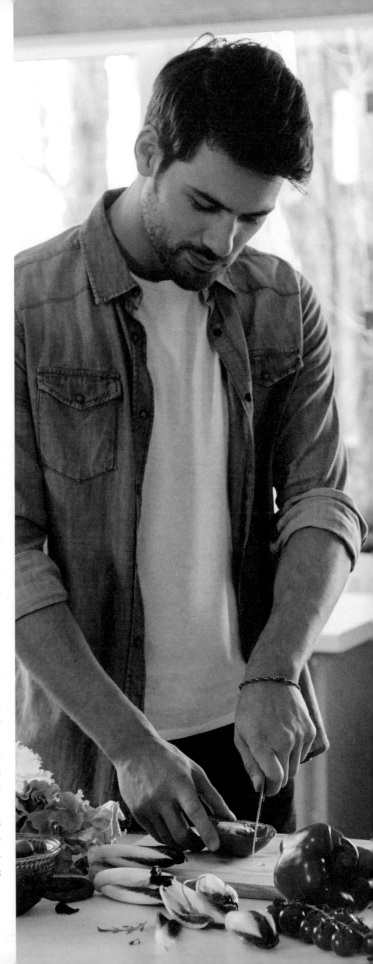

Desempeño vs. resultados

Existen dos tipos de objetivos que pueden ayudarte en tu esfuerzo por bajar de peso.

Ambos son necesarios para tener éxito.

- **Metas de resultados.** Una meta de resultados se enfoca en el resultado final. "Quiero pesar 66 kg" o "Quiero bajar 14 kg".

- **Metas de desempeño.** Una meta de desempeño se enfoca en un proceso o acción. "Voy a caminar 30 minutos todos los días" o "Voy a comer cuatro raciones de verduras todos los días".

Las metas de desempeño son los pasos más cortos que pueden ayudarte a alcanzar tu meta de resultados más grande.

Establecer un objetivo de resultados sin metas de desempeño es como tratar de correr un maratón sin prepararte para ello: tus probabilidades de tener éxito son nulas y lo más probable es que la experiencia sea desagradable.

Es más fácil lograr una meta de resultados cuando la acompañan objetivos de desempeño que ofrecen los pasos necesarios para conseguir el resultado deseado.

Establecer metas de desempeño pequeñas y cotidianas no sólo facilita el proceso, sino que además te permite personalizar y ajustar tu estrategia en el camino.

Una vez que logras hacer esto, todo el esfuerzo se vuelve más manejable, disfrutable y sostenible.

Para bajar de peso, no siempre requieres tener una meta de resultados grande.

Algunas personas descubren que el simple hecho de enfocarse en el proceso de comer bien y moverse más (usando metas de desempeño) es más efectivo que establecer objetivos de resultados más ambiciosos.

Otras personas prefieren perseguir una meta de peso específica, pues dicen que las ayuda a mantenerse motivadas y comprometidas.

Sólo recuerda: a veces alcanzar una serie de metas modestas de corto plazo es más efectivo que buscar una meta de resultados más ambiciosa y menos realista.

tiempo y paciencia? Considera estos factores conforme estableces tus metas.

Meta de bienestar

¿No sería bueno tener más energía, moverte con mayor facilidad o simplemente sentirte mejor contigo mismo? Sin duda, y puedes realizarlo con facilidad. Puedes cumplir tu objetivo de bienestar al alcanzar tus otras metas. Trabajar en tus metas de alimentación y actividad no sólo te ayudará a alcanzar tu objetivo de peso, sino que además te hará sentir mejor.

ESTABLECE METAS SMART

Conforme piensas y te preparas para anotar tus metas personales, pregúntate cómo vas a alcanzar éstas. Tus probabilidades de éxito son mucho mayores si estableces metas que sean SMART (por su acrónimo en inglés):

Específicas. Escribe con exactitud lo que quieres lograr, cómo lo vas a hacer y cuándo lo quieres lograr. Por ejemplo, en vez de decir "Voy a hacer más ejercicio", di "Voy a caminar 15 minutos durante mi receso para comer todos los días".

Medibles. ¿Cómo sabrás si has logrado tu meta si no puedes medirla? Si tu meta es caminar 15 minutos durante la comida, usa un reloj para que sepas cuándo ha transcurrido ese tiempo. O prueba con un dispositivo de rastreo de actividad, como un reloj de actividad física, para monitorear cuántos pasos das en un día. En el capítulo 11 se habla sobre cómo medir y registrar tus metas. ✚ Monitorear

Realizables. Establece una meta que sea realista y para la cual tengas el tiempo y los recursos necesarios. En este contexto, es mejor pecar de precavidos y empezar por lo más fácil. Es mejor hacer un cambio pequeño con éxito y buscar una meta más ambiciosa más adelante, que empezar por una meta grande, fracasar y rendirte.

Relevantes. Establece una meta que sea importante y que signifique algo para ti. Tu objetivo no tiene que ser tremendamente ambicioso y noble para ser relevante. Sólo debe tener un significado personal para ti.

Temporales. Debes ser capaz de cumplir tu meta en un tiempo determinado. Monitorear tus avances, como lo mencionamos antes, no sólo mantiene la motivación, sino que además ayuda a garantizar que cumplas tu meta dentro de un plazo.

Una vez que hayas identificado tus metas, colócalas en un lugar visible. No las guardes en un cajón o las escondas dentro de las páginas de tu diario. ¡Ojos que no ven, corazón que no siente! Revísalas con frecuencia para conocer tu progreso. ¿Las metas que estableciste para ti son demasiado fáciles, difíciles o adecuadas? No tengas miedo de hacer cambios en el camino.

Enfócate, pero sé flexible.

CAPÍTULO 8

Define tus objetivos

Si no te gusta contar calorías, estás de suerte, ¡porque no tienes que hacerlo! En este capítulo aprenderás sobre cómo mantener tu concentración de calorías diarias dentro de un rango "razonable" que te permita bajar de peso sin tener que monitorear las calorías de cada alimento que comes.

Ahora vienen los detalles, el meollo diario de cómo transformar algunos de tus objetivos personales en una realidad. Durante las primeras dos semanas de la dieta, establecimos algunos conceptos generales para ayudarte a bajar de peso: básicamente, comer más de esto y menos de aquello.

En la fase *¡Vívelo!* ofrecemos un plan más específico de cuántas calorías debes ingerir cada día para bajar de peso, y qué alimentos debes comer para lograr mantenerte dentro de ese límite calórico. Hacemos esto al establecer los objetivos de la pirámide. Las opciones de comida contempladas en estas metas se basan en la pirámide del peso saludable de Mayo Clinic, que es básicamente tu manual para una alimentación saludable.

Los objetivos de la pirámide cumplen con dos propósitos. Primero, te ayudan a bajar de peso para que alcances tu peso ideal. De igual forma, si no es que más importante, te asistirán a mantener tu pérdida de peso al establecer un programa de alimentación saludable que puedes disfrutar durante toda tu vida. En pocas palabras, los objetivos te enseñan a comer de forma saludable. Y, después de hacerlo durante el tiempo suficiente, se vuelve un hábito.

ELIGE TU OBJETIVO CALÓRICO DIARIO

Para crear tu plan de alimentación, primero es necesario determinar tu meta calórica diaria. Si lo que buscas es bajar de peso, necesitas ingerir menos calorías de las que hoy consumes. Para lograrlo, sirve establecer un objetivo.

En la fase *¡Vívelo!*, tu meta es perder entre 450 y 900 gramos por semana. Esto es ingerir entre 500 y 1 000 calorías diarias menos de las que sueles consumir. Si consumes 500 calorías menos de las que sueles ingerir cada día y mantienes el mismo nivel de actividad, deberías perder alrededor de 450 gramos en una semana. Esto es porque 3 500 calorías equivalen a cerca de 450 gramos de grasa corporal. Aunque esta ecuación suele parecer sencilla, pone énfasis en el trabajo que cuesta bajar de peso.

En esta página encontrarás una tabla sencilla para determinar tu objetivo calórico, el cual está basado en el consumo de calorías promedio necesario para bajar entre 450 y 900 gramos por semana. Busca tu peso actual en la tabla, así como el objetivo calórico que le corresponde. Éste es un buen sitio para empezar.

Ajusta el objetivo con base en tus propias metas y cuán rápido quieres bajar de peso. Si experimentas un hambre voraz o bajas de peso con mucha rapidez, considera elevar tu nivel calórico. Sin embargo, si estás *bajando* de nivel calórico, no desciendas más allá del nivel más bajo recomendado.

DETERMINA TUS OBJETIVOS DE RACIONES DIARIAS

Ahora sabes cuántas calorías debes consumir al día; pero, en realidad, no comes calorías sino alimentos. En vez de convertir los alimentos que comes en calorías, concéntrate en las raciones de los grupos alimenticios que aparecen en

Tu objetivo calórico diario para bajar de peso

Peso en kilogramos	Objetivo calórico inicial			
Mujeres	**1 200**	**1 400**	**1 600**	**1 800**
113 kg o menos	✓			
114 a 136		✓		
137 o más			✓	
Hombres	**1 200**	**1 400**	**1 600**	**1 800**
113 kg o menos		✓		
114 a 136			✓	
137 o más				✓

Objetivos por grupo alimenticio de la dieta Mayo Clinic para cada estilo de alimentación

Grupo alimenticio	Objetivos calóricos diarios					
	1200	1400	1600	1800	2000	2200
El plan de alimentación de la dieta original Mayo Clinic + Plan de alimentación vegetariano						
V Verduras	4 o más	4 o más	5 o más	5 o más	5 o más	7 o más
F Frutas	3 o más	4 o más	5 o más	5 o más	5 o más	5 o más
C Carbohidratos	4	5	6	7	8	9
PL Proteínas/lácteos	3	4	5	6	7	7
G Grasas	3	3	3	4	5	6
D Dulces	1	1	1	1	1	1
Plan de alimentación alto en proteínas						
V Verduras	4 o más	4 o más	5 o más	7 o más	7 o más	7 o más
F Frutas	2 o más	2 o más	3 o más	4 o más	5 o más	5 o más
C Carbohidratos	3	4	5	3	5	6
PL Proteínas/lácteos	4.5	5.5	5.5	7	7	7
G Grasas	4	5	5	7	7	8
D Dulces	1	1	1	1	1	1
Plan alimenticio cetogénico saludable						
V Verduras	6 o más	7 o más	6 o más	8 o más	9 o más	11 o más
F Frutas	2	1	2	1	1	1
C Carbohidratos	0	0	0	0	0	0
PL Proteínas/lácteos	4.5	5.5	6.5	7.5	8.5	9
G Grasas	10	11	12	15	17	20
D Dulces	0	0	0	0	0	0
Plan alimenticio mediterráneo						
V Verduras	4 o más	4 o más	4 o más	6 o más	6 o más	7 o más
F Frutas	2 o más	3 o más	3 o más	4 o más	4 o más	5 o más
C Carbohidratos	4	4	4	4	6	7
PL Proteínas/lácteos	3	4	5	6	6	6
G Grasas	6	7	8	8	9	10
D Dulces	1	1	1	1	1	1

Nota: los planes de 2000 y 2200 calorías para el plan alimenticio cetogénico saludable aportan cerca de 100 gramos de carbohidratos netos, no alrededor de 50 gramos.

la pirámide del peso saludable de Mayo Clinic. Empleando tu objetivo calórico diario, consulta la tabla en la página 84 para determinar cuántas raciones de los grupos alimenticios de la pirámide debes consumir por día. Monitorear tus raciones es mucho más fácil que contar calorías, y ofrece una medida "aproximada" de la ingesta calórica. Además, garantiza que tu alimentación sea balanceada.

Considera que las raciones que se muestran para los carbohidratos, proteínas/lácteos y grasas son cantidades máximas. Procura no excederte de esto. Cuanto más te apegues a los objetivos para estos grupos alimenticios, es más probable que consigas bajar de peso.

Con las frutas y verduras ocurre algo diferente. Los objetivos de raciones para estos grupos alimenticios son cantidades *mínimas*. Queremos que comas *al menos* la cantidad de raciones recomendada, y, si quieres, puedes comer más.

Ahora bien, no entres en pánico cuando leas que tienes que comer por lo menos cuatro raciones de verduras y tres de fruta al día. Como verás en las páginas siguientes, lo que para ti constituye una ración podría no ser tan abundante. Incluso, te daremos bastantes consejos en el camino para ayudarte a cumplir tus objetivos.

Comer tantas raciones de frutas y verduras no es algo a lo que la gente esté acostumbrada. Sin embargo, los estudios demuestran que comer más frutas y verduras es un factor clave en el manejo del peso.

¿Cuál es la diferencia entre una porción y una ración?

Después de ver cuántas raciones de algunos alimentos debes comer con esta dieta, de seguro pensaste que era imposible. Pero espera un momento; tal vez estés confundiendo raciones con porciones. La pirámide del peso saludable de Mayo Clinic define una ración como una cantidad exacta de comida, con base en medidas comunes como tazas, gramos y cucharadas. No confundas una ración con una porción. Una porción es la cantidad de comida que se presenta en tu plato, y puede contener varias raciones.

Una razón por la que hoy en día hay más personas con sobrepeso u obesidad es que el tamaño de las porciones se ha elevado, sobre todo en los restaurantes. Nos hemos acostumbrado a comer más de lo que necesitamos en cada comida. Para bajar de peso, necesitas aprender a estimar las raciones para poder controlar las porciones. A lo largo del libro, ofrecemos herramientas y consejos para ayudarte a hacer esto.

Existen muchas formas de comer bien

Es importante encontrar un estilo de alimentación que te funcione. Aunque cada estilo establece objetivos ligeramente diferentes para cada grupo alimenticio, todos están basados en la pirámide del peso saludable de Mayo Clinic y enfatizan en llenar tu plato de frutas y verduras antes que cualquier cosa. Si usas la plataforma digital de la dieta Mayo Clinic encontrarás distintos planes alimenticios que te permitirán seguir el estilo de alimentación que se adapte mejor a tus metas de salud y gustos. A continuación, se incluye una descripción de cada estilo de alimentación. Y más adelante encontrarás planes de comidas y recetas para cada estilo de alimentación.

Dieta original Mayo Clinic. Este estilo de alimentación clásico es ideal para familias sigue los principios básicos de la dieta Mayo Clinic.

Alto en proteínas. Este estilo de alimentación distribuye proteínas de manera uniforme en cada comida del día.

Balancear el consumo de proteína ayuda a regular el apetito y disminuir los antojos.

Cetogénico saludable. Este estilo de alimentación alto en grasas y bajo en carbohidratos se enfoca en las grasas saludables como aceite de oliva extra virgen, aguacate, nueces y semillas, y mantiene los carbohidratos netos diarios en casi 50 gramos.

Vegetariano. Este plan de alimentación sin carne ofrece proteínas que satisfacen el hambre como frijoles, soya, huevos y lácteos, y te ayuda a comer más alimentos a base de plantas.

Mediterráneo. Con alimentos como pescado, nueces, leguminosas y verduras y frutas ilimitadas, este estilo se basa en plantas, promueve la salud del corazón y ofrece la opción de comer más alimentos de origen vegetal sin eliminar la carne.

UN VISTAZO AL TAMAÑO DE TUS RACIONES

A partir de este momento, tu tarea es observar distintos alimentos y estimar con rapidez cuánto equivale a una ración. Puede sonar complicado, pero no lo es. Esto es porque te proporcionamos métodos para calcular el tamaño de las raciones.

Emplea las pistas visuales en la tabla de esta página para ayudarte a medir las raciones de la pirámide del peso saludable de Mayo Clinic para los distintos grupos alimenticios. Con estas pistas visuales en mente, puedes crear comidas que cumplan con las raciones recomendadas para ti.

Por ejemplo, la pechuga de pollo que comes en la cena debe ser casi del tamaño de una baraja. La mitad de una papa al horno debe ser más o menos del tamaño de un disco de hockey. La mantequilla que le pones a la papa debe ser alrededor del tamaño de un dado.

Estas pistas visuales sirven como una "aproximación" al tamaño de tus raciones. Puedes encontrar tamaños específicos de raciones para varios alimentos en las páginas 204-229.

Guía rápida para el tamaño de las raciones

Verdudas	Calorías	Pista visual
1 taza de brócoli	25	1 pelota de beisbol
2 tazas de verduras de hoja verde crudas	25	2 pelotas de beisbol
Frutas	**Calorías**	**Pista visual**
½ taza de fruta picada	60	Pelota de tenis
1 manzana pequeña o naranja mediana	60	Pelota de tenis
Carbohidratos	**Calorías**	**Pista visual**
½ taza de pasta o cereal seco	70	Disco de hockey
½ bagel	70	Disco de hockey
1 rebanada de pan integral	70	Disco de hockey
½ papa al horno mediana	70	Disco de hockey
Proteínas y lácteos	**Calorías**	**Pista visual**
85 gramos de pescado	110	Baraja
60-75 gramos de carne	110	⅔ de una baraja
40-60 gramos de queso maduro	110	⅓ de una baraja
Grasas	**Calorías**	**Pista visual**
1½-2 cucharaditas de mantequilla de cacahuate	45	2 dados
1 cucharadita de mantequilla o margarina	45	1 dado

Estas pistas visuales pueden ayudarte a usar las listas de alimentos que aparecen a partir de la página 204.

Cómo entender las raciones

Estimar las raciones que debes ingerir en cada comida es una gran manera de controlar las calorías que consumes. Por desgracia, los ojos pueden engañar. La mayoría de las personas suelen subestimar —de forma involuntaria— el número de raciones que comen. Esto significa que consumen más calorías de las que creen, y no pueden entender por qué están subiendo de peso.

A continuación, compartimos un ejemplo que te ayudará a entender mejor las raciones.

Agrega cereal seco en un tazón hasta servirte lo que para ti equivale a ½ taza. No utilices ningún dispositivo de medición; sólo puedes valerte de tu propia estimación.

Ahora pasa el cereal del tazón a una taza medidora. ¿Qué tan cerca estuviste de completar ½ taza? Si tu estimación fue mayor, no te desanimes. Casi todas las personas se imaginan que ½ taza equivale a una cantidad mayor de la que en realidad es.

Repite este ejercicio para ver si esta vez consigues una estimación más cercana. Una ración de casi cualquier cereal seco equivale a ½ taza.

Puedes hacer este mismo ejercicio la próxima vez que cocines pasta. Después de escurrir la pasta cocida, coloca lo que piensas que equivale a una ración en tu plato, y luego pásalo a la taza medidora. Una ración de pasta cocida equivale a casi ½ taza. ¿Cómo te fue?

Prueba este ejercicio con los alimentos que disfrutas comer con mayor frecuencia. Cuanto más practiques, más control tendrás sobre el tamaño de tus porciones al comer de acuerdo con la pirámide.

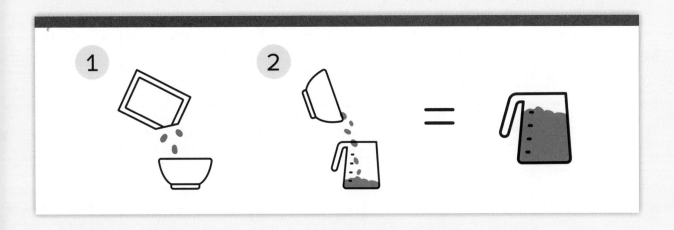

CAPÍTULO 9

Crea tu plan de alimentación

Olvídate de las básculas para alimentos y las calculadoras. La dieta Mayo Clinic está basada para ayudarte a bajar de peso con pocos aparatos o equipo. Después de aprender algunos conceptos clave, ¡es momento de continuar!

Has realizado toda la preparación y ahora es momento de poner tu plan en acción, pero ¿por dónde empezar? Planear comidas es un elemento importante de cualquier programa de alimentación exitoso; sin embargo, la idea de planear y preparar comidas resulta abrumadora para muchas personas. Por un lado, les preocupa que esta actividad consuma demasiado tiempo, ya que de entrada tienen poco. Y por el otro, temen que sean necesarias habilidades culinarias considerables, algo que quizá no sea su fuerte.

Una vez que se reconocen estos desafíos, comer sano no tiene por qué ser complicado o llevar tanto tiempo. Con sólo seguir algunos lineamientos básicos puede volverse incluso más fácil.

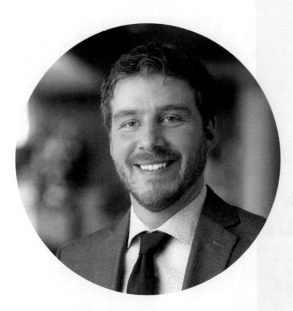

Jason Ewoldt, M.S., RDN
Mayo Clinic
Programa de Vida Saludable

- Piensa en lo que te gustaría comer durante la semana siguiente para que puedas hacer las compras con anticipación y tener los alimentos e ingredientes adecuados a la mano.
- Considera tus raciones objetivas mientras planeas tus comidas. Visualiza la base de la pirámide, es decir, las frutas y verduras. Busca maneras de consumir una mayor cantidad de estos alimentos a diario en tu plan.
- No olvides controlar tus porciones. Recuerda qué alimentos puedes comer en mayor cantidad y cuáles no.
- Busca formas alternativas de usar las sobras o alimentos saludables empaquetados previamente para preparar una comida cuando tengas poco tiempo.

En las próximas páginas te daremos consejos útiles sobre la planeación de comidas y el control de porciones.

Un tema recurrente en las personas que quieren bajar de peso es que el tiempo apremia. "Estoy ocupado. Por favor, no me des un plan de alimentación complicado. No tengo tiempo de medir cada gramo o contar cada caloría".

Comer sano no tiene por qué ser complicado. Sin embargo, necesitarás conocer qué alimentos debes comer y en qué cantidades para que tus comidas sigan las recomendaciones de la pirámide del peso saludable de Mayo Clinic y para que tengas las porciones necesarias en tu plato.

Para ayudarte con eso, en este capítulo aprenderás a planear comidas diarias y a estimar tamaños de porciones. En las páginas siguientes se incluye una serie de guías visuales que te permitirán entrenar a tu cerebro para que estime de un vistazo cuántas raciones de la pirámide se encuentran en tu plato, y en qué grupos alimenticios de la pirámide deben

contarse. Si puedes controlar los tamaños de las porciones y apegarte a tus raciones objetivas de la pirámide no necesitas preocuparte por contar calorías, porque las calorías en automático encajarán con tus objetivos.

COME DE ACUERDO CON LA PIRÁMIDE Y EL COMEDOR

Seguir las indicaciones alimenticias de la pirámide del peso saludable de Mayo Clinic en realidad es muy simple. Obsérvala en esta página. Su figura te da una idea general de qué y cuánto debes comer. Concéntrate principalmente en lo que se encuentra en la base, es decir, las frutas y verduras. Estos alimentos son bajos en densidad energética (calorías

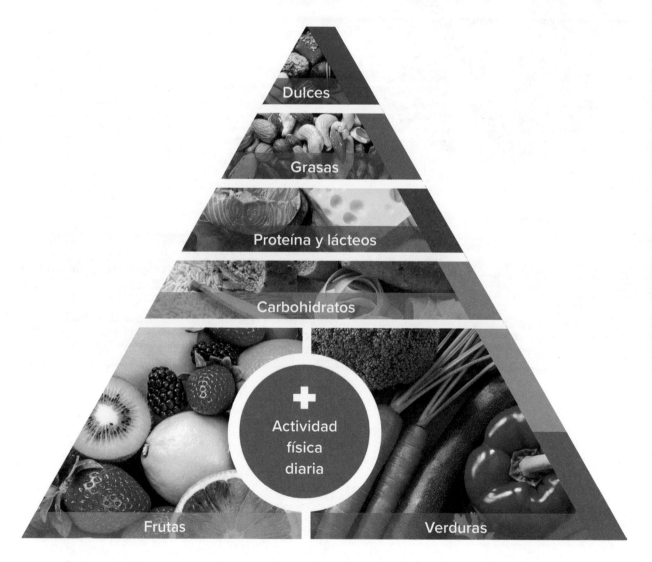

por cantidad de comida), lo cual significa que puedes comerlos en grandes cantidades porque no contienen muchas calorías.

Por eso se recomienda que comas más frutas y verduras que cualquier otro alimento, porque contribuyen a la menor cantidad de calorías por volumen. (En los capítulos 14 y 15 conocerás más sobre la densidad energética, el principio clave detrás de la pirámide del peso saludable de Mayo Clinic y el comedor saludable de Mayo Clinic.)

A medida que asciendes por la pirámide, aumenta la densidad energética de los grupos alimenticios. Para bajar o mantener tu peso, querrás comer una menor cantidad de éstos. Es por esto que los granos enteros, la proteína magra y los lácteos, las grasas saludables y los dulces tienen límites respecto a su consumo diario.

Entonces, ¿cómo funciona todo esto? Primero, revisa la tabla de la página 83 para determinar tu objetivo de calorías inicial. Después, consulta la tabla de la página 84 para revisar cuántas raciones de cada uno de los grupos alimenticios debes comer por día. Anota estos números en un papel para tenerlos a la mano.

Por ejemplo, si tu objetivo de calorías diario es de 1 200, puedes comer cantidades ilimitadas de frutas y verduras, pero procura comer al menos tres raciones de fruta y cuatro de verdura cada día. Adicionalmente, querrás comer cuatro raciones de carbohidratos, tres de proteína y lácteos y tres raciones de grasa.

A diferencia de lo que pasa con las frutas y verduras, las raciones recomendadas para el resto de los grupos alimenticios son límites máximos que no deben excederse. Claro

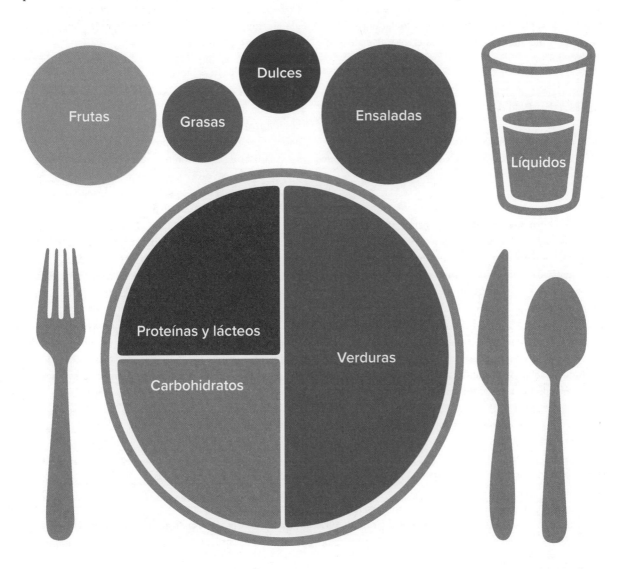

que nadie es perfecto y tal vez en algún momento te excedas un poco en el consumo de estos alimentos, pero cuanto más te apegues a tus raciones objetivas, más posibilidades tendrás de alcanzar tus metas de peso.

La gráfica del comedor saludable en la página 91 te ayudará a observar cómo deberían verse tus comidas en el plato. Además, muestra de forma aproximada cómo pueden distribuirse tus raciones en cada comida.

Por ejemplo, para cenar podrías prepararte una ensalada que contiene dos raciones de lechuga u otras verduras de hoja verde, y en tu plato principal, dos raciones de brócoli (una ración de brócoli equivale a ½ taza). Esto constituye cuatro raciones de verduras, lo cual quiere decir que consumiste tus raciones recomendadas en una sola comida. Considera que la configuración de tu plato lucirá diferente en otras comidas, como el desayuno y el almuerzo, pero puedes usar la gráfica que aparece más adelante para crear una imagen mental de cuánto debes comer de cada grupo alimenticio.

PLANEA TUS COMIDAS

Ahora que ya sabes cuánto comer, lo siguiente que debes hacer es decidir *qué* comer para cumplir con tus raciones objetivas. Puedes hacer esto de varias maneras.

Guía de menús

Al final del libro, se encuentra una sección "Guía de menús" (ver página 246), que ofrece opciones para cuatro semanas de comidas —desayuno, almuerzo, cena y colaciones—, de una semana cada una, para cinco diferentes opciones de menús: la dieta original Mayo Clinic, y otras dietas como la mediterránea, alta en proteínas, vegetariana y cetogénica saludable. Puedes iniciar por el día 1 para cualquiera de los estilos de alimentación y seguir los menús diarios cada día. Si haces esto, obtendrás el número de raciones correcto para todos los grupos alimenticios. Si empleas la plataforma digital de la dieta Mayo Clinic puedes elegir de cada una de estas opciones de menús.

Una aclaración: estos menús están diseñados para aquellos que buscan consumir alrededor de 1 200 calorías al día. Si tu objetivo es más alto, necesitarás ajustar las raciones para algunos de los grupos alimenticios a fin de alcanzar tu cuota diaria.

Por ejemplo, si tu objetivo es de 1 400 calorías, necesitarás incluir una ración extra de carbohidratos y otra de proteínas y lácteos, como se detalla en la tabla de la página 84.

En el día 1, eso puede significar comerte una papa al horno entera en la cena en vez de sólo la mitad papa y duplicar la cantidad de pavo ahumado que consumes en tu *wrap* del almuerzo o que cambies tu bebida sin calorías por una taza de leche descremada.

Utiliza la lista de raciones con libertad

Si prefieres tener más libertad para elegir lo que comes, otra opción es hacer tus propios menús diarios. Revisa la sección que se encuentra al final del libro titulada "Raciones de la pirámide de un vistazo" (ver página 204), que contiene una lista de distintos alimentos para cada uno de los grupos alimenticios y te dice cuánto de cada uno equivale a una ración. Usa estas listas para planear tus menús. Monitorea tus raciones de cada grupo alimenticio en *The Mayo Clinic Diet Journal* (*El diario de alimentación de Mayo Clinic*) o la plataforma digital de la dieta Mayo Clinic para asegurarte de cumplir con tus objetivos del día.

Supongamos que comes cereal en un tazón durante el desayuno, una rebanada de pan tostado y un poco de fruta. Si buscas en la categoría de los carbohidratos, verás que ¾ de taza de hojuelas de cereal equivalen a una ración de carbohidratos. Añade una taza de leche descremada al cereal y habrás agregado una ración de proteínas/lácteos. Si regresas a la lista de los carbohidratos, verás que una rebanada de pan equivale a otra ración de carbohidratos. Agrega una banana (plátano) y tendrás una ración de fruta.

Con el desayuno sumaste dos raciones de carbohidratos, una de proteína y lácteos, y otra de fruta. Esto significa que, para el resto del día, te restan dos raciones de carbohidratos, dos de proteínas y lácteos, y tres de grasa. Además, querrás comer al menos otras dos raciones de fruta y cuatro de verduras. (Recuerda que las raciones objetivas para las frutas y verduras son cantidades mínimas, no máximas.)

Después de haber planificado el desayuno, hazlo con tu almuerzo y luego con tu cena, y no olvides incluir un refrigerio. Cuando hayas terminado, si incluiste demasiadas porciones de un grupo alimenticio y no suficientes de otro, regresa y modifica el plan hasta obtener las cantidades correctas. En un inicio, planear tus comidas suele requerir bastante tiempo porque se trata de algo nuevo. Sin embargo, con el tiempo dominarás el proceso, y sabrás elegir alimentos con mucha mayor rapidez para cumplir con el número de raciones adecuado.

Método de combinación

Otra opción es combinar ambos enfoques. Utiliza la guía de menús para planear tus comidas, pero si el menú de un día presenta un alimento que no te gusta, intercambia ese alimento o comida por algo de tu preferencia. Puedes emplear las listas de alimentos en la sección de "Raciones de la pirámide de un vistazo" para ayudarte a crear una comida que contenga el mismo número de raciones que la que estás reemplazando.

Con el tiempo, todo esto será automático y no necesitarás seguir los menús o revisar las listas de éstos con tanta frecuencia o incluso nunca. Sabrás qué alimentos comer y más o menos cuánto de cada grupo alimenticio para mantenerte cerca de tu límite de calorías.

Facilita el proceso

Éstos son algunos consejos adicionales que puedes considerar a la hora de crear tu plan de alimentación:

+ **Planea por semana.** Es mejor planear menús para toda una semana que para un solo día. No te obsesiones con las cantidades exactas de las raciones. Si un día rebasas tu objetivo, compénsalo al día siguiente. Equilibra las cosas por semana.

  Utiliza los planificadores de comidas en *The Mayo Clinic Diet Journal* (*El diario de alimentación de Mayo Clinic*) o en la plataforma digital de la dieta Mayo Clinic como herramienta de planeación.

+ **Prioriza el placer.** Asegúrate de comer cosas que te gusten. Bajar de peso puede requerir que comas menos de tus alimentos favoritos, pero no sacrifiques tu placer. Esto significa que no deben existir restricciones graves ni hambre voraz ni expectativas poco realistas. Crea nuevos guisos favoritos: ¡hay muchos alimentos y recetas increíbles que explorar!

+ **Adapta menús de acuerdo con la temporada.** Usa los alimentos más frescos disponibles para tus comidas; por ejemplo, espárragos, chícharos y cerezas al final de la primavera; tomates, maíz y duraznos al final del verano. Los mercados suelen tener productos recién cosechados a la mano.

+ **Sé flexible.** No todos los alimentos que consumes tienen que ser una excelente fuente de nutrición. Está bien comer alimentos altos en grasa y calorías de vez en cuando. Lo importante es que elijas alimentos que promuevan una buena salud la mayor parte del tiempo. Quizás estos alimentos sean los que más te ayuden a bajar de peso.

+ **Establece una rutina.** Deja que el ritmo de tu rutina semanal acondicione qué noches puedes destinar más tiempo a preparar la cena y qué noches puedes

---

Si tienes hambre, come

Una regla de oro de la dieta Mayo Clinic es "Si tienes hambre, ¡come!". Matarte de hambre puede ser contraproducente y eleva tu probabilidad de comer en exceso más adelante. Además, simple y sencillamente, no es divertido.

Debido a que la dieta Mayo Clinic permite el consumo ilimitado de frutas y verduras, concéntrate en éstos cuando tengas hambre. Te brindarán saciedad sin proporcionar muchas calorías.

---

depender de un alimento más conveniente (un alimento saludable, claro está). Ahorra tiempo utilizando una olla de cocción lenta. Prepara guisos durante los fines de semana y refrigera o congela porciones para la próxima semana. Podrías programar una noche de espagueti o de sobras, con base en las porciones extra que cocinaste en la comida anterior. No tengas miedo de repetir los mismos menús cada par de semanas.

+ **No te olvides de la conveniencia.** En esos días en los que tienes poco tiempo para preparar comidas, está bien recurrir a alimentos de conveniencia como tu entrada o guarnición congelada favorita. Sólo trata de ser selectivo con tus elecciones. Lee las etiquetas alimenticias. No elijas un alimento sólo por el número de calorías. Busca alimentos que contengan comida de verdad (sin muchos ingredientes procesados) y que sean bajos en grasas saturadas y sodio.

PORCIONES VS. RACIONES

Como recordarás de los capítulos anteriores, las raciones y las porciones no son la misma cosa. Una de las claves para bajar de peso es conocer la diferencia entre estos términos. Una porción equivale a la cantidad de comida que pones en tu plato. Una ración es una cantidad específica de comida que equivale a cierto número de calorías.

La mayoría de las personas no saben cuántas raciones hay en una porción. Colocan lo que consideran que es una ración en su plato, pero en realidad son dos o más raciones. Por ejemplo, tal vez pienses que un filete de 227 gramos equivale a una ración, pero en la dieta Mayo Clinic en realidad equivale a cuatro raciones.

Requiere un poco de práctica poder calcular de un vistazo cuántas raciones de la pirámide se encuentran en una porción. Las pistas visuales en la página 95 son señales que vale la pena memorizar, ya que te ayudarán a elegir la cantidad adecuada de comida para lograr tus raciones objetivas. Las imágenes en las páginas siguientes también pueden ayudarte a estimar lo que equivale a una ración.

Si crees que esta información es difícil de memorizar, no te preocupes. ¡Tú puedes! Ve por una manzana y consulta las páginas siguientes, así como las secciones al final del libro.

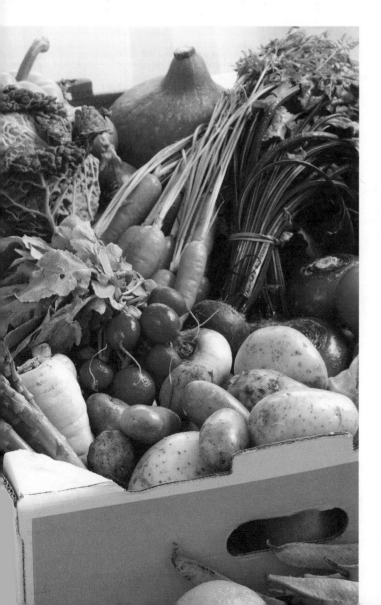

COME DE ACUERDO CON TUS PREFERENCIAS

No tienes que comer de una manera determinada para seguir la dieta Mayo Clinic. Todos tienen preferencias cuando se trata de comer. Sin importar tu estilo o preferencia, puedes seguir la dieta Mayo Clinic con éxito ¡y disfrutarla!

A continuación, compartimos pequeñas modificaciones a considerar si prefieres un estilo de alimentación vegetariano o sin gluten.

+ **Vegetariano.** Si sigues una dieta vegetariana, vegana u otro esquema alimenticio a base de plantas, tal vez te preguntes de dónde podrás obtener tus raciones de proteína.

  Alimentos como el huevo y los productos lácteos son buenas fuentes de proteína, y no necesitas comerlos en grandes proporciones para cumplir con tus requerimientos de proteína. Incluso puedes obtener suficientes proteínas de los alimentos a base de plantas si comes una variedad de ellos en el transcurso del día.

  Algunas buenas fuentes vegetales son productos de soya y sustitutos de la carne, leguminosas, lentejas, nueces, semillas y granos enteros. Si estás empleando la plataforma digital de la dieta Mayo Clinic, ahí encontrarás un menú vegetariano que puedes usar.

+ **Sin gluten.** Para las personas que prefieren una dieta sin gluten, los granos que contienen gluten, como trigo, cebada y centeno, son motivo de preocupación.

  Es cierto que la dieta Mayo Clinic incluye granos enteros y productos de granos integrales dentro del grupo alimenticio de los carbohidratos. Además, resta importancia a muchos productos de granos refinados, que a menudo se elaboran con trigo.

  Si necesitas evitar el gluten, hay muchas formas de obtener tus raciones de carbohidratos sin comer alimentos hechos con trigo, cebada o centeno. Sólo concéntrate en los granos enteros sin gluten, como arroz salvaje o integral, quinoa, amaranto, linaza y trigo sarraceno.

  Muchas otras fuentes de carbohidratos son de manera natural libres de gluten, incluyendo el maíz, las papas y la calabaza de invierno.

Guía rápida para el tamaño de las raciones

Verduras	Calorías	Pista visual
1 taza de brócoli	25	1 pelota de beisbol
2 tazas de verduras de hoja verde crudas	25	2 pelotas de beisbol

Frutas	Calorías	Pista visual
½ taza de fruta picada	60	Pelota de tenis
1 manzana pequeña o naranja mediana	60	Pelota de tenis

Carbohidratos	Calorías	Pista visual
½ taza de pasta o cereal seco	70	Disco de hockey
½ bagel	70	Disco de hockey
1 rebanada de pan integral	70	Disco de hockey
½ papa al horno mediana	70	Disco de hockey

Proteínas/lácteos*	Calorías	Pista visual
85 gramos de pescado	110	Carta de baraja
60-75 gramos de carne	110	⅔ de una carta de baraja
40-60 gramos de queso maduro	110	⅓ de una carta de baraja

Grasas	Calorías	Pista visual
1½ cucharaditas de mantequilla de cacahuate	45	2 dados
1 cucharadita de mantequilla o margarina	45	1 dado

Estas pistas visuales pueden ayudarte a usar las listas de alimentos que empiezan en la página 204.

* La pista visual de la carta de baraja para el grupo alimenticio de las proteínas/lácteos sólo aplica para las raciones de carne. Una carta de baraja equivaldría a una cantidad excesiva de queso y escasa de leche.

Desayuno Estima raciones

PRACTICA EL CONTROL DE PORCIONES

Con mucha frecuencia, se presenta una de dos cosas: o el desayuno está lleno de calorías (huevo, tocino y papa *hash brown*) o de una ausencia total de alimentos nutritivos (café o refresco). El desayuno debe proporcionar nutrientes esenciales y energía. No debe emplearse como un momento para comer sin conciencia ni control.

El reto está en mantener tus porciones del desayuno bajo control. Comer poco te priva de los importantes beneficios del desayuno. Comer demasiado simplemente reduce el número de raciones que puedes consumir durante el resto del día. Si controlas el tamaño de tus porciones, las calorías suelen encargarse de sí mismas.

Porciones típicas del desayuno

Artículo	Grupo alimenticio	Número de raciones
F Jugo de naranja	Frutas	2
C Corn flakes	Carbohidratos	3
PL Huevos revueltos	Proteínas/lácteos	3
C Hot cakes	Carbohidratos	1½

F | Jugo de naranja

Porción típica: 237 ml >

1 ración: 118 ml <

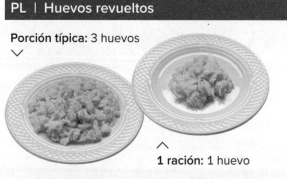

C | Corn flakes

Porción típica: 1½ tazas ⌄

1 ración: ½ taza ^

PL | Huevos revueltos

Porción típica: 3 huevos ⌄

1 ración: 1 huevo ^

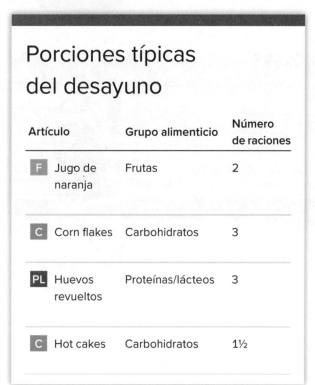

C | Hot cakes

Porción típica: pieza de 15 cm ⌄

1 ración: pieza de 10 cm ^

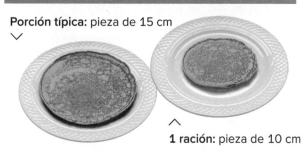

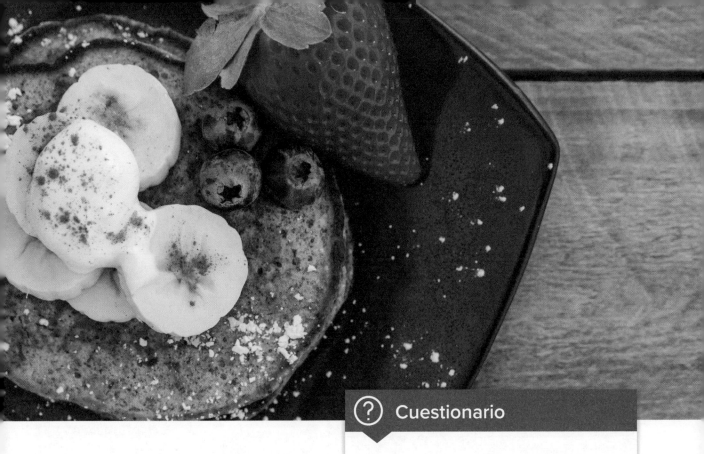

Presta atención a los detalles

La etiqueta alimenticia que aparece a continuación para un yogur natural bajo en grasa muestra que el envase contiene dos raciones de una taza. Entonces, si te comes la mitad del yogur, esto significa que estás obteniendo una ración de proteínas y lácteos.

Información nutrimental

Tamaño de la ración 1 taza (98 g)
Raciones por envase 2

Cantidad por ración

Calorías 110	Calorías de las grasas 25
	% Valor diario*
Grasas totales 2.5 g	**4%**
Grasas saturadas 1.5 g	**8%**
Grasas *trans* 0 g	

Respuesta al cuestionario: 1 fruta de las moras azules; 1 carbohidrato de los hot cakes; 1 proteína/lácteo del yogur; 1 grasa de la margarina libre de grasas *trans*, y 1 dulce de la miel de maple.

? Cuestionario

Trata de buscar los grupos alimenticios en este desayuno de hot cakes con margarina libre de grasas *trans*, miel de maple (arce) y moras azules, yogur bajo en grasa, jugo y café. Palomea los grupos alimenticios e indica el número de raciones

✓ Grupo alimenticio	Número de raciones
V Verduras	
F Frutas	
C Carbohidratos	
PL Proteínas/lácteos	
G Grasas	
D Dulces	

Almuerzo Estima raciones

DECONSTRUYE TU COMIDA

Si puedes construir algo, también puedes deconstruirlo, ¿no es cierto? Una manera de estimar las raciones es "deconstruir" la comida en tu mente. Esto es, invierte el proceso de preparación de la comida hasta que logres reconocer los ingredientes por separado. Haz una prueba rápida con esta *bruschetta* de tomate cherry rostizado con queso feta.

C
1 rebanada de pan integral
1 ración de carbohidratos

V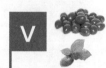
5 tomates *cherry*
4 hojas de albahaca fresca
1 ración de verduras

PL
4 cucharadas de queso feta desmenuzado reducido en grasa
1 ración de proteínas/lácteos

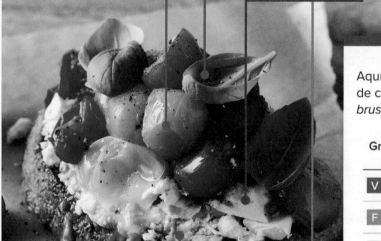

Aquí está el desglose de las raciones de cada grupo alimenticio para la *bruschetta*:

Grupo alimenticio	Número de raciones
V Verduras	1
F Frutas	0
C Carbohidratos	1
PL Proteínas/lácteos	1
G Grasas	1
D Dulces	0

G
2 cucharadas de puré de aguacate
1 ración de grasa

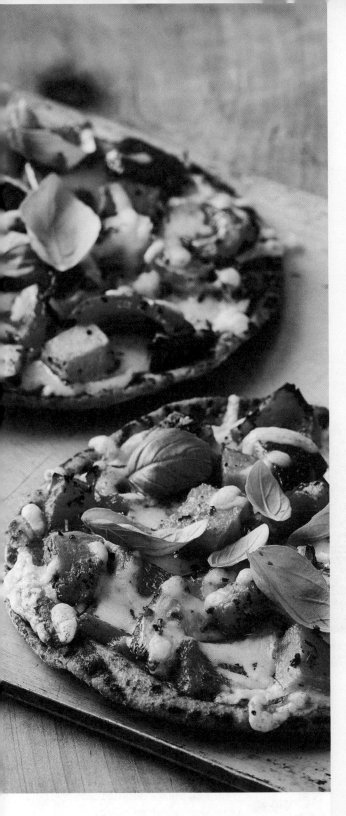

> Pistas útiles para deconstruir una pizza:

+ Masa de pita integral, 15 cm
+ Capa de salsa de tomate
+ Con pimiento rojo, calabacín, calabaza, hojas de albahaca fresca y hierbas mixtas secas
+ Queso cheddar reducido en grasa, ⅓ de taza
+ Grasa "escondida", espray de aceite de oliva

(?) Cuestionario

Acabas de pedir una pizza vegetariana de 30 cm. ¿Cuántas raciones de cada grupo alimenticio crees que existan en dos pedazos de pizza? Anota tu mejor respuesta más adelante.

✓ Grupo alimenticio	Número de raciones
V Verduras	
F Frutas	
C Carbohidratos	
PL Proteínas/lácteos	
G Grasas	
D Dulces	

Respuesta al cuestionario: 2½ carbohidratos de la masa de la pizza y la calabaza; 1 verdura del pimiento rojo, el calabacín, la albahaca y la salsa de tomate; y 1 proteína/lácteo del queso cheddar reducido en grasa.

Cena Estima raciones

DESCIFRA LAS MEZCLAS DE COMIDA

Un plato que mezcla muchos ingredientes, como este tazón de tacos del suroeste, suele ser todo un reto para tu registro de alimentación. Es difícil conocer con exactitud cuántas raciones de un solo grupo alimenticio forman parte de la deliciosa muestra de colores, figuras, texturas y sabores.

Aquí está el desglose de las raciones de cada grupo alimenticio para el tazón de tacos del suroeste:

Grupo alimenticio	Número de raciones
V Verduras	2½
F Frutas	0
C Carbohidratos	1
PL Proteínas/lácteos	2½
G Grasas	0
D Dulces	0

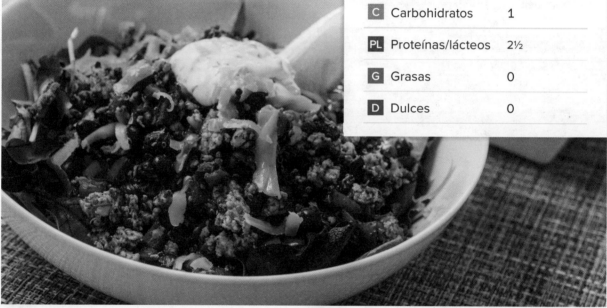

  1 taza de lechuga romana rallada
1 ración de verduras

  1 chile poblano picado
½ ración de verduras

  1 taza de pimiento rojo y verde picado
1 ración de verduras

  ¼ de taza de quinoa cocida
1 ración de carbohidratos

  85 g de pechuga de pavo molida
1 ración de proteínas/lácteos

  ½ taza de frijoles negros bajos en sodio
1 ración de proteínas/lácteos

  14 g de queso cheddar rallado
½ ración de proteínas/lácteos

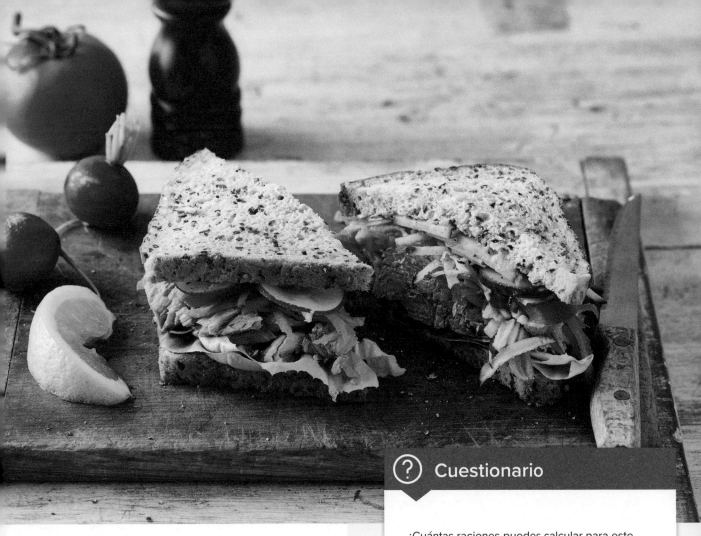

Presta atención a tu plato

La forma de servir los alimentos en tu plato es elemental para controlar porciones. En general, busca que las porciones de verduras sean cerca de la mitad de tu plato y las porciones de carbohidratos alrededor de una cuarta parte del mismo. El cuarto restante corresponde a las raciones de proteínas/lácteos. Si agregas una ensalada y una fruta aparte, habrás construido una comida bastante saludable.

Respuesta al cuestionario: 1 verdura del pepino, la zanahoria, la lechuga, el rábano y el tomate; 2 carbohidratos del pan integral; 1 proteína/lácteo del salmón, y 1 grasa del aguacate.

⑦ Cuestionario

¿Cuántas raciones puedes calcular para este sándwich de salmón y ensalada que contiene salmón, lechuga, zanahoria, pepino, rábano, tomate y pan integral?

✓ Grupo alimenticio	Número de raciones
V Verduras	
F Frutas	
C Carbohidratos	
PL Proteínas/lácteos	
G Grasas	
D Dulces	

CAPÍTULO 10

Expande tu plan de actividad

Si para bajar de peso sólo disminuyes el número de calorías que consumes sin elevar tu actividad física, esto hace que pierdas músculo. La pérdida de músculo hace que sea más difícil mantener tu peso porque el tejido muscular quema calorías, incluso en reposo. La forma más rápida y duradera de bajar de peso es combinar ambos lados de la ecuación: reducir las calorías que consumes (al comer) e incrementar las calorías que quemas (al hacer ejercicio). Este capítulo te mostrará cómo impulsar tu pérdida de peso al quemar más calorías.

Nuestros antepasados comían más que nosotros y, sin embargo, pesaban menos. ¿Por qué? Porque siempre estaban en movimiento. La televisión, el automóvil, los electrodomésticos modernos y la naturaleza cambiante de nuestro trabajo —pasar de trabajar en el campo a estar horas sentados frente a una computadora— ha resultado en una caída dramática en las calorías quemadas a lo largo de los últimos cien años.

Es posible bajar de peso sin hacer ninguna actividad física. Quizá ya hayas intentado esto, tan sólo para recuperar los kilogramos que bajaste, o incluso más. Para no recuperar el peso perdido, es crucial que te muevas más.

Los estudios han reportado que la gente que pierde más de 14 kg y pasa cinco años sin recuperarlos hace una hora de ejercicio al día. Esto puede parecer excesivo, pero en realidad es una meta alcanzable y el motivo por el cual nuestros ancestros eran más delgados. Las investigaciones incluso indican que hacer ejercicio diario puede ser un hábito difícil de mantener. Un estudio de mujeres motivadas para bajar de peso encontró que, dos años después, sólo 25 % seguía haciendo una hora de ejercicio diaria, y este porcentaje de mujeres fue el único que no recuperó el peso perdido.

Los componentes clave de un programa de actividad física son:

+ Reducir el tiempo que pasas sentado
+ Mejorar tu condición física
+ Ser constante

El resto del capítulo te ayudará a implementar estas estrategias clave. Los cambios pueden parecer sustanciales, ¡pero también la recompensa!

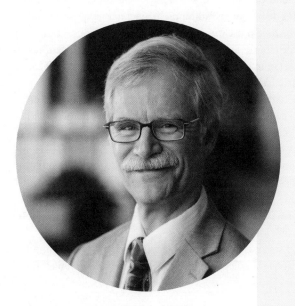

Warren G. Thompson, M.D.
Medicina Preventiva

REDUCE EL TIEMPO QUE PASAS SENTADO

Nuestros antepasados no contaban con programas de ejercicio formales. El tiempo que pasaban trabajando en los campos y fábricas, o cocinando, limpiando y arreglando el jardín los mantenía activos. A pesar de que ingerían más calorías de las que consumimos hoy día, pesaban menos porque pasaban menos tiempo sentados.

En comparación con lo que ocurría tan sólo hace cinco décadas, hoy la gente se mueve menos. En el trabajo, donde muchos de nosotros pasamos horas sentados en nuestros escritorios, quemamos un promedio de 130 calorías menos cada día. Además, somos menos activos en casa, donde la tentación de tirarnos a ver la televisión toda la tarde es muy grande. Y gracias a las conveniencias modernas como las compras en línea, la banca electrónica y la socialización a través de las redes sociales, apenas si necesitamos dejar la comodidad de nuestras sillas.

Toda esta inactividad se acumula. En promedio, pasamos sentados la mitad de nuestros días, y nos está pasando factura. Sentarse por periodos prolongados se relaciona con un mayor riesgo de enfermedades como diabetes, cardiopatía y algunos tipos de cáncer —sin mencionar el incremento de peso y la obesidad—. Sentarse durante horas sin tomar recesos también puede ocasionar problemas de columna, lo cual resulta en dolor de espalda baja.

Y, aunque hacer ejercicio con regularidad es importante para bajar de peso, al parecer no logra contrarrestar los efectos en la salud a largo plazo que tiene sentarse en exceso. Como ejemplo, las personas que están ocho o más horas sentadas al día tienen un mayor riesgo de cardiopatía, incluso aunque hagan una hora de ejercicio diario.

Muévete más en el trabajo
No necesitas modificar toda tu rutina laboral para moverte más; sólo necesitas más proactividad. Si tu trabajo involucra pasar muchas horas sentado, asegúrate de dividir tu día caminando alrededor de tu oficina o haciendo estiramientos durante unos minutos antes de volverte a sentar.

Otra estrategia es agregar pequeños movimientos a tareas sencillas. ¿Pasas mucho tiempo hablando por teléfono? Camina mientras lo haces. ¿Consultas tu correo con frecuencia? Párate cuando estés leyendo tus correos o estírate cada vez que presiones el botón de "enviar".

Cambiar la configuración de tu oficina también puede aumentar tu cantidad de actividad física. Si cambias tu silla por una pelota de estabilidad, activarás los músculos de tu abdomen y usaras más energía al rebotar ligeramente. Si tienes acceso a un escritorio o estación de trabajo con caminadora, procura trabajar ahí al menos una parte del día.

Muévete más en casa
Al final de una jornada larga, casi todas las personas anhelamos descansar un poco, ya sea ver televisión, navegar en internet o jugar en la computadora. Sin embargo, al igual que con cualquier otra cosa, la moderación es elemental. Antes de buscar ese sillón reclinable, haz algo que implique moverte. Sal a caminar alrededor de tu colonia, limpia el garaje o barre la casa. Si puedes motivar a toda la familia de moverse más, ya sea jugando, corriendo o lanzando sacos de frijoles, qué mejor.

Cuando lleves a cabo tareas domésticas alrededor de la casa o en el garaje, incrementa la intensidad de tu actividad poniendo un poco de música animada. Y cuando llegue la hora de disfrutar un momento de descanso, considera incorporar un poco de actividad física. Estírate, camina en una caminadora o utiliza una bicicleta estacionaria durante una hora mientras disfrutas una película en alguna plataforma de *streaming* o la televisión. O levántate y muévete durante los anuncios.

¿Estás buscando otras formas de moverte? Consulta las estrategias en la página 105. ¿Cuáles funcionarán para ti?

MEJORA TU CONDICIÓN FÍSICA

La *actividad física* se refiere a cualquier movimiento que realizas que quema calorías, ya sea deshierbar el jardín, caminar o hacer estiramientos en un receso del trabajo. El *ejercicio* es una forma estructurada y repetitiva de actividad física que mejora la condición física, como nadar, andar en bicicleta, caminar rápido y levantar pesas.

Cualquier actividad que hagas y que consiga quemar calorías es buena. No tienes que volverte un superatleta, pero encontrar maneras creativas y divertidas de moverte más y sentarte menos conlleva muchos beneficios.

Cuanto más te actives, más calorías quemarás y tu condición física mejorará. Por ejemplo, caminar 6.4 kilómetros en una hora quemará casi 350 calorías; mientras que correr 6.4 kilómetros en 30 minutos quemará cerca de 500 calorías (las cantidades exactas varían por edad, sexo, condición física y peso).

Pero ¿y si no te agrada correr o no tienes la capacidad física para hacerlo? Debes considerar lo que es realista para ti dependiendo de tus horarios y estado de salud. Además, debes equilibrar la intensidad con el disfrute. Si no disfrutas

Agrega un poco de actividad a tu día

Aprovecha cualquier momento para pararte y moverte. Aquí compartimos algunas maneras sencillas de agregar un poco de actividad a tu día. Consulta el capítulo 19 para descubrir otras formas de quemar calorías.

En casa

+ Lava tu auto a mano.
+ Utiliza herramientas manuales en vez de eléctricas.
+ Rastrilla las hojas en vez de usar un soplador de hojas.
+ Aspira los tapetes y sacude los muebles.
+ Pon música y baila mientras haces las tareas domésticas.
+ Muévete mientras hablas por teléfono.
+ Haz una caminata rápida antes del desayuno o después de la cena.
+ Estírate, camina en una caminadora o emplea una bicicleta estacionaria mientras ves la televisión.
+ Camina en la caminadora mientras lees.
+ Ve al centro comercial en vez de comprar en línea.

En el trabajo

+ Estaciónate un par de cuadras más lejos de la oficina o bájate del camión o el metro algunas paradas antes y camina.
+ Usa las escaleras, no el elevador, al menos para los primeros pisos, tanto de subida como de bajada.
+ Camina durante tu tiempo para comer.

+ Párate y visita a tus compañeros de trabajo en vez de enviarles un correo electrónico.
+ Haz ejercicios de estiramiento o calistenia ligera en tu escritorio.
+ Camina alrededor de tu oficina cuando hables por teléfono.
+ Utiliza una estación de trabajo que combine una caminadora con una computadora para que puedas caminar mientras trabajas.
+ Pasa parte del día en un escritorio de pie o emplea una pelota de estabilidad en vez de una silla.

En tu tiempo libre

+ Estaciónate más lejos de tu destino y camina.
+ Usa la bicicleta o camina para ir a la tienda.
+ Únete a un centro recreativo local.
+ Camina alrededor del campo, pista o cancha mientras asistes a un evento deportivo.

Mientras viajas

+ Camina alrededor de la terminal mientras esperas tu vuelo (¡y no uses las bandas para caminar!).
+ Realiza abdominales, lagartijas y ejercicios de estiramiento en tu habitación de hotel.
+ Levántate temprano y camina alrededor del barrio en donde se encuentra tu hotel.

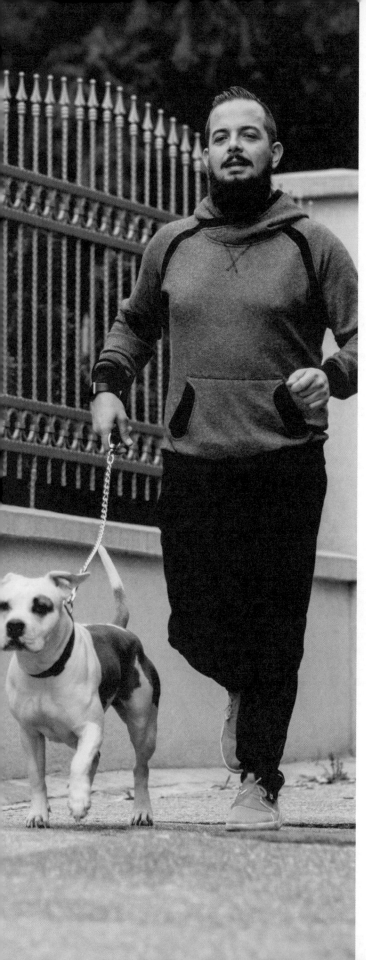

lo que estás haciendo, difícilmente lo seguirás realizando. Y seguirlo haciendo es clave para mantener un peso saludable a largo plazo.

Otra trampa en la que suele caer mucha gente es el exceso: hacer mucho ejercicio demasiado rápido para su nivel o condición física. Dado que son incapaces de mantener un ejercicio tan vigoroso, pronto lo abandonan. Recuerda: ¡tienes que caminar antes de poder correr!

Si tu condición física inicial es más o menos baja, eleva la intensidad de la actividad que realices poco a poco, con lo cual permitirás que tu condición física mejore a lo largo de algunos meses. Es mejor empezar despacio y, poco a poco, aumentar el esfuerzo y nivel de intensidad. Otro motivo por el cual no debes hacer demasiado ejercicio muy rápido es evitar las lesiones.

Empieza por caminar

Entonces, ¿por dónde iniciar? Un programa sencillo de caminata puede ser tu mejor opción para agregar más actividad física a tu vida, sobre todo si llevas tiempo sin estar activo. Empieza con caminatas cortas y lentas y, poco a poco, eleva la frecuencia, duración e intensidad, en ese orden.

Puedes comenzar caminando 30 minutos al día, 3 o 4 días a la semana, y sentarte menos en el trabajo y en casa. Poco a poco, incrementa el número de días que caminas hasta que sean todos los días. Después de un par de semanas, cuando te sientas con más energía, quizá quieras caminar durante 45 minutos algunos o casi todos los días. O tal vez prefieras continuar con 30 minutos, pero caminando más rápido. Si sientes que te estás aburriendo, considera agregar otra actividad a tu rutina semanal para romper con la monotonía. ¿Qué tal una clase de acuaeróbics o andar en bicicleta?

Procura calentar antes de hacer ejercicio y empieza despacio. Al terminar tu ejercicio, puedes llevar a cabo un enfriamiento, ya sea caminando despacio o haciendo estiramientos ligeros. Se recomienda realizar al menos cinco minutos de calentamiento y otros cinco minutos de enfriamiento.

Separa las actividades si es necesario. No tienes que hacer todo tu ejercicio del día en una sola sesión. Tres sesiones de 10 minutos de ejercicio al día son casi igual de benéficas que una de 30 minutos.

NO PIERDAS EL RITMO

Los gimnasios y otros centros de entrenamiento suelen llenarse a su máxima capacidad el 2 de enero. Por desgracia, cuando llega el mes de febrero, mucha gente ya los ha abandonado. Iniciar y mantener un programa de ejercicio puede ser todo un reto. Utiliza estas recomendaciones para no perder el ritmo de tu ejercicio.

+ **Haz lo que amas.** Si quieres un programa de ejercicio que puedas mantener, llénalo de actividades que disfrutes. Muchas formas de actividad pueden incrementar tu condición física. El truco está en elegir aquellas que, además, te estimulan y divierten. ¡No entrenes para un maratón si no te gusta correr!

+ **Escoge un horario y mantenlo.** Programa horarios específicos para realizar ejercicio, ya sea un entrenamiento completo de toda la tarde o en intervalos regulares y cortos. Escribe los horarios en tu calendario o agenda (con pluma, no con lápiz). ✚ Monitorea y anota recordatorios con notas o programa una alarma en tu reloj o celular. No dejes el ejercicio para cuando tengas "tiempo libre". Si no lo conviertes en una prioridad, el ejercicio será relegado a un segundo término.

+ **Sé realista.** Si eres una persona a la que no le gusta levantarse temprano, poner la alarma a las 4:30 a.m. para hacer ejercicio antes del trabajo no va a funcionar. No te obligues a realizar ejercicio en un horario que no te funciona, porque eso no durará.

+ **Busca un compañero de ejercicio.** Saber que alguien te está esperando para hacer ejercicio en el parque o en el gimnasio es un incentivo poderoso y puede volverte más responsable. Llevar a cabo ejercicio con un amigo, con alguien del trabajo o un familiar puede motivarte más durante tus entrenamientos. Además, es agradable tener compañía. Si prefieres la motivación de un experto en acondicionamiento físico, busca un entrenador personal o clases de algún tipo de ejercicio.

+ **Habla con tu familia.** Quizá necesites ayuda de tus familiares a fin de encontrar el tiempo para hacer ejercicio y apoyo en los días que te sientas cansado. Idealmente, lo mejor sería que tu familia te acompañara, lo cual mejoraría la salud de todos. Planea salidas familiares que impliquen algún tipo de actividad física.

+ **Incrementa el ejercicio poco a poco.** Los estudios sugieren que, para bajar de peso, necesitas realizar por lo menos 300 minutos de ejercicio moderado a la semana. Esto equivale a una hora, cinco días a la semana.

¿Debes consultar a un médico?

Si eres una persona de mediana edad o mayor, tienes sobrepeso, o llevas varios años sin moverte mucho, consulta con tu médico antes de aumentar tu nivel de actividad física. El médico puede ayudarte a elegir actividades que sean seguras y benéficas.

De igual manera, pregunta a tu médico antes de empezar a hacer ejercicio si aplica cualquiera de las siguientes afirmaciones:

+ Tienes una afección cardiaca y tu actividad física debe ser supervisada por un médico.

+ Tienes antecedentes familiares de problemas cardiacos antes de los 55 años.

+ Tienes una condición médica que requiere cuidados de un doctor.

+ Fumas.

+ Pierdes el aliento o experimentas dolor de pecho, incluso después de un esfuerzo leve.

+ Padeces mareo con frecuencia.

+ Tienes problemas graves en los músculos, ligamentos o tendones.

+ Te han dicho que reduzcas tu actividad física por cualquier razón.

+ Estás tomando fármacos, como insulina, que podrían requerir algunos ajustes si haces ejercicio.

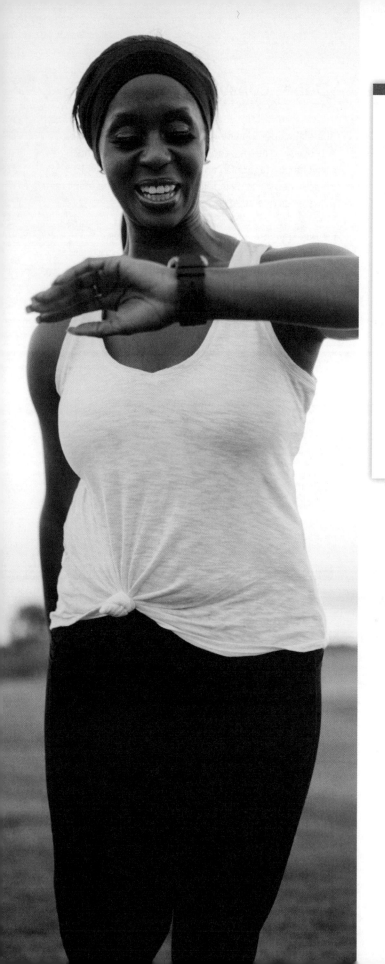

¿Sientes dolor?

Experimentar dolor leve después del ejercicio es normal, sobre todo si estás empezando una actividad nueva. Este tipo de molestias deben desaparecer en 1 o 2 días, y un poco de actividad física o estiramientos pueden ayudar.

El dolor durante el ejercicio muestra un mensaje diferente: puede ser una señal de advertencia de una lesión inminente. Casi todas estas lesiones resultan de tratar de hacer mucho esfuerzo, demasiado rápido. Si sientes un dolor repentino, agudo, punzante o ardiente cuando realizas ejercicio, detente de inmediato. El dolor debe desaparecer en cuestión de días. Si no mejora, tal vez debas consultar a tu médico.

+ **Escucha tu cuerpo.** El ejercicio no debe causar molestias o dolor. Si sientes dolor, falta de aliento, mareo o náuseas, haz una pausa; tal vez te estés exigiendo demasiado. Si hay días en los que no te sientes bien, tómate 1 o 2 días de descanso y retoma la actividad tan pronto como puedas.

+ **Planea para los obstáculos.** Todos enfrentamos dificultades como falta de tiempo, cansancio o aburrimiento que nos impiden hacer ejercicio. Empieza por descifrar cuáles son tus principales obstáculos y luego desarrolla algunas estrategias sencillas para superarlos. Tener un plan que puedes implementar de manera automática cuando se presenta alguna dificultad es la forma más efectiva de superarlo.

Por ejemplo, tal vez notes que navegar en internet después del trabajo ocupa mucho de tu tiempo. En lugar de irte a casa de inmediato después de salir del trabajo, primero ve al gimnasio o sal a caminar. Lo mejor es evitar tener un debate interno sobre qué hacer al final del día. Para más ideas, consulta la "Guía de acción", que empieza en la página 194.

+ **Monitorea lo que haces.** Monitorear tu actividad física es una de las mejores formas de continuarla realizando. Los estudios muestran que la gente que monitorea su actividad física tiene muchas más probabilidades de mantener un programa de ejercicio. En el capítulo siguiente hablaremos sobre las distintas maneras en que puedes monitorear tu progreso. ✚ Monitorear

+ **Resuelve problemas.** Tener metas es importante. Si alcanzas tus metas de actividad, felicítate y sigue adelante. Si no lograste tus metas, pregúntate por qué, en vez de tirar la toalla. Si las metas no fueron realistas, establece metas que sí lo sean.

Para más información sobre el ejercicio y la quema de calorías, consulta el capítulo 19.

CAPÍTULO 11

Lleva registro de tus avances

Es posible que, durante estas primeras semanas de la fase *¡Vívelo!*, aún estés descifrando cómo incorporar los hábitos de la fase *¡Piérdelo!* a tu vida diaria. Sigues poniéndote metas, tomando mejores decisiones alimenticias y encontrando formas de quemar más calorías. Si a veces sientes que es difícil llevar registro de todo, ¡no estás solo! Este capítulo te ayudará a volver al buen camino.

La gente suele subestimar cuánto consume y sobreestimar cuánto se mueve (es decir, cuántas calorías quema). Cuando hablo con mis pacientes sobre la importancia de llevar un registro, pongo énfasis en su función como una herramienta objetiva para dar seguimiento a nuestro progreso.

No existe nada más frustrante que creer que estás haciendo las cosas bien y no obtener los resultados que deseas, y ahí es donde entran en juego las herramientas para llevar dicho registro. Estos recursos nos permiten documentar de forma objetiva nuestra ingesta de alimentos y cantidad de actividad, lo cual, a su vez, permite identificar patrones y, en última instancia, ayudarnos a tomar mejores decisiones. Además, es una forma sencilla de dar seguimiento a los esfuerzos que hemos hecho para continuar haciendo lo que nos funciona y reflexionar sobre lo que debemos modificar.

Hay mucha evidencia científica de calidad que respalda la sugerencia de llevar un registro. La buena noticia es que, sin importar cómo decidas hacer el seguimiento de tus alimentos y actividades, obtendrás beneficios. Hay quienes prefieren usar aplicaciones en su celular, mientras que otros se inclinan por llevar un cuaderno. Cuanto más detallado sea el registro, más fácil te resultará identificar patrones y hacer mejores elecciones.

Conforme avances en las siguientes páginas del capítulo, recuerda que, aunque el cambio de comportamientos requiere esfuerzo, vale mucho la pena llevar un registro de los alimentos que ingerimos y las actividades que realizamos, pues puede incluso facilitarnos la implementación de cambios al estilo de vida.

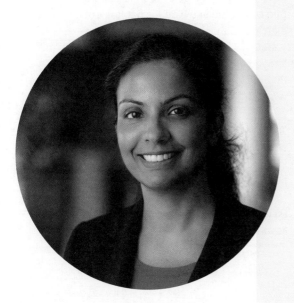

Meera Shah, M.B., Ch.B.
Endocrinología

En las últimas semanas te has esforzado por mejorar tu alimentación y llevar a cabo más actividades físicas, y quizá te preguntes si de verdad es necesario anotar absolutamente todo lo que comes y haces. La respuesta es *sí*, por lo menos durante un periodo, y en este capítulo te explicaremos por qué.

Si bien requiere tiempo y esfuerzo, llevar un registro de tus avances trae consigo ganancias que superan la energía invertida en él.

POR QUÉ LLEVAR UN REGISTRO

La gente tiende a subestimar mucho la cantidad de calorías que consume y a sobreestimar la cantidad de actividad física que realiza. Sobre todo, en las primeras fases del plan de pérdida de peso —es decir, cuando aún estás ajustándote a comer de acuerdo con la pirámide del peso saludable de Mayo Clinic—, es fácil equivocarse al intentar hacer estimaciones precisas sobre cuánto estás comiendo y cuánta actividad física estás realizando.

Al llevar un registro detallado y preciso de tus alimentos y cantidad de actividad física, esto es, ✚ Monitorear, es más probable que logres tanto tus metas alimenticias y de movimiento como tus objetivos de pérdida de peso a corto y largo plazo. He aquí algunas razones por las cuales es útil llevar este tipo de registro:

- + **Retroalimentación.** Si anotas la información de manera adecuada, llevar este registro te brindará retroalimentación objetiva sobre tu dieta y tus actividades físicas, de modo que podrás valorar qué tan bien te estás apegando al plan.
- + **Conciencia de uno mismo.** Hacer este tipo de seguimiento nos permite tener una conciencia más plena y prestar atención a lo que nos llevamos a la boca y a las actividades físicas que realizamos.
- + **Rendición de cuentas.** Ver por escrito lo que consumes y las actividades físicas que realizas te obliga a ser franco y a rendirte cuentas a ti mismo.
- + **Reflejo.** Llevar un registro es como ponerse frente a un espejo, el cual nos muestra patrones de alimentación y de actividad de los que tal vez no somos conscientes. Además, para superar los patrones no deseados primero hay que reconocerlos.
- + **Establecimiento de objetivos.** Tener un registro objetivo del lugar en el que estamos, en comparación con el lugar al que queremos llegar, hace más sencillo

Empezar de cero

Si te has adelantado en la lectura del libro, es importante que sepas que siempre es un buen momento para llevar un registro de lo que comes a diario y de tus hábitos de ejercicio. Conocer tus patrones basales —tanto los buenos como los malos— te ayudará a establecer metas realistas durante la transición hacia la fase *¡Vívelo!*

Tener metas realistas —que en realidad puedas alcanzar— reforzará tu confianza personal y te inspirará a seguir esforzándote por bajar de peso.

En este capítulo encontrarás consejos para llevar un buen registro. ✚ Monitorear

que tengamos éxito. Además, nos permite establecer objetivos pequeños y alcanzables, e irlos usando como base para alcanzar otros logros.
- + **Motivación.** Cuando veas que estás alcanzando tus metas diarias y semanales, te sentirás inspirado a lograr más.

Cómo llevar el registro

No existen formas correctas ni incorrectas de llevar un registro de alimentos y actividad física; en realidad, lo más importante es que elijas aquello que te funcione. La mayoría de las personas prefiere sistemas de registro fáciles de emplear, pues si son complicados se convierten en un obstáculo más. Lo principal es que sea algo que tengas a la mano cuando lo requieras.

Algunas de las herramientas más comunes para llevar un registro son:

- + *The Mayo Clinic Diet Journal (El diario de alimentación de Mayo Clinic).* Es un cuaderno de pasta blanda, diseñado para acompañar el libro. En él hay páginas organizadas para registrar lo que comes a diario, así como las actividades en las que participas y el tiempo que les dedicas. Esta herramienta "analógica" les funciona bien a muchas personas.

+ **Apps.** Muchas aplicaciones (apps) para teléfonos inteligentes, como la plataforma digital de la dieta Mayo Clinic, te permitirán ingresar los alimentos que consumas y medir la cantidad de actividad física. Algunas apps incluso convierten el celular en un podómetro o acelerómetro.

+ **Dispositivos portátiles.** Los monitores de actividad física permiten medir aquellas cosas de las que queremos tener registro, como el número de pasos que damos al día, la distancia que recorremos o las calorías que quemamos. Busca un dispositivo con una batería de larga duración, que sea a prueba de agua y que tenga una alarma de movimiento que te impulse a estar más activo.

+ **Bitácoras digitales.** Algunas personas prefieren llevar bitácoras digitales de sus alimentos y cantidad de actividad en hojas de cálculo o documentos de Word. En internet puedes encontrar plantillas de este tipo de bitácoras, o puedes crear un sistema propio que cumpla con tus propias necesidades.

+ **Bitácoras analógicas.** Otras personas consideran que no hay nada como usar lápiz y papel, así que puedes personalizar un cuaderno cualquiera para que se ajuste a tus necesidades o imprimir una plantilla descargada de internet.

No temas experimentar. Si de pronto un sistema te resulta demasiado difícil, o muy poco detallado, prueba con algún otro hasta que encuentres el que mejor se ajuste a ti.

CONSEJOS PARA REALIZAR UN BUEN REGISTRO

Los registros de alimentos y actividad física son excelentes para monitorear si estás llegando a las metas que discutimos en los capítulos 7 y 8. Para sacarles el mayor provecho posible, sigue estos consejos:

+ **Experimenta.** No concibas los registros como herramientas para lograr "todo o nada", sino más bien como

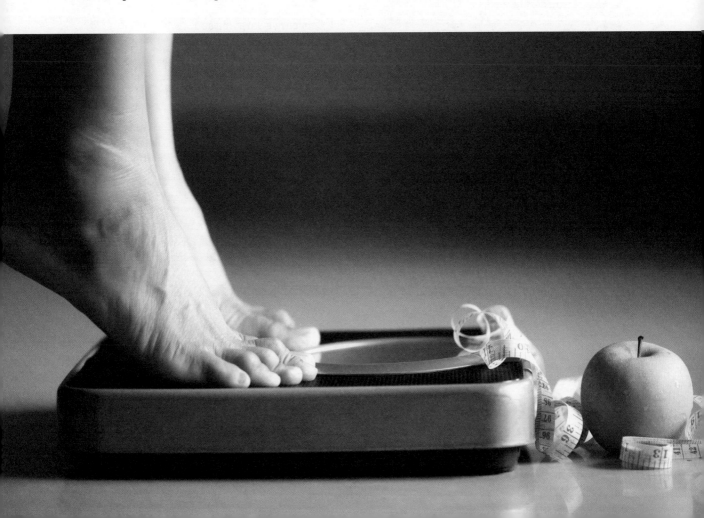

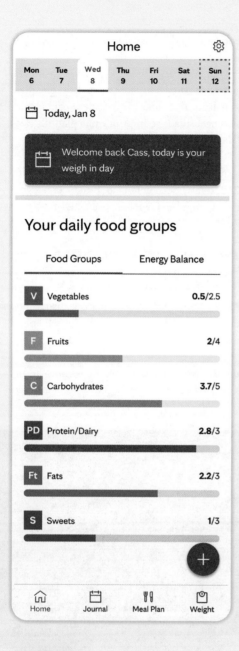

experimentos. Se trata de llevar a cabo pruebas para identificar qué te sirve y qué no.

+ **No te agobies.** Si un día se te olvida anotar lo que comiste o las actividades físicas que realizaste, no te preocupes. Haz un estimado del día y luego enmienda el rumbo; sólo no permitas que el olvido se convierta en rutina.

+ **Ponte recordatorios.** Si a veces se te olvida anotar las cosas, ponte recordatorios regulares. Puede ser un correo electrónico preconfigurado o una alarma en el celular o la computadora que suene a ciertas horas del día.

+ **No te compliques.** El sistema para llevar este registro no debe ser complicado; lo más importante es que registres información clave que te permita determinar si estás cumpliendo tus metas y alcanzando tus objetivos.

+ **Hazlo de inmediato.** Es más probable que tus registros sean precisos si elaboras la bitácora de lo que comiste o del ejercicio que realizaste justo después de hacerlo. ✚ Monitorear

Comienza a llevar registro

No existe una fórmula universal; al final, se trata de encontrar lo que mejor te funcione. Durante las primeras semanas de la fase *¡Vívelo!*, tal vez te resulte más útil llevar registro de absolutamente todo lo que comes y de toda la actividad física que realizas.

Otra buena opción, sobre todo si ya te has acostumbrado, es que sólo lleves registro de los objetivos y las metas que te has planteado esa semana. Por consiguiente, si crees que estás consumiendo suficientes porciones diarias de frutas y verduras, pero quieres reducir tu consumo de dulces, podrías sólo enfocarte en llevar el registro de los dulces que comes a diario. Sin importar lo que decidas, recuerda ser honesto. Cuanto más precisos sean tus registros, más útiles te resultarán.

Lleva un registro diario de lo que comes

La gente que acostumbra hacer una bitácora de lo que ingiere tiende a perder más peso. Por eso, aunque llevar una bitácora diaria de lo que comes requiere cierto compromiso, la realidad es que vale mucho la pena hacerlo.

Sigue estos consejos:

+ **Registra las cantidades.** Además de anotar lo que comes, incluye también las cantidades que consumiste;

La plataforma digital de la dieta Mayo Clinic te permite llevar el registro de las raciones que comes, de tus actividades físicas y de tu peso, así como planear tus comidas y familiarizarte con los tamaños de las porciones.

por ejemplo, una taza de fruta o 120 gramos de salmón. A veces tendrás que hacer estimaciones.

+ **Registra las raciones.** Calcula lo que comes con ayuda de las raciones de los grupos alimenticios de la pirámide de peso saludable de Mayo Clinic (ver páginas 204-217). De este modo sabrás si estás logrando tus objetivos de raciones diarias. En muchos casos, quizá tengas que separar los entremeses y las guarniciones en distintos grupos alimenticios (ver páginas 208-229). Por ejemplo, un sándwich de verduras con pan integral puede contener dos raciones del grupo de verduras y dos del grupo de carbohidratos.

+ **Anota la hora.** Cuando realices el registro de lo que comiste, anota también a qué hora o en qué momento del día lo hiciste. Esto te ayudará a conocer tus patrones alimenticios a lo largo del día.

+ **No olvides las bebidas ni los refrigerios.** Lleva registro de absolutamente todo lo que te lleves a la boca, así sea un puñado de papas fritas, un trozo de chocolate o una taza de café. Esto incluye cualquier cosa que pruebes o bebas mientras cocinas.

+ **Incluye cualquier cosa adicional.** Asegúrate de anotar los ingredientes que acompañen ciertos alimentos; por ejemplo, mantequilla, salsa, cátsup, queso gratinado o aderezo de ensalada.

+ **Incluye otros detalles.** A algunas personas les resulta útil incluir detalles adicionales en el registro. Si crees que puede serte útil, antes de comer haz un registro de tus grados de apetito en una escala del 1 al 10. Además, podrías tomar nota de tu estado de ánimo [estresado, relajado, feliz o enojado]. Existen quienes anotan dónde y con quién comieron.

Más que un registro alimenticio, a este tipo de bitácora se le conoce como diario de alimentos, e incluir detalles adicionales puede brindarnos información importante que no siempre tomamos en cuenta.

Quizá descubras que acostumbras comer cuando te estresas, que comes de más cuando pasas el rato cerca de la cocina o que siempre tomas un refrigerio vespertino, aunque no tengas hambre.

Lleva un registro diario de tus actividades físicas

También es igual de importante llevar un registro del ejercicio físico que haces a diario. Las investigaciones demuestran que la gente que usa un registro de sus actividades físicas tiene menos dificultades para mantenerse activa, se

---

De calorías a porciones

Habrá veces en las que tengas disponible la información de cuántas calorías tiene cierto alimento, pero que sea difícil deconstruirlo para determinar las porciones individuales de cada grupo alimenticio. En estos casos, convierte las calorías a porciones del grupo alimenticio al que más se acerque.

Por ejemplo, si comes una barra de granola que contiene varios ingredientes y aporta 150 calorías, regístrala como dos porciones de carbohidratos. La porción de carbohidratos es de 70 calorías, de modo que 150 calorías son más o menos equivalentes a dos porciones.

---

ejercita con más frecuencia y pierde de manera significativa más peso. He aquí algunos consejos para llevar una bitácora de cuánto te mueves: ✚ Monitorear

+ **Registra todo tipo de actividad.** Además de incluir actividades estructuradas, como caminatas y entrenamientos aeróbicos, anota cualquier otra actividad que implique movimiento corporal. Pueden ser actividades recreativas, como jugar a la pelota, o quehaceres domésticos, como limpiar la casa, lavar el auto o quitar las hierbas del jardín.

+ **Registra el tiempo y la distancia.** Anota durante cuánto tiempo llevaste a cabo la actividad. También puedes tener registro de la distancia que caminaste, trotaste o recorriste en bicicleta. En el caso de actividades más ligeras no las incluyas si las realizaste durante menos de cinco minutos. No obstante, si fue algo más demandante, como hacer sentadillas, lagartijas o subir escaleras, vale la pena registrarlas, aunque te hayan tomado apenas unos cuantos minutos.

+ **Fíjate en la intensidad.** Una forma de medir la intensidad es prestándole atención a cómo te sientes al hacer la actividad. ¿Qué tanto se acelera tu respiración? ¿Sientes cansados los músculos? Además, puedes medir tu frecuencia cardiaca, ya sea contando de modo manual las pulsaciones por minuto o usando un monitor de frecuencia cardiaca. En términos generales, cuanto mayor sea tu frecuencia cardiaca, mayor será el nivel de intensidad.

+ **No te excedas.** A veces, cuando vemos espacios en blanco en la bitácora de actividades, nos sentimos tentados a llenarlos cuanto antes. Pero más no siempre es sinónimo de mejor. Si te obligas a esforzarte de más, te arriesgas a sufrir una lesión o a agotarte tanto que tal vez no quieras seguir realizando la actividad.

+ **Incluye otros detalles.** Si te gusta escribir y no te resulta intimidante, anota 1 o 2 cosas positivas que hayas experimentado durante o después de la actividad, o incluso detalles sobre cómo realizarla mejor.

Lleva un registro regular de tu peso

Pésate de forma regular y anota los resultados. ✚ Monitorear Tú decides con cuánta frecuencia subirte a la báscula; hay quienes prefieren hacerlo a diario, pero también quienes lo realizan cada 3 o 4 días, o sólo una vez a la semana. Siempre y cuando lo hagas de forma regular, puede contribuir a tu plan para bajar de peso.

No te obsesiones con pequeños incrementos o disminuciones de peso. Los valores de fluidos corporales fluctúan y cambian con rapidez, lo que hace que el peso también cambie de un día a otro. Estas fluctuaciones no son un reflejo de los verdaderos cambios ni de la auténtica pérdida de grasa corporal, la cual ocurre mucho más despacio. En vez de eso, enfócate en las tendencias que surjan con el paso del tiempo.

Si usas la plataforma digital de la dieta Mayo Clinic puedes registrar incluso cómo te sientes al momento de pesarte, ya sea eligiendo un emoji o subiendo una foto. Llevar un diario fotográfico también es motivador, ya que te permite hacer una comparación y ver con claridad cómo va cambiando tu cuerpo.

Además, puedes medir la circunferencia de tu cintura cada cierto número de semanas, pues esta cifra también te indicará si estás progresando y cumpliendo con tus objetivos de pérdida de peso.

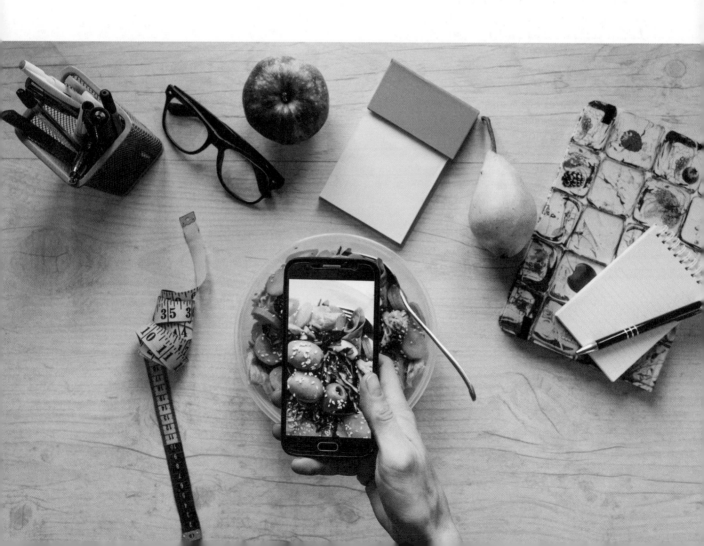

Valora tu progreso

Una de las ventajas de llevar un registro diario es que te permite observar cuáles son tus fortalezas y qué aspectos puedes mejorar.

Al evaluar tus bitácoras, toma en cuenta los siguientes consejos:

+ **Apóyate en los éxitos.** Cuando alcances una meta, dedica un momento a celebrarlo. Luego, aprovecha ese logro para elevar modestamente tus metas.
+ **Diseña estrategias.** Si no alcanzaste una de tus metas semanales, enfócate en solucionar los posibles problemas. ¿Qué te impidió alcanzar la meta? ¿Es algo que puedes modificar? Consulta la "Guía de acción" (páginas 194-203), en donde encontrarás estrategias para superar baches comunes.
+ **Identifica los detonantes.** Analiza tus bitácoras semanales en busca de tendencias de las que tal vez no seas consciente. ¿Tus hábitos alimenticios empeoran en el fin de semana? ¿Consumes más refrigerios a ciertas horas del día? Tener conciencia de estos patrones te ayudará a diseñar nuevas estrategias.

TRASCENDER DEL REGISTRO AL MONITOREO

Tú decides cuánto tiempo llevarás registro de lo que comes y de las actividades físicas que realices. Si después de varias semanas te das cuenta de que hacerlo es más estorboso que útil, es válido dejar de hacerlo. Sin embargo, si llevar estos registros diarios sigue siendo fuente de motivación, síguelo haciendo. El principal objetivo es desarrollar nuevos hábitos saludables que te permitan alcanzar tus metas sin necesidad de llevar un registro detallado.

Una vez que dejes el registro, es buena idea monitorear con regularidad cómo te encuentras. Para ello, por ejemplo, puedes llevar una bitácora de alimentos y actividad física un solo día de la semana.

Si al hacerlo te das cuenta de que sigues por el buen camino, puedes reducir la frecuencia del monitoreo y hacerlo cada quince días o una vez al mes. Este tipo de monitoreo contribuirá a que seas consciente de lo que haces, te servirá como mecanismo de rendición de cuentas y te alertará si surgen cambios dignos de tu atención. Si de pronto pierdes el rumbo de una meta específica, puedes volver a llevar registros detallados hasta que retomes el camino.

CAPÍTULO 12

Busca apoyo

Los estudios demuestran que el apoyo social es parte esencial de cualquier cambio en el estilo de vida, incluida la pérdida de peso. La gente que tiene el apoyo de otros (ya sean familiares, amigos, colegas, profesionales sanitarios o personas que están intentando hacer cambios similares) es más propensa a perder peso y no recuperarlo.

Si eres como muchas otras personas, tal vez dudes de contarles a tus familiares, amigos y colegas que estás intentando bajar de peso. De hecho, quizás incluso te avergüence hacerlo. ¡Y es comprensible! La decisión de tomar una dieta es muy personal, y no a todos nos gusta compartir ese tipo de detalles sobre nuestra vida privada.

A lo mejor durante tu infancia te molestaron por tu peso o te hicieron creer que tu valor personal dependía de qué tanto pesaras. Ahora, en tu adultez, es posible que hayas encontrado individuos que duden de tu determinación, que cuestionen tus planes para perder peso o que saboteen tus intentos por hacerlo. Por consiguiente, ¿por qué habrías de contárselo?

Haber tenido malas experiencias puede ser intimidante, pero esto no significa que debas hacerlo por tu cuenta. Las investigaciones han demostrado que es más factible que tengas éxito si cuentas con el apoyo de otras personas. Por eso en este capítulo te damos sugerencias para que construyas un equipo de gente que te anime, te apoye respecto a lo emocional y te ofrezca estrategias y consejos prácticos que te ayuden a mejorar tu salud.

AUMENTA LAS PROBABILIDADES

Recibir apoyo y orientación de parte de otros es fundamental para alcanzar un peso saludable y mantenerlo. Es muy común que la gente crea que el sobrepeso es una especie de fracaso personal que se debe enfrentar y resolver en solitario. Pero, como ocurre en muchos aspectos de la vida, el tipo adecuado de apoyo nos hace sentirnos más motivados y eleva las probabilidades de que tengamos éxito.

Si estás decidido a cambiar tu estilo de vida y a bajar de peso, existen varias formas de recibir apoyo y orientación, y hacer una autoevaluación te permitirá determinar cuáles son las apropiadas para ti.

Contestar las siguientes preguntas te permitirá decidir qué tipo de apoyo es el más adecuado para ti:

+ ¿Preferirías tener un entrenador personal o participar en una clase o grupo?
+ ¿Te sientes más motivado cuando ejercitas de forma personalizada o como parte de un grupo?
+ ¿Las competencias grupales te inspiran o te abruman?
+ ¿Es más probable que te involucres si la orientación ocurre en un entorno virtual o presencial?
+ ¿Es más probable que te ejercites si lo haces con un amigo o si te inscribes a una clase?

+ ¿Tienes familiares o amigos que quieran hacer los mismos cambios de estilo de vida que tú?

Reclutar el apoyo de otros puede traer consigo muchos beneficios. En primer lugar, refuerza la idea de que tus objetivos merecen la pena el esfuerzo, tanto el tuyo como el de quienes te ayudarán. En segundo lugar, permite establecer una mejor estructura de rendición de cuentas, ya que te estás rindiendo cuentas a ti mismo al rendírselas a otros. Y, en tercer lugar, permite formar una comunidad que te respalde y apoye.

La decisión de perder peso no se toma una sola vez; es un compromiso que se realiza a diario, a veces a cada hora del día. Y habrá ocasiones en las que necesites algo de fuerza adicional. En los momentos de duda en los que un pastelito parezca la respuesta (y tal vez el colega que todos los viernes lleva una caja de donas a la oficina no sea el mejor aliado), llamar a un amigo puede ayudarte a no caer en la tentación.

Incluso tener a otras personas contigo hará que el camino sea más disfrutable y hasta divertido.

PIDE AYUDA

Quizás hayas tenido malas experiencias que hagan que pedir ayuda te resulte incómodo o hasta aterrador. Sin embargo, la creación de una red de apoyo permite cosechar recompensas muy poderosas, en especial cuando nos enfrentamos con los inevitables baches en el camino.

Las investigaciones y las experiencias clínicas demuestran que quienes están intentando bajar de peso experimentan triunfos, fracasos, subidas, momentos de desánimo y cualquier sentimiento intermedio. Por ende, tener un equipo de gente que te apoye te ayudará a no desviarte del camino a pesar de las dificultades y los desafíos.

Es probable que algunos de los integrantes de tu equipo sean personas cercanas, como tu pareja o mejores amigos. Otros a lo mejor vengan de lugares inesperados, como el colega del trabajo que quiere ser una persona más activa o un familiar lejano que también quiere tener un estilo de vida más saludable.

Apoyo emocional vs. apoyo práctico

Mientras decides quiénes son las personas que más pueden ayudarte, piensa en los distintos tipos de apoyo que necesitarás. El tipo de apoyo más útil suele ser de dos tipos: emocional y práctico. Si te comiste tres galletas y quieres desahogarte con alguien sin sentir que te juzgan, lo que requieres es apoyo emocional. Si buscas a alguien con quien salir a caminar todas las tardes después de la merienda, lo que necesitas es apoyo práctico.

Hay personas que brindan ambos tipos de apoyo, aunque lo más común es que haya quienes sean mejores para uno que para el otro, lo cual no tiene nada de malo. Se trata de crear un equipo y, como ocurre con cualquier equipo, cada uno desempeña una función diferente.

Crea tu propio equipo

Tener un pequeño equipo de apoyo te brindará distintos tipos de respaldo e impedirá que una de esas personas se canse demasiado. Ahora bien, ¿cómo pides ayuda a tu pareja, familiares, amigos o colegas?

A continuación, encontrarás algunos consejos para llevarlo a cabo.

+ **Haz una lluvia de ideas.** Realiza una lista de todas las personas que crees que puedan apoyarte. Pueden ser familiares, amigos, colegas, vecinos o cualquier otra persona con la que tengas contacto. No descartes a nadie.
+ **Divide en categorías.** Determina quién es mejor para brindar apoyo emocional y quién para brindarte apoyo práctico. Quizá tu esposo sea el indicado para mantener la cocina llena de frutas y verduras, pero tal vez tu mejor amiga sea la persona ideal con la cual hablar cuando necesites motivación.
+ **Delega.** Una vez que identifiques posibles fuentes de apoyo, piensa en las formas específicas en las que cada persona puede ayudarte. A lo mejor el vecino que tiene perros acceda a caminar contigo todos los sábados por la mañana. O tal vez tu hermana es tan buena buscando en internet que podría mandarte las mejores recetas bajas en calorías que encuentre.
+ **Pídeles que te apoyen.** Una vez que tengas claro a quién quieres tener en tu equipo, acércate a ellos y pregúntales si estarían dispuestos a apoyarte a bajar de peso. Respeta sus decisiones.
+ **Sé agradecido.** Durante el proceso de pérdida de peso, asegúrate de darles las gracias a quienes se han comprometido a ayudarte. La gente aprecia mucho que le digan palabras como "Muchas gracias por escucharme" o "Muchas gracias por salir a caminar conmigo". La mayoría de las personas no expresamos nuestra gratitud con la frecuencia con la que deberíamos.

RECLUTA A TU FAMILIA

Al intentar bajar de peso, tal vez descubras que tus familiares están dispuestos a acompañarte, ya que ellos también se beneficiarán de comer mejor y de salir a caminar o a andar en bicicleta. Este tipo de apoyo puede ser muy benéfico.

Ahora bien, ¿qué pasa cuando nuestros seres queridos más cercanos no nos brindan este tipo de apoyo? ¿Qué pasa si nuestra pareja no quiere hacer este tipo de cambios en su estilo de vida, o si nuestra madre insiste en que comamos el postre que nos hizo, o si nuestros hijos resienten que de pronto ya no haya refrigerios en casa? Saber cómo lidiar con estos problemas relacionales nos ayudará a tener éxito a largo plazo.

Para obtener el apoyo de tus familiares, sigue estos consejos al hablar con ellos:

+ **Bríndales reafirmación.** A veces ocurre que nuestra pareja se siente amenazada cuando empezamos a bajar de peso y a vernos más delgados. Recuérdales a tus seres queridos que, aunque estés cambiando tu estilo de vida, lo que sientes por ellos no ha cambiado.
+ **Expresa tus emociones.** Así como reconoces las emociones de tus seres queridos, es importante que les hagas saber si algo de lo que hacen está afectándote a nivel emocional. Diles qué cosas te ayudan y cuáles no, y conversa con ellos sobre cuáles son las mejores formas en las que pueden apoyarte.
+ **Busquen un punto intermedio.** Quizá tu familia se sienta abrumada por los cambios que estás haciendo en casa, sobre todo si le afectan de modo directo porque estás cocinando cosas distintas, llenando la alacena de alimentos diferentes y ejercitándote más. Para ellos podrían ser cambios sustanciales, así que traten de buscar puntos intermedios. En lugar de eliminar todas las botanas, tal vez podrían evitar las que sean más tentadoras para ti, o podrías pedirles a los demás que guarden sus botanas en algún lugar donde tú no las veas.
+ **Busquen divertirse.** Hagan una lista de actividades recreativas que puedan hacer juntos y que sean divertidas para todos. Luego, agéndenlas. Todos se beneficiarán de llevar a cabo actividades físicas que además les permitan reforzar los lazos familiares. Algunos ejemplos pueden ser actividades como salir a caminar, hacer senderismo o andar en bicicleta.
+ **Sigan hablando del tema.** Sigan discutiendo cualquier inquietud que tengan y procuren mantener

cierta apertura. Estén dispuestos a resolver los problemas juntos y a enfrentar en equipo las dificultades o frustraciones que se presenten. Como ya dijimos, procura expresar tu gratitud cuando tus familiares te apoyen.

+ **Busca ayuda.** Si algunas dinámicas familiares te resultan problemáticas, busca el apoyo emocional de otras personas de tu equipo o incluso de un grupo de apoyo. Esta gente podrá ayudarte a contrarrestar las tentaciones o los mensajes negativos que estés enfrentando.

OTROS TIPOS DE APOYO

Cuando queremos bajar de peso, podemos contar con cuatro principales fuentes de apoyo, cada una de las cuales desempeña una función primordial:

+ Tu cónyuge o pareja
+ Tus familiares y amigos
+ Algún proveedor de servicios de salud
+ Un grupo de apoyo

Ya hemos hablado de cómo reclutar a tus familiares, amigos y pareja, pero las otras dos fuentes de apoyo son igual de importantes: la ayuda que se obtiene de proveedores de servicios de salud y el de grupos de apoyo. Ampliar tu red para que incluya estas otras dos fuentes aumentará tus probabilidades de éxito.

Apoyo de un proveedor de servicios de salud

Es conveniente contar con el apoyo de un proveedor de servicios sanitarios. Para ello, piensa con qué tipo de persona te sentirías más cómodo expresando tus dudas o inquietudes con respecto a la pérdida de peso, o quién te ha ayudado antes en este ámbito. Quizá sea tu médico de cabecera, una enfermera, un psicólogo, un nutricionista o alguien más a quien consultes de forma regular u ocasional.

Cómo pueden ayudarte los demás

Tal vez no sepas cómo responder si tus familiares o amigos te preguntan cómo pueden ayudarte, o quizás incluso no estés acostumbrado a recibir ayuda, pero aquí encontrarás ejemplos de lo que otras personas pueden hacer para ayudarte a triunfar.

Apoyo emocional	Apoyo práctico
Buscarte una vez a la semana para preguntarte cómo vas.	Resguardar o sacar de la casa los alimentos poco saludables.
No juzgarte y acompañarte cuando estés teniendo un mal día.	Ayudarte con las compras, la preparación de las comidas y la cocina.
Darte retroalimentación e impulsos positivos.	Impulsarte a comer frutas, verduras y otros alimentos saludables.
Estar dispuestos a escucharte cada vez que necesites una distracción o alguien con quien hablar.	Acompañarte a caminar, ejercitarte o hacer otras actividades que ambos disfruten.

Encontrar un compañero de ejercicio

Una de las mejores estrategias para mantenerte motivado y alcanzar tus metas de pérdida de peso es hacer equipo con un compañero de ejercicio confiable. Saber que alguien más está contando con tu presencia para llevar a cabo una actividad te impulsará a hacerla a pesar de sentirte perezoso o poco motivado. Asimismo, un compañero de ejercicio es alguien con quien puedes conversar mientras se ejercitan, lo que hará que la experiencia sea más disfrutable.

Para encontrar un buen compañero de ejercicio, toma en cuenta los siguientes puntos:

Compañía: tu compañero de ejercicio será alguien con quien pasarás mucho tiempo. No tiene que ser tu mejor amigo, ni tampoco un amigo cercano o un pariente. Basta con que sea alguien con quien disfrutes pasar algo de tiempo.

Compromiso: busca a alguien que tenga la motivación de mantenerse activo. Quieres que sea alguien que te impulse a activarte cuando estás acomodado en el sofá y que sepa que tú harás lo mismo por él.

Objetivos: es importante que sea alguien con objetivos e intereses parecidos a los tuyos, pues eso ayudará a que decidan qué tipo de actividades físicas quieren realizar y cuánto tiempo le dedicarán a hacerlas.

Comodidad: tu compañero de ejercicio debe hacerte sentir cómodo, no inseguro. No pasa nada si tienen niveles de condición física diferentes; de hecho, ejercitarte con alguien que está más en forma que tú puede ser motivador. Pero, si crees que empezarás a compararte con esa persona de forma negativa, quizá no sea la indicada para ti.

Aunque sólo consultes a esta persona una vez al año, el apoyo de un proveedor de servicios de salud puede ser muy útil, pues saber que cuentas con sus consejos especializados te brindará confianza e impedirá que te desvíes del camino.

Esta persona también puede orientarte con respecto a otros cambios positivos en tu salud. Por ejemplo, que te digan que tus concentraciones de colesterol disminuyeron veinte puntos puede resultar tan motivador como bajar de peso.

Grupos de apoyo

Es muy importante compartir historias e ideas con personas que están pasando por lo mismo que nosotros y que también están intentando cambiar su estilo de vida y bajar de peso. Conversar con gente que sabe con exactitud lo que nos está pasando no tiene comparación.

Por esta razón, los grupos de apoyo son parte elemental de nuestra red de ayuda. Sin embargo, es crucial elegir el grupo adecuado. En internet hay múltiples salas de chat o grupos de apoyo, pero no en todos se brinda la mejor información o incluso existen algunos que promueven programas que no son benéficos ni adecuados.

Busca un grupo coordinado por un profesional sanitario que brinde recomendaciones médicas con sustento científico, y que se reúna de forma regular (por ejemplo, una vez a la semana). Para encontrar un grupo que cumpla con estas condiciones, sigue estos consejos:

+ **Pregúntale a tu médico.** Es posible que tu doctor conozca grupos de apoyo para perder peso que se reúnan en una clínica o centro comunitario de la localidad.
+ **Llama al hospital de tu comunidad.** En muchos hospitales se ofrecen reuniones regulares y sesiones informativas para personas que quieren bajar de peso.
+ **Pregunta en tu lugar de trabajo.** Algunos lugares de trabajo patrocinan grupos de manejo de peso corporal lidereado por profesionales. Averigua si tu lugar de trabajo es uno de ellos.
+ **Pregunta en el gimnasio.** Algunos centros de acondicionamiento físico ofrecen clases de nutrición y salud a sus miembros.

Si no puedes participar en un grupo coordinado por un profesional, podrías iniciar tu propio grupo de apoyo virtual que incluya, por ejemplo, a unos cuantos colegas del trabajo que también quieren bajar de peso. Podrían incluso crear una lista de correos en la que participen todos; compartan dudas, ideas y recetas; y ayuden a algún integrante que esté pasando un mal día.

SÉ TU FAN NÚMERO 1

A veces, cuando nos enfocamos en crear y mantener nuestra red de apoyo, se nos olvida que nuestra principal fuente de apoyo somos nosotros mismos. Cree en ti mismo y trátate con la misma compasión y generosidad que buscas en otros.

No te recrimines si de pronto las cosas no salen bien, pues todos tenemos días malos. La clave está en aprender de los errores sin obsesionarnos con ellos. Recuerda que eres humano y que puedes aprender de tus errores, a sabiendas de que mañana será un mejor día. Es importante mantener una actitud positiva. Si de pronto te sientes atrapado por tus pensamientos negativos, trata de cambiarlos por ideas positivas. Convierte el mensaje de "no lo lograré" en el de "no me rendiré".

Únete a la comunidad de miembros de la dieta Mayo Clinic

La comunidad de miembros de la dieta Mayo Clinic es un grupo de Facebook privado con el cual podrás relacionarte con otras personas que estén siguiendo el programa. Puedes compartir tus experiencias, brindar consejos, inspirar a otros y aprender cosas nuevas.

Es un lugar de motivación positiva creado para que aprendas de otros y te vincules con personas que están pasando por lo mismo que tú.

Parte
1

Parte
2

Parte
3

⌄

Todo lo demás

¡Piérdelo! y *¡Vívelo!* son las partes activas de la dieta Mayo Clinic. En esta tercera parte encontrarás información de apoyo importante.

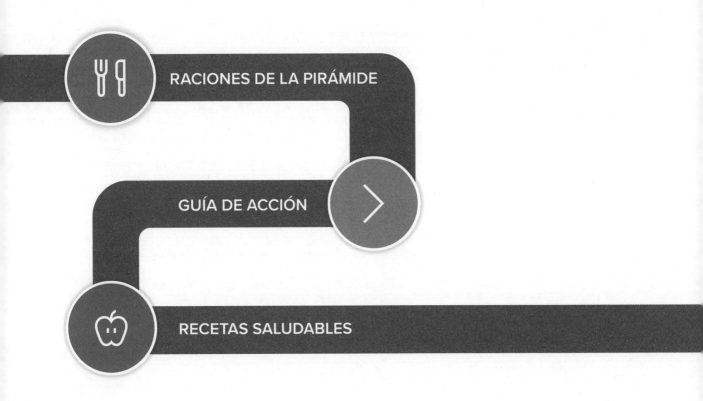

RACIONES DE LA PIRÁMIDE

GUÍA DE ACCIÓN

RECETAS SALUDABLES

¿Cuál es tu peso saludable?

¿Cuánto deberías pesar? No es una pregunta fácil de responder, pues no existen respuestas universales. El peso adecuado para ti sólo será ideal para ti, y para determinarlo se deben tomar en cuenta algunos factores (incluyendo, entre otros, cuánto quieres pesar). Además, tu estado de salud es parte esencial de la ecuación. En este capítulo podrás valorar estos distintos factores.

Ya sabes que *quieres* bajar de peso, pero ¿en realidad *necesitas* hacerlo?

Quizá pienses: "¡Mírame nada más! ¿No es obvio?".

Tal vez sí. Pero a lo mejor no.

Sin duda, la apariencia es uno de los factores que influyen en la decisión de cuál es el peso ideal para cada uno de nosotros, pues la forma en que nos vemos configura también nuestra imagen personal, lo que a su vez puede afectar nuestra salud mental. La apariencia es un factor válido, siempre y cuando mantengamos las cosas en perspectiva.

Dejemos temporalmente de lado cómo nos observamos en el espejo (o en traje de baño) y enfoquémonos en otro factor crucial: nuestro estado de salud en general.

Alcanzar un peso que sea bueno para nuestra salud (aquello que llamamos *peso saludable*) puede reducir el riesgo de desarrollar diversas enfermedades, ayudarnos a vivir más tiempo y hacernos sentir mejor. ¡Ah, y además puede mejorar cómo nos sentimos con respecto a nuestra apariencia!

¿CUÁL ES UN PESO SALUDABLE?

En pocas palabras, un peso saludable equivale a tener la cantidad adecuada de grasa corporal en relación con tu masa corporal total. Es el peso que te permite sentirte lleno de energía, reduce los riesgos de desarrollar algunas enfermedades, previene el envejecimiento prematuro (incluido el desgaste articular causado por el exceso de peso) y mejora tu calidad de vida.

Si te pesas, sabrás cuál es tu peso total (incluyendo el peso de tus huesos, músculos y fluidos), pero no sabrás cuánto de ese peso es grasa. La báscula tampoco nos dice en dónde está acumulada esta grasa. Y esos dos factores son mucho más importantes que el peso por sí solo para determinar cuántos riesgos a la salud enfrentas.

Entonces, ¿cómo sabes si tienes un peso saludable? Si bien no existen estándares objetivos sobre qué peso "se ve bien", sí existen estándares sobre lo que determina un peso saludable.

El método más preciso de determinar cuánta grasa corporal tienes es realizarte un análisis de grasa corporal. Para ello, es necesario emplear un método de estimación profesional y confiable, como pesar a alguien bajo el agua o usar un procedimiento de rayos X llamado absorciometría con rayos X de doble energía. Ambos son costosos y bastante complicados. Por fortuna, existe un proceso más generalizado, llamado análisis de bioimpedancia eléctrica, pero su precisión es variable.

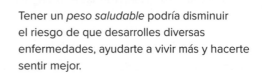

Tener un *peso saludable* podría disminuir el riesgo de que desarrolles diversas enfermedades, ayudarte a vivir más y hacerte sentir mejor.

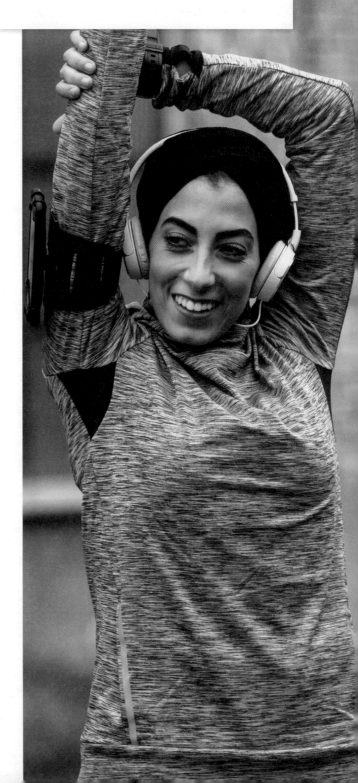

La forma más simple de determinar si tienes un peso saludable es a través del método triple de los Institutos Nacionales de Salud de Estados Unidos, el cual comprende:

+ Tu índice de masa corporal (IMC)
+ La circunferencia de tu cintura
+ Tu historial médico personal

Índice de masa corporal (IMC)

El IMC es una herramienta que muestra el estatus de tu peso corporal (ver la página 129). Este cálculo matemático toma en cuenta tanto tu peso como tu estatura. Aunque el IMC no distingue entre músculo y grasa, refleja mejor las medidas de grasa corporal que el peso corporal total por sí solo.

Aunque el IMC tiende a correlacionarse con la grasa corporal en la mayor parte de los casos, no siempre es una correlación precisa. Algunas personas tienen un IMC elevado, pero relativamente poca grasa corporal. Por ejemplo, un atleta que mida 1.90 m y pese 103 kg tendrá un IMC de 29, el cual está muy por encima de la clasificación de peso saludable. Sin embargo, no sería una persona con sobrepeso, pues el entrenamiento ha hecho que la mayor parte de su peso sea de masa muscular magra.

En ese mismo sentido, hay quienes tienen un IMC en el rango "saludable", pero tienen un porcentaje grande de grasa corporal. No obstante, en la mayor parte de los casos el IMC provee una aproximación bastante precisa de los riesgos de salud en relación con el peso corporal.

Medición de la cintura

En muchas de las afecciones relacionadas al sobrepeso (como la hipertensión, las concentraciones alteradas de lípidos, las cardiopatías, los accidentes cerebrovasculares, la diabetes y ciertos tipos de cáncer) influye también el lugar en donde está ubicada la grasa corporal.

La distribución de la grasa corporal se puede describir como cuerpos en forma de manzana o pera. Si llevas la mayor parte de la grasa alrededor de la cintura o en el tren superior, se dice que tienes forma de manzana. Si la mayor parte de la grasa la acumulas en las caderas, los muslos y el tren inferior, se dice que tienes forma de pera.

En términos generales, cuando de salud se trata, es mejor tener forma de pera que de manzana. Si tienes forma de manzana, eso significa que llevas la grasa corporal alrededor de los órganos abdominales. Este tipo de grasa, conocida como grasa visceral, eleva el riesgo de desarrollar ciertas enfermedades. Si tienes forma de pera, en cambio, tu riesgo no es tan elevado.

Para determinar si presentas demasiada grasa en la parte media del cuerpo, mídete la cintura. Localiza el punto más alto del hueso de la cadera de ambos lados y toma una medida horizontal alrededor del cuerpo justo por encima de estos puntos. Si la medida sobrepasa los 101 cm en hombres y los 89 cm en mujeres, eso muestra que tienes forma de manzana y que tu riesgo de desarrollar enfermedades metabólicas es mayor. La tabla de la página 130 te ayudará a determinar si debe preocuparte el tamaño de tu cintura.

Aunque el rango de 101 y 89 cm es una referencia útil, no tiene nada de especial. Lo más importante es que sepas que, cuanto más grande sea tu cintura, mayor será tu riesgo de desarrollar enfermedades.

Historial clínico

El IMC y el tamaño de la cintura no esbozan por sí solos el estatus de tu peso corporal. Para ello, también se necesita hacer un análisis completo de tu historial clínico. Al hablar con tu médico sobre tu peso, toma en cuenta los siguientes factores:

+ **¿Tienes antecedentes familiares de obesidad, cardiopatías, diabetes, hipertensión o apnea del sueño?** Esto puede implicar que tu riesgo es mayor.
+ **¿Has subido de peso de forma considerable desde el bachillerato?** Incluso si tu IMC está en el rango saludable podrías tener más riesgo de padecer una afección vinculada al peso corporal si has subido más de cinco kilos desde entonces.
+ **¿Tienes alguna enfermedad, como hipertensión o diabetes tipo 2, que mejoraría si bajaras de peso?**
+ **¿Fumas o realizas poca actividad física?** Estos factores elevan el riesgo que conlleva el sobrepeso.

Mientras que el IMC y la circunferencia de la cintura son instantáneas de tu peso corporal, tu historial clínico ayudará a revelar si tienes riesgo de tener sobrepeso o de desarrollar enfermedades relacionadas con el peso corporal.

¿Cuál es tu peso saludable?

Si según el IMC no tienes sobrepeso, no tienes demasiado peso alrededor de la cintura y contestaste que no a todas las preguntas sobre tu historial clínico, quizá no vaya a repercutir mucho en tu salud que bajes de peso. (Aunque puedes mejorarla por medio de una dieta saludable y actividad física.)

Si tienes un IMC entre 25 y 30, o la circunferencia de tu cintura excede las cifras saludables y además contestaste

¿Cuál es tu IMC?

Para determinar cuál es tu IMC, busca tu estatura en la columna de la izquierda y sigue la fila hasta llegar al peso más cercano al tuyo. Luego fíjate en la parte superior de la columna para conocer tu IMC aproximado. Incluso puedes usar la siguiente fórmula:

$$IMC = peso\ (kg) / [estatura\ (m)]^2$$

Es decir, divide tu peso en kilogramos entre el cuadrado de tu estatura en metros. Por ejemplo, si pesas 122 kg y mides 1.72 m, tu IMC será de 41.

IMC	Sano		Sobrepeso					Obeso				
	19	24	25	26	27	28	29	30	35	40	45	50
Altura					Peso en kilogramos							
1.47	41	52	54	56	58	60	62	65	76	87	98	108
1.50	43	54	56	58	60	62	65	67	78	90	101	112
1.52	44	56	58	60	62	65	67	69	81	93	104	115
1.55	45	58	59	62	65	67	69	72	84	96	108	120
1.57	47	59	61	63	67	69	72	74	87	99	112	124
1.60	48	61	63	67	69	72	74	77	89	102	115	128
1.62	50	63	66	68	71	74	77	79	93	105	119	132
1.65	52	65	68	71	74	77	79	82	95	109	122	136
1.68	53	67	70	73	76	79	82	84	98	112	126	140
1.70	55	69	72	75	78	81	84	87	101	116	130	145
1.73	57	72	74	78	80	83	86	89	104	119	134	149
1.75	58	74	77	80	83	86	89	92	107	122	138	153
1.78	60	76	79	82	85	88	92	95	110	126	142	158
1.80	62	78	80	84	88	91	94	98	113	130	146	162
1.83	63	80	83	87	90	93	97	100	117	133	150	167
1.85	65	82	86	89	93	96	99	103	120	137	154	171
1.88	67	84	88	92	96	99	102	106	123	141	159	176
1.90	69	87	91	94	98	102	105	109	127	145	163	181
1.93	71	89	93	97	100	104	108	112	130	149	167	186

Basado en *Circulation*, 2014: 129 (suplemento 2): p. S102; NHBLI Obesity Expert Panel, 2013.
* Las personas de origen asiático con IMC de 23 o superior tienen un mayor riesgo de desarrollar problemas de salud.

que sí a una o más de las preguntas sobre tu historial clínico, es probable que puedas beneficiarte de perder unos cuantos kilos. Consulta con tu médico antes de iniciar un protocolo de pérdida de peso. Si tu IMC es de 30 o más, se te considera obeso. Perder peso debería mejorar tu salud y disminuir tu riesgo de desarrollar enfermedades relacionadas con el peso corporal.

Ahora bien, si según este análisis tu peso es saludable pero no estás satisfecho con tu apariencia personal, es importante que reflexiones al respecto. Si tu IMC está en la parte intermedia o superior del rango saludable, quizá no represente un gran riesgo que pierdas algo de peso. Pero si estás en el rango inferior y perder peso te llevaría a la categoría de peso bajo (un IMC menor a 18.5), entonces perder unos cuantos kilos representaría un riesgo para tu salud.

¿POR QUÉ TENGO SOBREPESO?

La respuesta más sencilla es porque consumes más calorías de las que quemas a través de la actividad física. Es una ecuación matemática simple en la que pueden influir diversos factores.

+ **Estilo de vida.** Ingerir alimentos hipercalóricos, comer porciones grandes, tener un empleo sedentario, no ejercitarte y emplear dispositivos que faciliten el trabajo influyen en que subas de peso.
+ **Factores genéticos.** Existe evidencia de que algunas familias son obesas por cuestiones genéticas, pero no está del todo claro cuál es la función que desempeñan los genes en la obesidad. Hay científicos que

¿Tu salud está en riesgo?

Si tu IMC es menor a 18.5, habla con tu médico. Podrías estar en riesgo de tener condiciones vinculadas con un peso corporal bajo. Un IMC de entre 18.5 y 24.9 se considera un rango saludable. Sin embargo, las personas de origen asiático con un IMC igual o mayor a 23 pueden tener un mayor riesgo de desarrollar problemas de salud. Si tu IMC es igual o mayor a 25, consulta la tabla siguiente.

Riesgo de enfermedad relacionado con el peso

⚠	ÍNDICE DE MASA CORPORAL (IMC)	CIRCUNFERENCIA DE LA CINTURA Mujeres: 89 cm o menos Hombres: 101 cm o menos	Mujeres: más de 89 cm Hombres: más de 101 cm
Sobrepeso	25-29.9	Riesgo aumentado	Riesgo alto
Obesidad	30-34.9 35-39.9	Riesgo alto Riesgo muy alto	Riesgo muy alto Riesgo muy alto
Obesidad extrema	40 o más	Riesgo sumamente alto	Riesgo sumamente alto

Fuente: "2013 AHA/ACC/TOS guideline for the management of overweight and obesity in adults: A report of the American College of Cardiology", American Heart Association Task Force on Practice Guidelines and The Obesity Society; *Circulation*, 2014; 129 (suplemento 2): p. S102.

consideran que la obesidad es más bien producto de la interacción entre la genética y el entorno. Esto significa que, aunque tengas una predisposición genética a tener sobrepeso, tu destino no está tallado en piedra. En última instancia, el peso está determinado por la influencia de factores físicos y sociales.

+ **Factores psicológicos.** En ocasiones, la gente come de más para lidiar con emociones como el aburrimiento, la tristeza y la frustración. Existen personas que tienen un trastorno por atracón, el cual contribuye a la obesidad.

+ **Otros factores.** Estos factores contribuyen al aumento de peso, pero por lo regular no bastan por sí solos para que una persona sea obesa:

    > **Edad:** con el paso del tiempo, tendemos a perder músculo y nuestro metabolismo se ralentiza. Además, solemos ser menos activos(as) conforme envejecemos. Ambas cosas se traducen en una menor quema de calorías.

> **Dejar de fumar:** muchos fumadores suben de peso al dejar de fumar, pero los beneficios superan cualquier riesgo que pueda traer consigo este aumento de peso.

> **Embarazo:** algunas personas embarazadas suben más peso del recomendado y a veces no lo pierden después del embarazo.

> **Medicamentos y enfermedades:** el uso de corticosteroides, antidepresivos tricíclicos, anticonvulsivos, insulina y hormonas contribuye al incremento de peso. En ocasiones es posible recetar fármacos alternos. En algunos casos, la obesidad es consecuencia de un trastorno endocrino, como el hipotiroidismo o el síndrome de Cushing. Algunas enfermedades interfieren con nuestra capacidad de hacer ejercicio, lo que también favorece el aumento de peso.

CAPÍTULO 14

Energía, calorías y peso

Carbohidratos, grasas, proteínas... ¿y qué más? Es abrumador llevar un registro de tantas cosas. Pero, en términos generales, el peso es una cuestión de *energía* y es resultado del balance entre la energía que consumimos y la energía que gastamos al realizar actividad física. En este capítulo ahondaremos en esta dinámica.

La mayoría de las mujeres gasta entre 1 700 y 2 200 calorías al día, mientras que los hombres queman entre 2 000 y 2 600 calorías. A menos que seas muy inactivo o que seas inusualmente activo, es probable que tu gasto de calorías esté en estos rangos.

De las calorías que quemamos a diario, entre 30 % y 60 % son de grasa. ¿Por qué es importante saberlo? Para contestar esta pregunta imaginemos que las calorías de grasa quemadas son como dólares de grasa que gastamos de nuestra cuenta bancaria de grasa. Una mujer que pesa 100 kg tiene como medio millón de dólares en su cuenta bancaria de grasa (si consideramos que cada 400 gramos equivalen a 3 500 calorías, o dólares de grasa). Casi toda la gente, incluyendo a esta mujer, gasta menos de un dólar de grasa por minuto. Puesto que los hombres queman las calorías un poco más rápido que las mujeres suelen tener cuentas bancarias de grasa más reducidas.

El principal mensaje es que la grasa no se gasta con rapidez. A la velocidad a la que la mayoría de las personas quema calorías no es posible reducir rápido el tamaño de la cuenta bancaria de grasa. No obstante, esto no significa que sea una tarea imposible o que no debamos intentarlo. Sólo significa que perder grasa toma tiempo.

Es posible estimar de forma más o menos precisa cuántas calorías quemamos al día con ayuda de un monitor de actividad, como un contador de pasos. Esto te dará una idea de la velocidad a la que gastas energía. Si reduces los depósitos de grasa a la cuenta bancaria por medio de una alimentación más saludable y menos calórica, o si elevas las calorías que quemas con mayor actividad, con el tiempo irás disminuyendo el tamaño de tu cuenta bancaria de grasa hasta que alcance un valor satisfactorio.

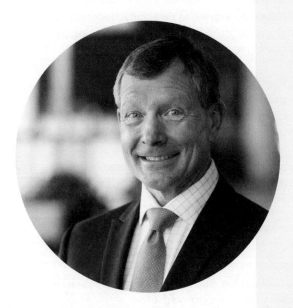

Michael D. Jensen, M.D.
Endocrinología

Todos los seres vivos necesitamos energía para crecer y desarrollarnos, para funcionar de manera adecuada y, en pocas palabras, para sobrevivir. El cuerpo requiere energía de forma constante, la cual obtenemos de la comida que consumimos.

El peso corporal depende del balance entre la energía obtenida a través de la dieta y la gastada por medio de la actividad. Esta ecuación energética es el principio básico para controlar nuestro peso.

La energía proveniente de los alimentos se cuantifica en unidades llamadas "calorías" (es fácil encontrar listas de alimentos y su contenido calórico). La energía que consumimos a través de la actividad física también se mide en calorías (e incluso puedes encontrar listas que estiman cuántas calorías se queman realizando ciertas actividades). Saber esto es útil para encontrar el equilibrio energético cuando queremos alcanzar o mantener un peso saludable.

Llevar un registro de las calorías que empleamos y las que gastamos es útil para perder peso. ✚ Monitorear Al inicio puede parecer laborioso, pero no necesariamente es algo que tendrás que hacer para siempre.

Con la práctica, llegarás al punto en el que tendrás una noción muy precisa de tu flujo de energía sin necesidad de registrarlo por escrito.

¿Qué es una caloría?

Las calorías pueden emplearse para medir cualquier tipo de energía, pero la gente suele relacionarlas sobre todo con la nutrición. Una caloría es la cantidad de energía necesaria para elevar un grado Celsius la temperatura de un gramo de agua.

Puesto que es una unidad de medida muy pequeña, la energía de los alimentos se mide en kilocalorías (1 000 calorías). No obstante, las cifras que se presentan en las etiquetas nutricionales están expresadas en calorías porque en el contexto de la nutrición ambos términos (caloría y kilocaloría) se usan de modo indistinto.

FUENTES DIETÉTICAS DE ENERGÍA

Los alimentos que consumimos nos brindan distintos tipos de macronutrientes, los cuales nos dan la energía que el cuerpo necesita para funcionar. Éstos son los carbohidratos, las grasas y las proteínas. Otros nutrientes, como las vitaminas y los minerales, no proveen calorías, pero sí participan en las reacciones químicas del cuerpo. Los alimentos además, son fuente de agua, fibra y otras sustancias esenciales.

Carbohidratos
Existen dos tipos de carbohidratos: simples y complejos. Los primeros están presentes en las frutas, la miel, la leche y los productos lácteos. También incluyen los azúcares que se añaden durante el procesamiento y refinamiento de los alimentos. Los simples se absorben con rapidez y son una fuente de energía inmediata.

Los complejos son conocidos como almidones y se encuentran sobre todo en los cereales integrales, la pasta, las papas, las leguminosas y las verduras. Durante la digestión, los carbohidratos complejos se convierten en azúcares simples. Además, este tipo de carbohidratos contiene varias vitaminas y minerales, así como fibra.

Al procesar y refinar los carbohidratos complejos se eliminan muchos de sus nutrientes esenciales y, por ende, de sus beneficios.

Grasas
Las grasas son un componente natural de varios alimentos; por ejemplo, los aceites que utilizamos para cocinar son grasas, pero también encontramos grasas en los alimentos de origen animal, como carne, lácteos, aves y pescados, así como en alimentos como los aguacates, los frutos secos y las aceitunas. Las grasas son una gran fuente de energía (calorías). Cuando el cuerpo las digiere y absorbe, incluso absorbe algunos tipos de vitaminas.

Proteínas
Las proteínas funcionan para construir y reparar las estructuras del cuerpo, producir fluidos corporales, trasladar los nutrientes a las células y ayudar a regular los procesos corporales. También las proteínas excedentes proveen calorías.

Las proteínas están compuestas por elementos básicos llamados aminoácidos; y son de dos tipos: aminoácidos no esenciales (los que el cuerpo puede generar por sí mismo) y

¿Cuál es la diferencia entre macronutrientes y grupos alimenticios?

Macronutrientes

Son los componentes de todos los alimentos que nos proveen energía; es decir, carbohidratos, grasas, proteínas y agua.

La mayor parte de los alimentos contienen distintas cantidades de macronutrientes. La carne tiene proteínas y algunas grasas; los cereales integrales, como la quinoa, contienen carbohidratos, proteínas y algunas grasas.

Los macronutrientes son los que encontramos descritos en las tablas de información nutrimental de las etiquetas de los alimentos.

Grupos alimenticios

Fueron creados para simplificar la nutrición, y los distintos alimentos se agrupan según el principal macronutriente que contienen.

Por ejemplo, aunque la carne contiene algo de grasas, está hecha en su mayor parte de proteína. Por tanto, la carne forma parte del grupo alimenticio de la proteína y los productos lácteos. Y aunque la quinoa tiene algo de proteína y grasas, está compuesta sobre todo de carbohidratos. Por eso, la quinoa forma parte del grupo alimenticio de los carbohidratos.

Los grupos alimenticios llevan el nombre del principal macronutriente que los compone.

Tomar decisiones saludables con respecto a los grupos alimenticios

Tener lineamientos adicionales nos ayuda a tomar buenas decisiones con respecto a cada grupo alimenticio. Por ejemplo, es preferible elegir carnes magras que carnes grasas para reducir la ingesta de grasas saturadas. Del mismo modo, es mejor optar por cereales integrales en lugar de cereales refinados para obtener más nutrientes, incluidas la proteína y la fibra.

Algunos alimentos incluyen más de un grupo alimenticio

Es común comer cosas compuestas por diferentes grupos alimenticios. Por ejemplo, un panquecito contiene harina (del grupo carbohidratos), huevos y leche (del grupo proteínas y lácteos), aceite (del grupo grasas) y azúcar (del grupo de alimentos dulces). En este caso, observarás que estos alimentos se etiquetan con múltiples grupos alimenticios, mientras que, si estás llevando registro de un solo ingrediente, como la quinoa o la carne, se etiquetará con un solo grupo alimenticio.

aminoácidos esenciales (que sólo se pueden obtener de los alimentos).

Vitaminas

Muchos alimentos contienen vitaminas, ya sea A, C, D, E, K o del complejo B. Éstas ayudan al cuerpo a usar los carbohidratos, las grasas y las proteínas, así como a producir células de la sangre, hormonas, material genético y sustancias químicas necesarias para el sistema nervioso.

Cuando se les procesa de forma industrial, los alimentos pierden nutrientes, por lo que los productores pueden enriquecerlos (fortificarlos) para añadirles los nutrientes perdidos. Los productos que en su estado natural contienen vitaminas suelen ser preferibles por encima de los alimentos fortificados.

Minerales

Minerales como calcio, magnesio y fósforo son importantes para la salud de los dientes y los huesos. El sodio, potasio y cloro, que por lo regular se les conoce como electrolitos, ayudan a regular los valores de agua y de otras sustancias químicas dentro del cuerpo. Además, el cuerpo necesita pequeñas cantidades de minerales como hierro, yodo, zinc, cobre, flúor, selenio y manganeso, los cuales se conocen por lo común como oligoelementos.

Fibra

La fibra es una parte de los alimentos de origen vegetal que el cuerpo no absorbe. Existen de dos tipos: fibra soluble e insoluble. Los alimentos ricos en fibra suelen contener ambos.

Algunos alimentos ricos en fibra soluble son cítricos, manzanas, peras, ciruelas, ciruelas pasa, leguminosas, avena, salvado de avena y cebada. La fibra soluble ayuda a reducir los valores de colesterol, ralentiza los picos de azúcar en la sangre y les da consistencia a las heces.

La fibra insoluble está presente en muchas verduras, en el salvado de trigo y en los panes, pastas y cereales integrales. También les da consistencia a las heces, estimula el tracto digestivo y ayuda a prevenir el estreñimiento.

Agua

El agua desempeña una función central en las principales funciones del cuerpo humano. Regula la temperatura corporal, transporta nutrientes y oxígeno a las células, contribuye a la amortiguación de las articulaciones y protege los órganos y los tejidos. Muchos alimentos (en especial las frutas) contienen mucha agua.

Fuentes alimenticias de energía

Las grasas proveen más calorías por gramo que los carbohidratos y las proteínas juntos. Del mismo modo, a mucha gente le sorprende que el alcohol tenga muchas calorías.

Nutriente	Calorías (por gramo)
Grasas	9
Alcohol	7
Carbohidratos	4
Proteínas	4

El origen de las calorías

Los carbohidratos, las grasas y las proteínas son nutrientes que poseen calorías, lo que significa que son las principales fuentes de energía del cuerpo. No obstante, la cantidad de energía provista por cada nutriente varía.

+ Los carbohidratos son los primeros nutrientes que el cuerpo usa. Durante la digestión, se liberan en el torrente sanguíneo y se convierten en azúcar en la sangre (glucosa). Cuando se presenta demanda de carbohidratos, las células del cuerpo la absorben de inmediato para tener energía. De lo contrario, la glucosa se acumula en el hígado y en los músculos. Cuando estos contenedores se llenan, el exceso de carbohidratos se convierte en ácidos grasos y se almacena en el tejido adiposo para su posterior uso.

+ Las grasas son fuentes de energía superconcentrada, por lo que de manera proporcional tienen más calorías por gramo que cualquier otro macronutriente. Al digerirlas, el cuerpo las descompone en ácidos grasos, los cuales se utilizan como fuente de energía o para realizar otros procesos fisiológicos. Si hay un exceso de ácidos grasos, una pequeña cantidad se almacena en el hígado y los músculos, mientras que el resto se acumula en el tejido adiposo. La cantidad de grasa que se puede almacenar en el tejido adiposo suele ser mucho mayor que la que se puede guardar en otros tejidos.

+ Las proteínas cumplen muchas funciones, como suministrar energía para la actividad física cuando consumimos muy pocas calorías, cuando comemos mucha proteína o cuando llevamos a cabo una actividad física prolongada. El exceso de calorías de las proteínas se convierte en grasa y se almacena en el cuerpo.

Las vitaminas, los minerales, el agua y la fibra no contienen calorías, pero, cuando no los consumimos, eleva nuestro riesgo de desarrollar enfermedades graves.

LA CUENTA BANCARIA DE ENERGÍA CORPORAL

Podemos concebir las necesidades energéticas del cuerpo como una cuenta bancaria con la que se hacen muchas transacciones, y en la que hacemos depósitos y retiros todos los días.

Los depósitos son los alimentos, y tres de los nutrientes conforman el grueso de dicha energía: los carbohidratos, las grasas y las proteínas. Cuando comes, abonas calorías a tu cuenta energética.

Los retiros se hacen de tres maneras, cada una de las cuales quema calorías:

+ IMB. Incluso si estás en reposo absoluto, el cuerpo gasta energía para cubrir sus necesidades básicas, como la respiración, la circulación sanguínea y el crecimiento y reparación celulares. Esta quema de energía se conoce como índice metabólico basal (IMB). El IMB representa el principal gasto de la cuenta de energía (por lo regular es la mitad o dos terceras partes del consumo total de energía).
+ **Efecto térmico de los alimentos.** La energía que el cuerpo gasta en la digestión, absorción, transporte y almacenamiento de lo que comemos se conoce como "efecto térmico de los alimentos". Este consumo de energía representa más o menos 10 % del total.
+ **Actividad física.** Las tareas diarias, como vestirnos, lavarnos los dientes y otras acciones rutinarias también implican un gasto de energía. Al menos entre 30 y 35 % de nuestro consumo calórico debe estar destinado a estas actividades.

La energía que se consume con el IMB y la digestión se mantiene relativamente estable y es difícil de modificar. La

Calorías vacías

El término *calorías vacías* se utiliza para hablar del azúcar y el alcohol, pues son alimentos que aportan calorías, pero no muchos otros nutrientes esenciales.

Tomar pequeñas cantidades de alcohol (hasta dos bebidas al día para hombres de 65 años o menos, y una bebida para todas las mujeres y para hombres de más de 65 años) se relaciona con un menor riesgo de desarrollar cardiopatías.

No obstante, beber en exceso contribuye al incremento de peso, aumenta la presión sanguínea, daña el hígado y eleva el riesgo de desarrollar algunos tipos de cáncer.

Una bebida equivale a:

+ Una cerveza regular de 350 ml (150 calorías)
+ Una copa de vino de 150 ml (alrededor de 100 calorías)
+ Un *shot* de licor de 45 ml (alrededor de 100 calorías y más si está mezclado)

mejor forma de elevar el gasto energético (es decir, de quemar más calorías) es aumentando la cantidad de actividad física que realizamos.

Factores que influyen en la cuenta energética

Si todas las personas fuéramos iguales a nivel físico y funcional, sería fácil determinar los requerimientos energéticos estándar para cualquier tipo de actividad. Sin embargo, existen otros factores que influyen en nuestra cuenta energética.

Algunos de los factores que influyen en el IMB y en las necesidades energéticas generales son la edad, el volumen y la composición corporales, y el género.

+ **Edad.** Los niños y adolescentes, cuyos huesos, músculos y tejidos siguen desarrollándose, necesitan más calorías por kilogramo de peso que los adultos. De hecho, los niños son quienes más calorías por kilogramo de peso necesitan porque crecen con rapidez. Eso explica por qué cambia el IMB, así como los valores hormonales y la composición corporal van cambiando con el tiempo. Cuando llegamos a la mediana edad, el IMB y las necesidades energéticas empiezan a disminuir, por lo regular entre 1 y 2 % por década.

+ **Tamaño y composición corporales.** Una mayor masa corporal requiere más energía y, por ende, más calorías. Además, el músculo quema más calorías que la grasa, de modo que, cuanto más músculo tengas en comparación con tus concentraciones de grasa, mayor será tu IMB. Con base en este principio, es posible elevar ligeramente el IMB y la cantidad de energía que gastas al incrementar la cantidad de masa muscular con ayuda de ejercicio físico regular.

+ **Género.** Los hombres suelen tener menos grasa y más músculo que las mujeres de la misma edad y el mismo peso. Por eso los hombres tienen un mayor IMB y mayores requerimientos alimenticios que las mujeres.

El balance de la cuenta

El peso corporal es el reflejo físico del contenido de tu cuenta energética, y las fluctuaciones de peso diarias muestran cuáles son los cambios diarios que se presentan en la cuenta.

Si eliminas de la cuenta más o menos la misma cantidad de energía que depositas, tu peso permanecerá igual. Si gastas más de lo que depositas, perderás peso.

La cifra más importante en esta ecuación es 3 500. Recordarás que 3 500 calorías equivalen a 400 gramos de grasa corporal. Si quieres subir 400 gramos, debes consumir 3 500 calorías más de las que gastas. Si quieres perder 400 gramos, tendrás que quemar 3 500 calorías más de las que consumes.

Si bien es una explicación simplificada, ejemplifica bien el esfuerzo que se requiere para bajar de peso. Lo complicado es que las necesidades energéticas cambian de un día a otro, así como varía lo que comemos. Por consiguiente, el balance entre las calorías que consumimos y las que gastamos cambia de forma constante.

Llevar registro de estos cambios requiere cierta contabilidad tradicional: contabilizar todas las fuentes de ingresos energéticos (lo que se come y bebe) y todas las formas de gasto energético (actividad física). Este tipo de registro es útil para bajar de peso (y por eso es parte de la dieta Mayo Clinic), pero la mayoría de la gente no quiere tener que realizarlo de por vida.

A la larga, es preferible concebir el control de peso en términos de principios generales: para bajar de peso, necesitas ingerir alimentos con menos calorías y quemar más calorías llevando a cabo actividad física.

Recuerda que la práctica hace al maestro: come más frutas, verduras y cereales integrales; reduce la ingesta de grasas y ejercítate más. Con el paso del tiempo, empezarás a hacerlo de forma automática, sin siquiera pensarlo, pues ya será un hábito. Ése es el objetivo de este libro: ayudarte a adquirir un estilo de vida más saludable.

Durante las fases iniciales de la pérdida de peso, la reducción de calorías suele desempeñar una función más notoria que la actividad física. No obstante, conforme vayas alcanzando un peso saludable, la actividad física será cada vez más importante para que logres tus objetivos.

Mantener un peso saludable

¿Es necesario comer zanahoria y apio y evitar el chocolate por el resto de tu vida para mantener un peso saludable?

No. En términos de balance de energía, es posible consumir cualquier alimento que te guste y bajar de peso, siempre y cuando el total de calorías que consumas sea menor que el total de calorías que elimines. Sin embargo, la calidad de los alimentos influirá también en tu salud.

Si el grueso de tu dieta está conformado por alimentos ricos en grasas saturadas, aumentará tu riesgo de desarrollar cardiopatías u otras enfermedades. Además, los alimentos altos en carbohidratos refinados y bajos en fibra se relacionan con enfermedades como la diabetes y las cardiopatías. Y si llevas una dieta baja en frutas y verduras no obtendrás los beneficios de su contenido de vitaminas, minerales, fitoquímicos y antioxidantes.

El fundamento científico

Las decisiones diarias que tomamos con respecto a la comida y a las actividades físicas que hacemos (y, en última instancia, el peso que llevamos a cuestas) se vincula con lo que se conoce como la primera ley de la termodinámica. Esta ley dice que la energía debe permanecer constante; no se crea ni se destruye, sólo se transfiere o se transforma.

Las calorías que ingerimos se pueden convertir en energía física o en energía almacenada dentro del cuerpo, pero no pueden desaparecer por arte de magia. Todas las calorías que no usamos se convierten en grasa, sin importar su origen. A menos que empleemos esas calorías almacenadas, ya sea reduciendo tu ingesta calórica para que tu cuerpo aproveche las reservas de energía o elevando tu actividad física y tu gasto de energía, esa grasa se quedará en el cuerpo.

En teoría, la ecuación para balancear la energía es sencilla. En la práctica, en cambio, no es tan fácil de implementar en la vida diaria. Sin embargo, conforme te vayas familiarizando con este concepto de balance energético, será más fácil entender cómo controlar el peso corporal. Un punto clave es que se puede alcanzar un peso saludable de una forma que te permita disfrutar la comida y tener buena salud a largo plazo.

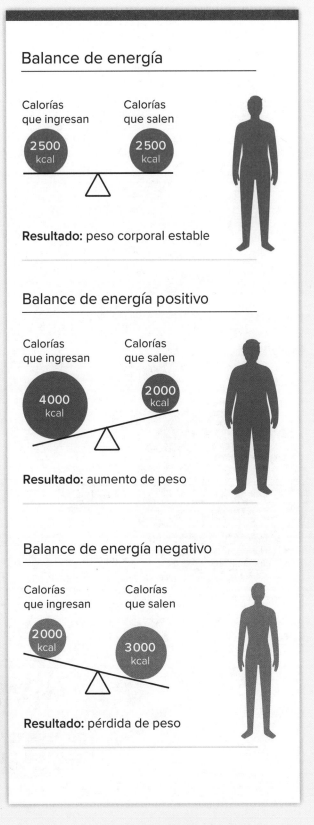

Balance de energía

Calorías que ingresan
2500 kcal

Calorías que salen
2500 kcal

Resultado: peso corporal estable

Balance de energía positivo

Calorías que ingresan
4000 kcal

Calorías que salen
2000 kcal

Resultado: aumento de peso

Balance de energía negativo

Calorías que ingresan
2000 kcal

Calorías que salen
3000 kcal

Resultado: pérdida de peso

Entender la densidad energética

En el siguiente capítulo ahondaremos en la densidad de energía, que es la cantidad de calorías en cierto volumen de comida.

Los alimentos que poseen muchas calorías por bocado tienen una alta densidad de energía. Y aquellos que poseen menos calorías por bocado tienen una baja densidad de energía.

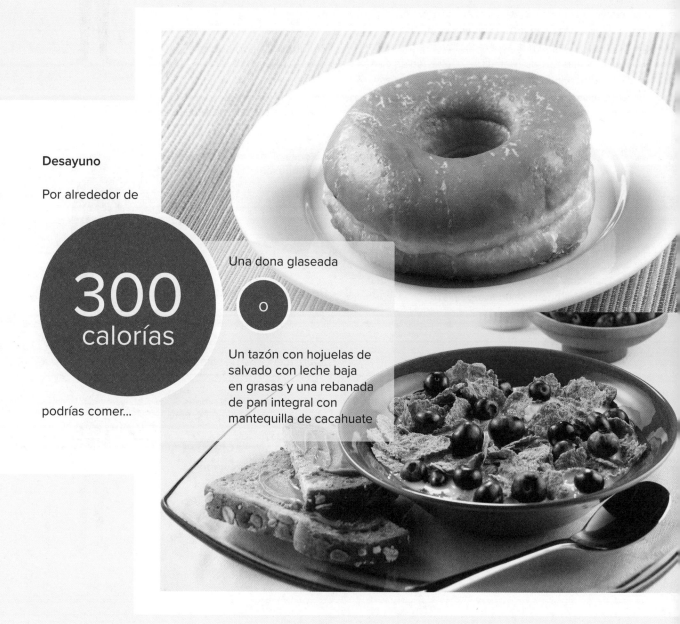

Desayuno

Por alrededor de

300
calorías

podrías comer...

Una dona glaseada

o

Un tazón con hojuelas de salvado con leche baja en grasas y una rebanada de pan integral con mantequilla de cacahuate

Al ingerir alimentos con una baja densidad de energía, puedes comer más por menos calorías. Incluso, los alimentos con baja densidad de energía tienden a saciarnos más.

Las siguientes imágenes brindan una buena comparación visual. Los alimentos que están en la parte superior tienen una alta densidad de energía, mientras que los de la parte inferior tienen una baja densidad de energía.

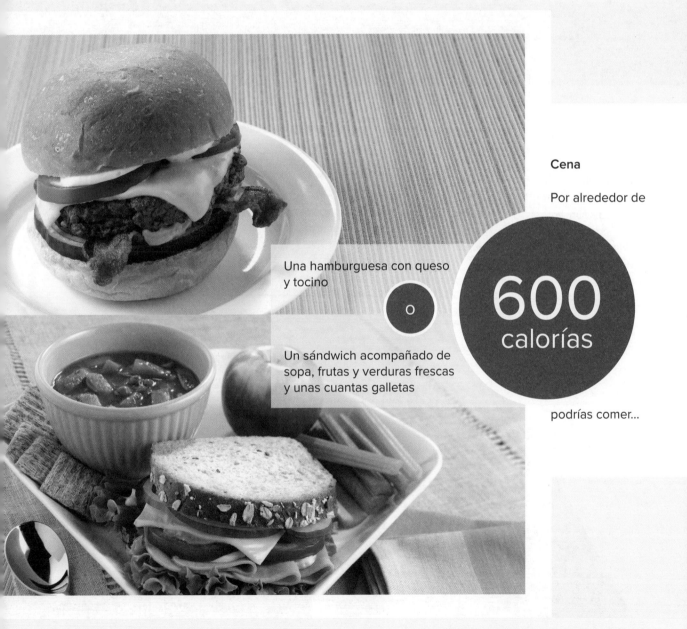

Cena

Por alrededor de

Una hamburguesa con queso y tocino

o

Un sándwich acompañado de sopa, frutas y verduras frescas y unas cuantas galletas

600 calorías

podrías comer...

CAPÍTULO 15

La pirámide del peso saludable de Mayo Clinic

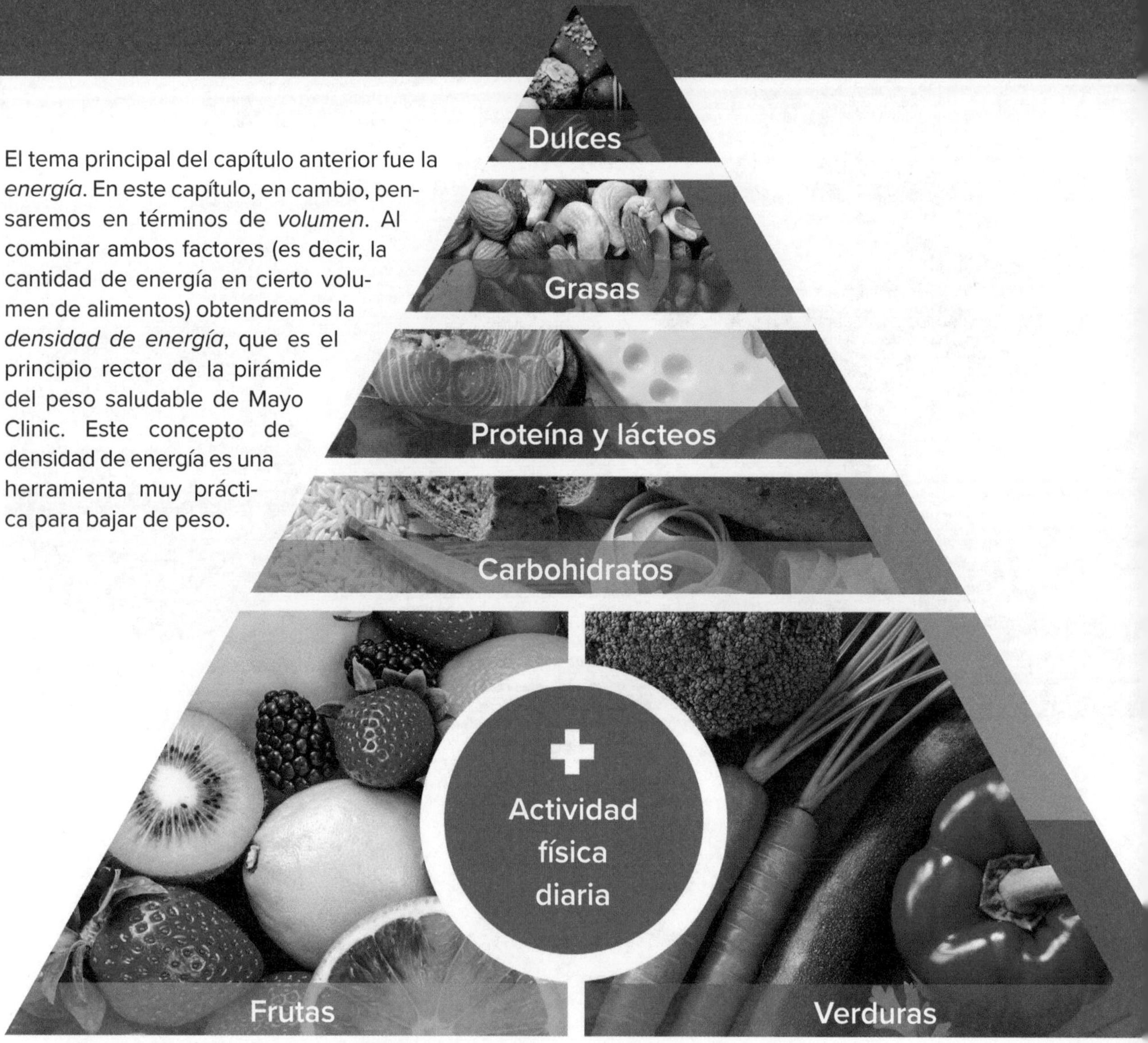

El tema principal del capítulo anterior fue la *energía*. En este capítulo, en cambio, pensaremos en términos de *volumen*. Al combinar ambos factores (es decir, la cantidad de energía en cierto volumen de alimentos) obtendremos la *densidad de energía*, que es el principio rector de la pirámide del peso saludable de Mayo Clinic. Este concepto de densidad de energía es una herramienta muy práctica para bajar de peso.

Dulces

Grasas

Proteína y lácteos

Carbohidratos

+

Actividad física diaria

Frutas

Verduras

¿De qué depende la cantidad de comida que consumimos? En términos generales, no obedece a su contenido calórico. Nadie piensa: "Ya comí 500 calorías y estoy satisfecho. Ya no voy a comer más". Uno come hasta saciarse por haber consumido una cantidad suficiente de alimentos.

Si ingieres alimentos que provean mucho volumen, pero no muchas calorías, te sentirás satisfecho y aun así bajarás de peso o mantendrás el peso que tienes.

La pirámide del peso saludable de Mayo Clinic está diseñada para ayudarte a lograrlo. De este modo, si quieres bajar de peso, no tendrás que pasar el día entero muriéndote de hambre.

Además de perder peso, también es importante favorecer la buena salud, por lo cual la pirámide del peso saludable de Mayo Clinic hace énfasis en las opciones más saludables dentro de cada uno de los seis grupos alimenticios.

Las frutas y las verduras son la base de la pirámide, y casi puedes comer la cantidad que quieras de frutas y verduras frescas o congeladas (pero no frutas deshidratadas ni jugos), puesto que conllevan muchos beneficios para el peso y la salud. Los carbohidratos provenientes de cereales integrales, que son más sanos que sus contrapartes refinadas (por ejemplo, harina blanca), se deben ingerir en cantidades moderadas. Las proteínas, los lácteos y las grasas insaturadas (buenas para la salud cardiaca) también son parte de una dieta saludable, pero es necesario consumirlas en cantidades limitadas. Incluso es válido darse un capricho de vez en cuando.

DENSIDAD DE ENERGÍA

Así es como funciona la densidad de energía: todos los alimentos contienen alguna cantidad de calorías (energía) dentro de cierta cantidad de alimento (volumen), y esta cifra varía según el tipo de alimento que se trate.

Algunos son hipercalóricos, aun si se comen en pequeñas cantidades. Por eso se consideran altos en densidad de energía. Entre estos alimentos están los que son ricos en grasas, los azúcares simples, el alcohol, la comida rápida, los refrescos, los dulces y los alimentos procesados.

Otros tienen pocas calorías, incluso si se ingieren en grandes cantidades. Estos alimentos, como las frutas y las verduras, tienen una baja densidad de energía.

Veamos un ejemplo: una barra de chocolate contiene alrededor de 270 calorías. Son muchas calorías en un empaque pequeño, lo que significa que tiene una alta densidad de energía.

Por otro lado, una taza de verduras crudas contiene alrededor de 25 calorías. No son muchas calorías para esa cantidad de comida, lo que significa que tiene una baja densidad de energía. Puedes comer 11 tazas de verduras crudas y obtendrás la misma cantidad de calorías que si comieras la barra de chocolate.

Si estamos hablando de pérdida de peso, la baja densidad de energía permite alcanzar un estado de saciedad con menos calorías, mientras que los alimentos con alta densidad de energía son menos saciantes (o, si te sacias con ellos, quizá también hayas consumido muchas calorías).

Sentirse saciado con menos calorías podría parecer un engaño para perder peso, pero es un concepto respaldado por la ciencia. Las investigaciones indican que la sensación de saciedad está determinada en gran medida por el volumen y el peso de la comida que tengamos en el estómago y no de modo necesario por la cantidad de calorías que hayamos consumido.

Participantes de diversos estudios que adoptaron una dieta con alimentos de baja densidad energética lograron perder cantidades más significativas de peso que otros. Y, sobre todo, pudieron continuar con esa dieta de alimentos de baja densidad de energía y evitar recuperar el peso con el paso del tiempo.

Al elegir alimentos con una baja densidad de energía puedes consumir menos calorías y sentir saciedad… y además bajar de peso. ¡De eso se trata la pirámide del peso saludable de Mayo Clinic!

Ahora veamos a detalle cada una de las partes de la pirámide.

FRUTAS Y VERDURAS

Las frutas y verduras comparten muchas características y ofrecen una amplia gama de sabores, texturas y colores. No sólo brindan placer sensorial, sino, además, muchos nutrientes que ayudan al cuerpo a combatir enfermedades.

La mayor parte de las frutas y verduras tienen baja densidad de energía porque poseen un elevado contenido de agua y fibra, los cuales no aportan calorías. Puedes mejorar tu alimentación (y hasta comer más) si consumes más verduras y frutas en lugar de alimentos con un alto contenido de calorías.

Verduras

Las verduras incluyen los tubérculos, como zanahorias, rábanos y remolacha (betabel); los miembros de la familia

Menos densidad, más saciedad

Existen tres factores primordiales para que las frutas y las verduras tengan menor densidad de energía y sean más saciantes:

+ **Agua.** La mayoría de las frutas y verduras contienen mucha agua, la cual provee volumen y peso, mas no calorías. Una toronja pequeña, por ejemplo, es más o menos 90 % agua y tiene apenas 64 calorías. Las zanahorias son como 88 % agua y tienen apenas 52 calorías por taza (que es más de dos porciones de la pirámide).

+ **Grasas.** La mayor parte de las frutas y verduras casi no contienen grasa, la cual eleva la densidad de energía. Una cucharadita de mantequilla contiene casi la misma cantidad de calorías que dos tazas de brócoli.

+ **Fibra.** La fibra es la parte de los alimentos de origen vegetal que el cuerpo no absorbe. El alto contenido de fibra de alimentos como las frutas, las verduras y los cereales integrales le da volumen a la dieta; esto te sacia más rápido. Además, la fibra tarda en ser digerida, lo que hace que la sensación de saciedad se prolongue.

de las coles y hortalizas verdes como lechuga y espinaca. Otros alimentos de origen vegetal, como tomate, pimientos y pepino, se presentan en este grupo, aunque técnicamente sean frutas.

Según la pirámide, una porción de verduras contiene cerca de 25 calorías. Las verduras no tienen colesterol, son bajas en grasas y sodio, y altas en fibra dietética. También poseen minerales esenciales, como potasio y magnesio, así como fitoquímicos benéficos.

Las verduras frescas son la mejor opción, aunque las congeladas son igual de buenas. La mayor parte de las verduras enlatadas tienen un alto contenido de sodio, pues este ingrediente se emplea como conservador. Si usas verduras enlatadas revisa en la etiqueta que no contengan sodio añadido o lávalas antes de consumirlas.

Frutas

La mayor parte de los alimentos que contienen semillas envueltas por una capa comestible se considera una fruta. En Norteamérica es posible conseguir frutas como manzanas, naranjas, duraznos, ciruelas, mangos y papayas.

Al igual que las verduras, las frutas son excelentes fuentes de fibra, vitaminas, minerales y otros fitoquímicos. Una porción de la pirámide equivale a unas 60 calorías y casi no contiene grasa. Las frutas nos ayudan a controlar el peso y a reducir el riesgo de desarrollar enfermedades relacionadas con el peso corporal.

La fruta fresca es la mejor opción, pero las frutas congeladas y sin azúcar añadida son igual de buenas, así como las frutas enlatadas en su propio jugo o en agua. Los jugos de frutas y las frutas deshidratadas suelen tener una gran concentración de calorías por la forma en que se procesan, por lo que su densidad de energía es mayor y sólo se deben comer de manera esporádica.

CARBOHIDRATOS

El grupo de los carbohidratos tiene una amplia gama de alimentos que son una de las principales fuentes de energía para el cuerpo. Una porción de la pirámide tiene alrededor de 70 calorías, y en su mayor parte son de origen vegetal. En este grupo se incluyen los derivados de cereales (como panes, cereales y pasta) y ciertas verduras amiláceas (como las papas y el maíz). ¿En qué tipo de carbohidratos tenemos que enfocarnos?

Imagina todos los alimentos que contienen carbohidratos expuestos en una fila. En un extremo están el trigo integral, avena y arroz integral. En medio están la harina refinada, arroz blanco, papas y pastas. Y en el otro extremo están los productos muy procesados: galletas, dulces y refrescos. Los alimentos en ese espectro incorporan los tres tipos de carbohidratos: fibra, almidón y azúcar. Los cereales integrales y menos refinados (saludables) están en un extremo; el azúcar altamente refinada (menos saludable) está en el otro.

Las ventajas y desventajas de los productos intermedios no son tan claras. El arroz, la pasta y el pan pueden fluctuar, dependiendo de qué tan procesados estén y de cómo se preparen. Pensemos, por ejemplo, en los panes blanco e integral. Ambos son de cereales integrales, ricos en nutrientes. No obstante, durante el procesamiento, el salvado y el germen del cereal se refinan, por lo que pierden muchas de sus vitaminas y casi toda su fibra.

Cuando vayas a elegir carbohidratos, la clave está en elegir los *integrales*. Por lo común, cuanto menos refinado esté un carbohidrato, mejor es para la salud.

PROTEÍNAS Y LÁCTEOS

Las proteínas son esenciales para la vida. Para empezar, buena parte del cuerpo humano está hecho de proteínas, las cuales también están presentes en la sangre. Las proteínas suelen vincularse con alimentos de origen animal, como la carne roja, pero incluso podemos encontrarlas en las plantas.

Algunos de los alimentos ricos en proteínas y relativamente bajos en grasas y grasas saturadas son las leguminosas, el pescado, las aves sin piel y la carne magra. Los productos lácteos de leche entera además son buenas fuentes de proteína y calcio, pero tienen cantidades mayores de grasas saturadas. La leche, el yogur y los quesos descremados o bajos en grasas tienen el mismo valor nutricional que las variedades enteras, pero sin tanta grasa ni calorías. Asimismo, tienen una densidad de energía relativamente baja porque contienen mucha agua.

¿Y si tienes diabetes?

Quieres un postre, y hay una naranja en la cocina; pero, como tienes diabetes, te han dicho que limites tu consumo de fruta, la cual contiene carbohidratos. Te preocupa qué efecto pueda tener esa naranja en tus concentraciones de azúcar en la sangre.

¿Qué debes hacer?

Eso depende de ti. Si tienes sobrepeso y estás siguiendo al pie de la letra los lineamientos calóricos y de actividad física de este libro, perderás los kilogramos de más.

Y, si estás bajando de peso, es probable que comer fruta no tenga un efecto negativo en tus valores de azúcar en la sangre.

Es probable que obtengas buenos resultados si sigues los lineamientos alimenticios de la pirámide del peso saludable de Mayo Clinic, la cual permite consumir cantidades ilimitadas de frutas y verduras. Aun así,

será necesario que monitorees tus concentraciones de glucosa en la sangre para determinar cómo te está afectando este régimen alimenticio.

La pirámide del peso saludable de Mayo Clinic es adecuada para casi toda la gente, incluyendo personas con problemas de salud como diabetes o valores altos de triglicéridos.

No obstante, al igual que con cualquier plan alimenticio, no es un enfoque unitalla. Tal vez sea necesario que lo adaptes a tu situación específica; por ejemplo, quizá te convenga hacer varias comidas pequeñas y más frecuentes que sólo tres comidas sustanciales.

La pirámide del peso saludable de Mayo Clinic es bastante flexible como para permitir modificaciones, así que habla con tu médico o nutricionista profesional para que juntos determinen cómo implementar la pirámide a tu plan alimenticio de la forma que más te beneficie.

Carbohidratos libres de gluten

Si tienes un trastorno vinculado al gluten, como celiaquía o sensibilidad al gluten no celiaca, evitar alimentos que contienen gluten es parte fundamental de tu alimentación diaria. Tal vez incluso te preguntes si puedes seguir esta dieta si no puedes comer gluten.

Y la respuesta es que sí, claro que puedes. Existen varios cereales que proveen nutrientes benéficos y fibra y que no contienen gluten. Sustituir los cereales con gluten (trigo, cebada y centeno) por cereales libres de gluten no debería afectar tu dieta.

Al igual que con otros carbohidratos, la llave está en limitar las cantidades que consumes y elegir carbohidratos del extremo saludable. Come alimentos poco procesados que estén hechos con cereales integrales como trigo sarraceno, quinoa, arroz integral y arroz salvaje. Evita los alimentos procesados, como las galletas y las frituras libres de gluten.

Mucha gente evita los alimentos con gluten porque cree que los alimentos sin gluten son más saludables, pero eso es mentira. Si no tienes celiaquía o sensibilidad al gluten, comer cereales integrales es más saludable que no hacerlo.

Muchos cortes de pollo, pavo, res, cordero y cerdo pueden ser muy elevados en grasas saturadas y colesterol como para que sean parte regular de una dieta saludable. Prioriza los cortes magros, y recuerda que existen otros productos de consumo cotidiano, como los lácteos bajos en grasas, los pescados y mariscos, y muchos alimentos de origen vegetal, que también proporcionan proteínas.

Las leguminosas (es decir, frijoles, lentejas y guisantes o chícharos) son excelentes fuentes de proteína porque no contienen colesterol y su contenido de grasas es muy bajo. Incluso son buenos para complementar o reemplazar guisos hechos con aves o carne. A diferencia de la carne, los frijoles reducen el colesterol "malo" (el colesterol LDL) y ayudan a controlar la presión arterial.

A excepción de los frijoles de soya, las proteínas de los frijoles están "incompletas", lo que significa que les faltan aminoácidos esenciales que las carnes proporcionan. Pero esos nutrientes faltantes están presentes en grandes cantidades en otros alimentos de origen vegetal. La gente que reduce su consumo de carne puede obtener las proteínas necesarias de otros alimentos.

Los pescados y crustáceos no sólo son buenas fuentes de proteínas, sino que algunos de ellos proveen ácidos grasos omega-3, los cuales ayudan a reducir los valores de triglicéridos. Los triglicéridos son partículas de grasa en la sangre que al parecer elevan el riesgo de cardiopatías. Los ácidos grasos omega-3 también pueden prevenir las alteraciones en las palpitaciones del corazón (arritmias), mejorar la función inmune y ayudar a regular la presión arterial.

Las investigaciones sugieren que la mayoría de la gente se beneficia de ingerir al menos dos porciones de pescado a la semana. Los pescados azules, como el salmón, la trucha de agua dulce, el arenque, las sardinas y el atún, son los que tienen mayor contenido de ácidos grasos omega-3 y, por consiguiente, son los más benéficos para la salud; pero hay varios tipos de mariscos que aún contienen pequeñas cantidades de ácidos grasos omega-3.

Una porción del grupo de proteínas y lácteos contiene 110 calorías.

Grasas

Las grasas son esenciales para la vida y para el buen funcionamiento de las células. Además de conformar reservas de energía almacenada, la grasa interviene en la función inmune, ayuda a mantener la estructura de las células e influye en la regulación de muchos otros procesos corporales. En pocas palabras, es necesario consumir algo de grasa.

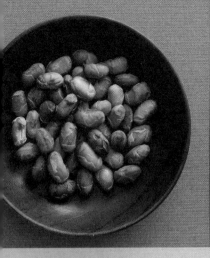

MEJOR OPCIÓN
Soya

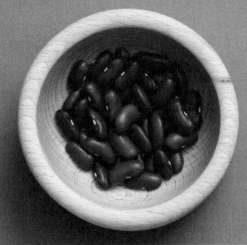

MEJOR OPCIÓN
Otros frijoles/guisantes (chícharos)

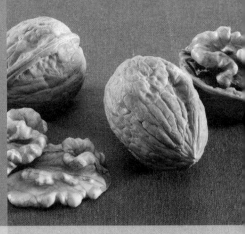

MEJOR OPCIÓN
Nueces/semillas

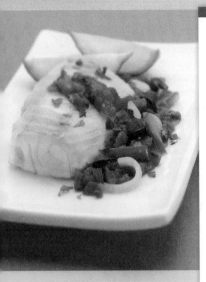

MEJOR OPCIÓN
Pescado

El espectro de las proteínas

No todas las proteínas son iguales; algunas son más saludables que otras. Es conveniente rotar las fuentes de proteínas, pero asegúrate de que sean más fuentes saludables que poco saludables.

Las proteínas del extremo menos saludable contienen grasas saturadas, y las carnes rojas y embutidos se han relacionado con un mayor riesgo de desarrollar cáncer.

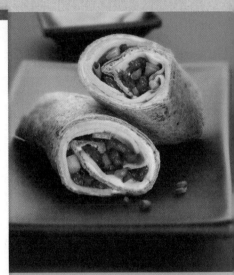

BUENA OPCIÓN
Pollo/pavo

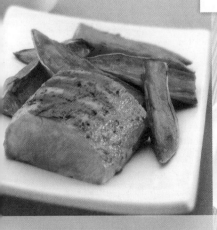

MENOS SALUDABLE
Cerdo

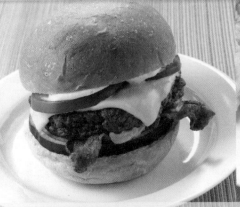

MENOS SALUDABLE
Carnes rojas

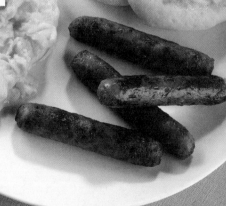

MENOS SALUDABLE
Embutidos

¿En dónde encaja el alcohol?

El alcohol tiene un alto contenido de calorías (como siete calorías por gramo, siendo la grasa el único grupo que lo supera), pero no tiene valor nutrimental. Por ese motivo, lo incluimos en la sección de dulces de la pirámide del peso saludable de Mayo Clinic.

Considéralo un pequeño placer. No es necesario que lo quites durante la fase *¡Vívelo!* de la dieta Mayo Clinic, pero limita su consumo a no más de 75 calorías al día a lo largo de una semana.

Para mayor información sobre el alcohol, consulta la página 137.

Sin embargo, no todas las grasas son iguales (ver página 33). Los estudios indican que la gente que reemplaza buena parte de las grasas de origen animal (incluyendo margarinas y mantecas) con aceites de canola o de oliva tienen más probabilidades de reducir sus valores de colesterol en la sangre y su riesgo de cardiopatías.

Un punto clave es que las recomendaciones del grupo de las grasas abordan sólo las grasas que se suelen *agregar* a las comidas, no a las contenidas en otros alimentos (como las carnes). Entre las grasas añadidas están los aderezos de ensalada, los aceites de cocina, la mantequilla y los alimentos vegetales elevados en grasas, como el aguacate, las aceitunas, las semillas y las nueces.

La mayor parte de los alimentos vegetales altos en grasas son buenos para la salud. Las nueces, por ejemplo, contienen grasas monoinsaturadas, un tipo de grasa que favorece la salud cardiaca al evitar que se hagan depósitos dañinos en el corazón y las arterias. Las nueces además, son una buena fuente de proteínas y, dependiendo del tipo de nuez, aportan incluso otros nutrientes esenciales. Sin embargo, aunque son benéficas, también tienen un alto contenido calórico. Por consiguiente, todas las grasas deben consumirse de forma mesurada.

Y ¿qué hay de las grasas en la carne, los pescados, los mariscos y muchos lácteos? Esa grasa está limitada por las porciones recomendadas para los distintos grupos alimenticios de la pirámide.

DULCES

Los alimentos del grupo de dulces son las bebidas azucaradas, los caramelos, los postres y otros alimentos similares. Ah, y no olvidemos el azúcar de mesa que se le puede poner a los cereales, las frutas y las bebidas.

Puesto que tienden a contener muchos azúcares y grasas, los dulces son alimentos con alta densidad de energía, así como una bomba de calorías. Además, no ofrecen mucho en términos de nutrición. No es necesario dejar de comerlos por completo, pero elígelos y determina sus porciones de manera sensata.

La pirámide recomienda limitar el consumo de dulces a no más de 75 calorías al día. En términos prácticos, realiza un promedio semanal. Siempre que puedas, elige los postres más saludables posibles, como una pequeña cantidad de chocolate amargo o de yogur helado bajo en grasas.

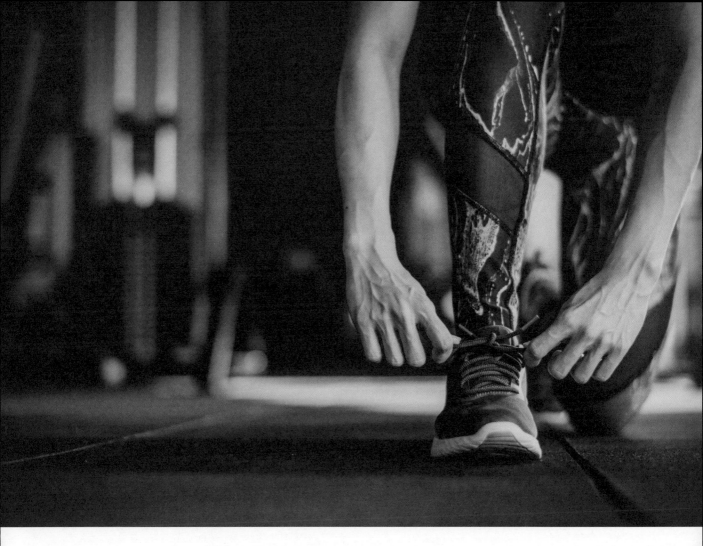

ACTIVIDAD FÍSICA

La pirámide del peso saludable de Mayo Clinic no sólo se enfoca en la comida; incluso recomienda realizar de 30 a 60 minutos de actividad física entre vigorosa y moderada casi todos los días de la semana.

Para saber cómo lograr esta meta, consulta los capítulos 10 y 19.

CAPÍTULO 16

Simplificar las comidas

Cuando comemos en casa, acostumbramos consumir menos calorías; pero para cocinar en casa necesitamos tiempo, que es algo de lo que al parecer siempre carecemos. Para comer delicioso y saludable, y que además nuestras comidas sean sencillas y prácticas, necesitas un buen proceso de planeación, y en este capítulo encontrarás consejos para realizarlo.

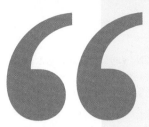

Cuando se trata de comer sano, es elemental tener un plan que incluya un listado de comidas para la semana. Si no tienes un plan de esta índole, la preparación de alimentos se vuelve más difícil y laboriosa, lo que ocasiona que la experiencia de cocinar y comer pueda ser menos disfrutable.

Otra de las claves para tener a la mano comidas sencillas es aprender a aprovechar al máximo tu tiempo y energía en la cocina. Siempre que vayas a cocinar, planéalo por adelantado y prepárate para la semana. Cuanto más eficaz seas, menos tiempo necesitarás para cocinar. De ese modo, en días muy ajetreados o noches complicadas, no necesitarás hacer más que armar la comida porque ya tienes todo listo para hacerlo.

En este capítulo ahondaremos en algunas estrategias simples que harán que la preparación de alimentos sea menos tardada y más disfrutable. Por ejemplo, si vas a picar verduras para la sopa de hoy, corta también unas cuantas para la ensalada de pasta de mañana o para comer verduras al vapor otro día de la semana. Si vas a hornear una pechuga de pollo para la cena, y planeas almorzar un burrito de pollo otro día de la semana, hornea dos pechugas de pollo al mismo tiempo, y deja enfriar la segunda antes de guardarla en el refrigerador.

Si esto te resulta abrumador, empieza con pasos aún más pequeños. Si rara vez cocinas para ti mismo, empieza preparando comidas para 1 o 2 días de la semana, y poco a poco ve haciéndolo con más frecuencia. Pronto te sentirás más confiado en la cocina. Recuerda divertirte, y no tengas miedo a experimentar.

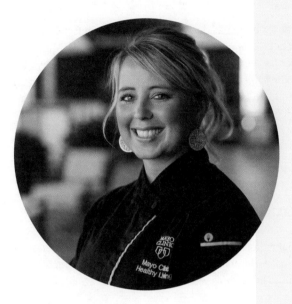

Jennifer A. Welper
Chef, Programa de Vida Saludable
de Mayo Clinic

IR DE COMPRAS

Para preparar comidas saludables, todo inicia en el supermercado, pues no puedes comer (ni preparar) aquello que no tienes en casa.

Así como quieres evitar tener en casa alimentos que saboteen tus esfuerzos por bajar de peso, querrás asegurarte de tener en abundancia alimentos que ayuden a la pérdida de peso.

He aquí algunas estrategias básicas para tener siempre los alimentos adecuados a la mano.

1. Planea por adelantado

Antes de ir al supermercado, decide cuántas comidas prepararás y qué artículos ocuparás para el desayuno, el almuerzo, los refrigerios y la cena. Realiza un inventario de los artículos esenciales de la pirámide, como frutas y verduras frescas, cereales integrales y lácteos bajos en grasas. En la página opuesta encontrarás algunas ideas prácticas.

Al planear, procura elegir recetas que giren en torno a una serie de ingredientes simples. Si sabes que comprarás cebollas y pimientos para hacer fajitas una noche, compra más pimientos y cebollas para hacer pizzas de pan pita otro día de la semana.

De ese modo, no tardarás mucho en el supermercado, pues no tendrás que comprar demasiados ingredientes diferentes.

2. Haz una lista

Tener una lista de cosas a comprar hace que el recorrido a la tienda sea más eficiente y evita que compres impulsivamente. Sin embargo, no se trata de que la lista te impida buscar y probar nuevos alimentos saludables.

Para realizar la lista, básate en tu plan de comidas semanales y asegúrate de que ésta también incluya refrigerios saludables y convenientes.

3. Sé deliberado

Evita caminar por los pasillos de refrigerios procesados y bebidas azucaradas. Recorre sólo las secciones donde se encuentran los alimentos de tu lista: frutas y verduras frescas, lácteos bajos en grasas, carnes, pescados y mariscos.

Recuerda que los alimentos frescos son mejores que los preparados, pues eso te permite controlar los ingredientes que agregas.

Los pasillos llenos de alimentos saludables, como avena, leguminosas, cereales integrales y frutas y verduras enlatadas también son seguros.

4. No vayas de compras cuando tengas hambre

Seamos realistas: es más difícil resistirse a la tentación de comprar refrigerios ricos en grasas y calorías cuando tenemos hambre. Por consiguiente, para no tener un antojo, ve de compras después de haber comido bien. Si por alguna razón tienes que ir de compras con el estómago vacío, toma un vaso de agua o compra una fruta para comerla como refrigerio.

5. Lee las etiquetas de información nutrimental

Revisa las etiquetas de información nutrimental para conocer las porciones que contiene cada paquete y su contenido de calorías, grasas, colesterol y sodio (encontrarás un ejemplo en la página 154). Recuerda que hasta los alimentos bajos en grasas o sin grasas suelen contener muchas calorías.

Compara productos similares para elegir las opciones más saludables.

ESTRATEGIAS PARA AHORRAR TIEMPO

Preparar las comidas en casa no tiene que tomar mucho tiempo. Si lo planeamos con tiempo, podemos incorporar comidas hechas en casa a nuestra apretada agenda.

Ten un plan

Escribe tu plan de comidas para la semana y pégalo en el refrigerador. Eso te ayudará a organizar tus tiempos y a recordar tareas importantes. Tener una estrategia visible todos los días contribuirá a mantener la motivación y no desviarte del camino.

Combina el trabajo de preparación

Si vas a cortar brócoli para un guiso, pica todas las verduras que necesitarás para los siguientes días y guárdalas en recipientes transparentes para que puedas encontrarlas con facilidad cuando las necesites. Haz lo mismo con la carne y otras proteínas.

Al preparar la proteína para una comida, es mejor preparar más para los siguientes días (en la página 155 aprenderás cómo hacerlo).

Otra estrategia para ahorrar tiempo es apartar dos tardes a la semana y un día del fin de semana para dedicarlos a preparar la mayoría de los alimentos. En cada sesión, adelanta trabajo de las comidas de los siguientes 3 o 4 días. Pica, mezcla y cuece tanto como sea posible. Eso te ahorrará tiempo el resto de la semana.

Ten siempre estos alimentos a la mano

Es posible preparar una comida sana en minutos... si tienes los ingredientes necesarios. Al armar la lista de las compras, asegúrate de incluir los siguientes productos:

Frutas y verduras

+ Verduras frescas
+ Verduras ya picadas
+ Verduras congeladas (sin salsas ni ingredientes adicionales)
+ Ensalada en bolsa
+ Frutas frescas
+ Frutas enlatadas (en su propio jugo o en agua)
+ Frutas congeladas
+ Salsa de tomate sin grasas

Cereales integrales

+ Cereal integral para el desayuno
+ Arroz (integral, silvestre, mixto)
+ Avena
+ Pan integral
+ Pan pita integral
+ Pasta integral

Proteínas

+ Frijoles refritos bajos en grasas
+ Frijoles enlatados
+ Atún en agua, bajo en sodio
+ Otros pescados con omega-3
+ Carne blanca de aves, sin piel
+ Tofu
+ Mantequilla de cacahuate sin endulzar

Lácteos

+ Yogur bajo en grasas o libre de grasas
+ Queso bajo en grasas o libre de grasas
+ Queso crema bajo en grasas
+ Leche descremada o semidescremada

Alimentos sin lácteos

+ Yogur de coco o de soya
+ Leche de soya, arroz o almendra
+ Quesos veganos

¿Qué buscar en las etiquetas de información nutrimental?

1. Revisa cuál es el tamaño de la porción

¿Cuántas porciones trae el recipiente? Una porción puede ser más pequeña de lo que imaginas.

2. Checa cuántas calorías tiene una porción

› 40 calorías es bajo
› 100 calorías es moderado
› 400 calorías o más es alto

3. Consulta cuál es el porcentaje de la dosis diaria recomendada*

5 % o menos es bajo. Opta por alimentos bajos en grasas saturadas, grasas *trans*, colesterol y sodio.

› Limita los nutrientes marcados con verde

20 % o más es alto. Opta por alimentos ricos en vitaminas, minerales y fibra.

› Obtén suficientes cantidades de los nutrientes marcados con naranja

4. Revisa la lista de ingredientes

Los ingredientes están ordenados por volumen. Cuanto más al inicio de la lista se encuentre, más presente está en el alimento. Asegúrate de que el azúcar no sea uno de los primeros ingredientes mencionados; puede aparecer con varios nombres, incluido el de jarabe de maíz alto en fructosa.

* El porcentaje de la dosis diaria recomendada se refiere a cuánto contribuye un nutriente en una porción del alimento a la dieta diaria, siguiendo como referente general un consumo diario de 2 000 calorías. En el ejemplo que aquí se muestra, el objetivo recomendado de fibra dietética es 28 gramos, por lo que 4 gramos representan 14 % de la dosis diaria recomendada.

Adaptado de Administración de Alimentos y Medicamentos (FDA), 2016.

Información nutrimental

1

8 porciones por paquete

Tamaño de la porción   **2/3 de taza (55 g)**

2

Cantidad por porción

Calorías   **230**

% de la dosis diaria recomendada*

3

Grasas totales 8 g	**10%**
Grasa saturada 1 g	**5%**
Colesterol 0 mg	**0%**
Sodio 160 mg	**7%**
Carbohidratos totales 37 g	**13%**
Fibra dietética 4 g	**14%**
Azúcares totales 12 g	
Incluye 10 g de azúcares añadidos	**20%**
Proteína 3 g	

3

Mitamina D 2 mcg	10%
Calcio 260 mg	20%
Hierro 8 mg	45%
Potasio 235 mg	6%

* El porcentaje de la dosis diaria recomendada se refiere a cuánto contribuye un nutriente en una porción del alimento a la dieta diaria, siguiendo como recomendación general un consumo diario de 2 000 calorías.

4

INGREDIENTES: HARINA ENRIQUECIDA (HARINA DE TRIGO, GLUCONATO DE CALCIO, HIERRO REDUCIDO, ÁCIDO ASCÓRBICO, ÁCIDO RETINOICO), HARINA GRAHAM, AZÚCAR DE CAÑA ORGÁNICO, ACEITE DE ALGODÓN PARCIALMENTE HIDROGENADO, MELAZA, AGENTE FERMENTADOR (CARBONATO DE SODIO), SAL DE MAR, SABORIZANTE ARTIFICIAL

Atajos en la cocina

Preparar alimentos en grandes cantidades sirve para ahorrar tiempo. Con los siguientes consejos podrás pasar menos tiempo en la cocina.

 Proteínas

Prepara pollo, pescado u otra carne magra para dos comidas en una sola sesión. Emplea la mitad de la proteína para la cena de hoy, y pon lo demás en un recipiente poco profundo para guardarlo en el refrigerador. Úsalo en los siguientes 3 o 4 días. En el caso de cualquier carne, recaliéntala hasta que alcance una temperatura interna de 75 °C para asegurarte de que su consumo sea seguro.

 Papas

Si piensas comer papas en dos comidas durante la semana, córtalas todas al mismo tiempo y guárdalas en el refrigerador en recipientes llenos de agua fría. Cuando las requieras, sécalas con una toalla y cuécelas como acostumbras hacerlo.

 Arroz integral

El arroz integral es apetitoso, saludable y saciante, pero tarda alrededor de 50 minutos en cocerse. Para ahorrar tiempo, cocina bastante. Una vez que esté listo, extiéndelo sobre una charola para hornear y deja que se enfríe. Luego, almacena porciones de ½ taza en bolsas resellables y guárdalas en el congelador. Para recalentarlo, calienta agua en un tazón en el microondas y remoja el arroz en el agua caliente para que se caliente bien; luego, escurre el agua.

 Pasta

Si vas a hacer pasta para cenar, cocina más para después. Puedes guardar la pasta sobrante en el refrigerador durante 1 o 2 semanas. Si hiciste espagueti con salsa marinara para una noche, otra noche sazona la pasta restante con un poco de aceite de ajonjolí, aceite de soya y verduras para saltear, de modo que tengas un *lo mein* casero.

Para medir las cantidades de pasta, saca los fideos de una caja que diga que tiene ocho porciones y divídelos en 16 porciones iguales. Guarda cada una de las 16 porciones en bolsas de plástico individuales. Según la pirámide del peso saludable de Mayo Clinic, una bolsa equivale a una porción.

Reutiliza ingredientes

Ahorra tiempo planeando dos comidas en torno a ingredientes parecidos. Por ejemplo, si vas a hacer arroz integral con zanahorias, ejotes y calabacín salteados, ¿por qué no empleas esos mismos ingredientes para hacer una reconfortante sopa de arroz otro día?

De ese modo, puedes preparar el doble de arroz y verduras para los dos guisos. Aunque ambos guisos tengan algunos de los mismos ingredientes, incorporan diferentes sabores y texturas. Piensa en otros guisos que te gusten que tengan ingredientes similares y ponlos en el menú de una misma semana.

Haz de más y congélalo

Si vas a elaborar algún guiso muy laborioso, prepara más porciones y congélalas para recalentarlas después. Esto se puede realizar con varios guisos y salsas.

Además, es buena opción para alimentos individuales, como pechugas de pollo empanizadas o pizzas de pan pita sin hornear. Haz las porciones adicionales y ponlas en una charola para hornear en el congelador. Una vez que se hayan congelado del todo, envuélvelas en plástico para comerlas más tarde.

De ese modo, puedes sacar lo que necesites y hornearlo en otra ocasión. Para que conserve el sabor y la textura, colócalo en el horno aún congelado y hornéalo a una temperatura elevada (entre 200 y 220 °C).

Usa el congelador de manera consciente

Congelar comida adicional te ahorrará mucho tiempo a la larga, pero no la congeles y te olvides de ella. Planea usar la comida que vayas a congelar. Por ejemplo, si congelas pechugas de pollo empanizadas para varias semanas, utiliza una cada semana durante el siguiente mes.

La regla de oro es usar los alimentos congelados en el transcurso de los siguientes seis meses. Ponles etiquetas con la fecha y elabora una lista de los contenidos del congelador. Con regularidad revisa lo que hay en el congelador y desecha cualquier cosa que no puedas identificar o que lleve ahí demasiado tiempo.

Implementa un sistema

Establece una rutina en torno a los horarios de comida. Puedes hacerte el hábito de encender el horno tan pronto llegues a casa del trabajo. Haz partícipes a tus familiares y amigos para que sea más divertido. Tal vez tu hijo mayor puede combinar los ingredientes preparados, mientras tú ayudas a la hija menor con su tarea. Cocinar juntos no sólo les dará una oportunidad para reforzar sus vínculos, sino que, además, sirve para inculcarles habilidades y hábitos saludables.

Aprovecha los ingredientes de la cena en el almuerzo

Planea de modo intencional que sobre algo de la cena. Ahorrarás tiempo si cocinas dos guisos a la vez. Las sobras conforman un excelente almuerzo. Si quieres más variedad, utiliza los ingredientes de la cena de una forma distinta. Aprovecha la tortilla que sobró de los tacos de la cena para hacerte un burrito para el almuerzo. Rebana la pechuga de pollo a la parrilla sobrante para elaborar un sándwich o una ensalada.

Formas saludables de preparar los alimentos

Para cocinar sano no hay que ser un chef gourmet ni invertir en utensilios sofisticados. Basta con usar los métodos de cocción tradicionales para preparar los alimentos de forma saludable. Incluso puedes adaptar las recetas que conoces al sustituir las grasas, los azúcares y la sal por otros ingredientes (ver página 157).

Usa estos métodos

Los siguientes métodos sirven para capturar el sabor y retener los nutrientes de los alimentos sin agregarles muchas grasas o sal.

+ **Al horno.** Además de servir para hacer panes y pasteles, en el horno podemos cocinar pescados y mariscos, aves, carnes magras, verduras y frutas de tamaño uniforme. Coloca los ingredientes en una charola (ya sea cubierta o descubierta) y métela al horno. Si acostumbras comer cosas fritas, hornear la comida es una buena opción.
+ **Asado o a la parrilla.** Asar o cocinar a la parrilla implica exponer trozos muy delgados de comida al calor directo, lo que permite que suelte las grasas. Si vas a cocinar en una parrilla externa, coloca alimentos pequeños, como las verduras picadas, sobre una canasta para parrilla o envueltos en papel aluminio para evitar que se resbalen entre las rejillas. Para asar en interiores, emplea una parrilla sobre la estufa. Puedes usar también la modalidad de asador del horno (que calienta los alimentos desde arriba).
+ **Rostizado.** Para rostizar se emplea el calor seco del horno a altas temperaturas para cocinar productos colocados en charolas para hornear. Es una buena opción, al igual que el horneado, para evitar los alimentos

Adaptar las recetas

Si la receta dice...	Trata de sustituirlo por...
Mantequilla Margarina Manteca Aceite	+ Para sándwiches: cambia por rebanadas de tomate, cátsup o mostaza. + En la estufa: saltea los alimentos en caldo o usa pequeñas cantidades de aceite saludable, como de oliva, canola o cacahuate, o emplea un aerosol de cocina. + En adobos: sustituye por jugo de fruta diluido, vino o vinagre balsámico. + En pasteles y panes: cambia la mitad de la grasa o del aceite por la misma cantidad de yogur sin azúcar y bajo en grasas, puré de ciruela pasa o sustitutos comerciales de grasa. + Para evitar que las cosas horneadas queden densas, desinfladas o pastosas: no sustituyas la mantequilla o la manteca por aceite ni reemplaces la margarina regular por margarina batida o en tubo.
Carne	Opta por carnes magras. En las sopas, los chilis o los sofritos, cambia la mayor parte de la carne por verduras o frijoles. Como plato fuerte, el trozo de carne no debe ser más grande que una carta de baraja.
Leche entera (regular o evaporada)	Leche descremada o semidescremada, o leche evaporada baja en grasas.
Huevo entero (yema y clara)	¼ de taza de sustituto de huevo o dos claras de huevo para el desayuno o en las cosas horneadas.
Crema agria Queso crema	Variedades bajas en grasas para usarlas en salsas y aderezos. Las variedades bajas en grasas o libres de grasa no funcionan bien en las cosas horneadas.
Azúcar	En la mayor parte de los productos horneados se puede reducir la cantidad de azúcar hasta la mitad sin afectar la textura o el sabor, pero no utilices menos de ¼ de taza de azúcar por cada taza de harina para evitar que queden secos.
Harina blanca	Sustituye la mitad o más de la harina blanca con harina integral.
Sal	+ Usa hierbas (1 cucharada fresca = 1 cucharadita deshidratada = ¼ de cucharadita en polvo). Añádelas hacia el final, y no abuses de ellas. Siempre puedes agregar más si es necesario. + La sal es indispensable al hornear alimentos con levadura. Por lo demás, puedes reducir la sal a la mitad al hacer galletas o barritas. La sal no es necesaria al hervir pasta.

fritos. En el caso de las aves, los pescados, los mariscos y la carne roja, coloca una rejilla sobre la charola para hornear, de modo que puedan soltar la grasa mientras se cuecen. Rostizar verduras también brinda un complemento saludable a las comidas. Rocíales un poco de aceite o pon unas gotas de aceite a la charola para hornear antes de colocar las verduras.

+ **Salteado.** Saltear los alimentos permite cocinar trozos pequeños en una sartén poco profunda. Si eliges una sartén antiadherente de buena calidad, como una sartén anodizada, podrás cocinar sin bastante grasa. Calienta la sartén a fuego alto durante unos cuantos minutos antes de incorporar los ingredientes. Una vez que agregues la comida, revuélvela cada 30 segundos. Dependiendo de la receta, puedes utilizar caldo bajo en sodio, aceite en aerosol, agua o vino en lugar de aceite o mantequilla. Para saltear, sellar y sofreír, los instrumentos de cocina anodizados son los mejores porque no requieren grandes cantidades de aceite.

+ **A las brasas.** Con esta técnica, la superficie de los alimentos se dora rápidamente a alta temperatura. Conserva el sabor y agrega una textura crujiente a las carnes y otras proteínas. Calienta una sartén a fuego alto y utiliza una pequeña cantidad de aceite para obtener una costra dorada. Este método funciona bien con todo tipo de carnes, incluidas aves, pescado y carne magra. Algunas proteínas de origen vegetal como el tofu y el tempeh también se pueden poner a las brasas.

+ **Salteado rápido o sofrito.** Sofreír es similar a saltear pero cocina los alimentos más rápido. Funciona mejor con trozos de comida pequeños y de tamaño uniforme que se revuelven rápida y continuamente en un wok o en una sartén antiadherente grande. Sólo necesitas una pequeña cantidad de aceite o aceite en aerosol para este método de cocción.

+ **Al vapor.** Una de las técnicas de cocción más simples de aprender es cocer la comida al vapor en un canasto perforado o canasto de bambú suspendido sobre líquido hirviente. Una gran variedad de verduras, así como de pescados y aves, se pueden cocinar al vapor. Si empleas un líquido lleno de sabor o le agregas hierbas al agua, le darás más sabor a la comida conforme se cocina.

Nuevas formas de sazonar la comida
En lugar de usar sal o mantequilla, puedes resaltar el sabor de los alimentos con una gran variedad de hierbas, especias y condimentos bajos en grasas como vinagres, jugos cítricos y adobos o salsas. ¡No temas utilizar tu creatividad!

Por ejemplo, puedes sazonar una pechuga de pollo asada con salsa fresca. Además, puedes darles más sabor a las carnes con adobos bajos en grasas o especias como hojas de laurel, chile triturado, mostaza en polvo, ajo, jengibre, pimienta cayena, comino, salvia, mejorana, cebolla, orégano, pimienta o tomillo.

En la página 161 encontrarás recetas de adobos útiles que mejorarán el sabor de tus guisos.

Los aceites de canola y de oliva son dos de las opciones más saludables para elaborar mariscos, pollo y carne, o como aderezos de ensalada.

Para variar el sabor, intenta añadir pequeñas cantidades de aceites con mucho sabor, como aceite de coco o aceites hechos de nueces y semillas (como los de nuez de Castilla o de ajonjolí). Ponle un poco a la sartén o rocíale un poco a las ensaladas y los guisos para darles un sabor adicional.

Otra forma de mejorar los aderezos, los adobos, las verduras y los guisos es con un poco de vinagre balsámico, vino o vinagre de arroz.

Para resaltar el sabor de los productos horneados (pasteles, tartas, etcétera), agrega un poco más de vainilla, canela o nuez moscada, en lugar de más azúcar.

APRENDE A MEZCLAR Y COMBINAR

Al cocinar es fácil caer en la monotonía, pues tendemos a elaborar las mismas cosas una y otra vez. Pero, por lo regular, el problema es que no sabemos cómo mezclar y combinar los alimentos.

No es necesario comprar muchos alimentos ni ingredientes para darles variedad a tus comidas. A continuación, encontrarás algunos consejos para combinar diferentes alimentos e ingredientes, y salir de la monotonía de una vez por todas.

Mezcla y combina guisos
No existe una forma correcta o incorrecta de combinar guisos. Experimenta y déjate guiar por tus papilas gustativas. Tal vez descubras nuevos sabores favoritos.

Consulta la tabla de la página 159, en donde verás sugerencias para combinar distintas carnes, pescados y mariscos con diferentes salsas. Añade una porción de carbohidratos y una de verduras, y tendrás un guiso listo.

Empieza con los siguientes ejemplos:

Prueba 1 de estas carnes	con 1 de estas salsas	más 1 de estos carbohidratos	y una porción grande de verduras
+ Solomillo de ternera	+ BBQ	+ Arroz integral	+ Espárragos
+ Pechuga de pollo	+ Hoisin	+ Pilaf de arroz integral	+ Germen de soya
+ Carne de res molida	+ Marinara	+ Calabaza de invierno	+ Remolacha (betabel)
+ Lomo de cerdo molido	+ Marsala	+ Puré de papa o papa al horno con cáscara	+ Pimientos
+ Pechuga de pavo molida	+ Teriyaki	+ Pasta integral	+ Brócoli
+ Lomo de cerdo		+ Bastones de papa o de camote al horno	+ Coles de Bruselas
+ Pechuga de pavo		+ Camote horneado con cáscara	+ Col
		+ Pan integral	+ Zanahorias
		+ Cuscús integral	+ Coliflor
Prueba estos pescados y mariscos	**con 1 de estas salsas**	+ Tortillas integrales	+ Pepino
+ Bacalao	+ Aderezo italiano bajo en grasas		+ Berenjena
+ Fletán	+ Limón y eneldo		+ Ejotes
+ Salmón	+ Scampi		+ Lechuga
+ Vieiras	+ Ajonjolí y jengibre		+ Champiñones
+ Robalo	+ Salsa agridulce de mango o piña		+ Chirivías
+ Camarones	+ Teriyaki		+ Chícharos japoneses
+ Tilapia	+ Vino blanco		+ Espinaca
+ Atún			+ Calabaza de invierno
			+ Nabo
			+ Calabacín

+ **Día 1.** Asa una pechuga de pollo y sazónala con un poco de salsa BBQ. Sírvela con una papa al horno y espárragos a la parrilla.

+ **Día 2.** Haz albóndigas con pechuga de pavo molida. Una vez cocidas, cúbrelas con salsa marinara. Sírvelas sobre pasta integral, acompañadas de coles de Bruselas o calabacines rostizados.

+ **Día 3.** Saltea unos camarones y sazónalos con salsa teriyaki. Sírvelos con un sofrito de pimientos, zanahorias y brócoli, acompañado de arroz integral.

+ **Día 4.** Prepara tacos hechos de carne molida baja en grasas. Sirve la mezcla de carne sobre una tortilla de harina integral y agrega lechuga, tomate), cebolla y pimiento.

+ **Día 5.** Sella un trozo de atún o hazlo a la parrilla. Sírvelo con salsa de mango, acompañado de bastones de camote horneados y ejotes y zanahorias al vapor.

Mezcla y combina ensaladas

Las ensaladas son una excelente forma de incluir más frutas y verduras en tu dieta.

Quizá pienses que una ensalada no es más que lechuga y tomate con crutones (del francés *croûton*) y aderezo. Pero puede ser mucho más que eso, y existen muchas formas de preparar ensaladas deliciosas y saludables. La próxima vez que comas ensalada no temas experimentar. En la siguiente tabla encontrarás algunas sugerencias útiles. Para preparar una ensalada sabrosa y nutritiva, elige uno o más ingredientes de cada columna.

Por ejemplo, puedes elaborar una ensalada con arúgula y lechuga, acompañada de frijoles negros, tomate, pepino, pimiento naranja, semillas de girasol y queso parmesano rayado, aderezada con vinagre balsámico y aceite de oliva.

¡Las combinaciones son infinitas!

Prueba 1 de estas hortalizas	con 1 de estas verduras	y 1 de estas proteínas	y 1 de estos ingredientes extra	y 1 de estos aderezos
+ Arúgula	+ Alcachofas	+ Frijoles negros	+ Crutones	+ Vinagre balsámico
+ Kale tierno	+ Remolacha (betabel)	+ Pechuga de pollo	+ Fruta deshidratada	+ Cilantro y limón
+ Lechuga Bibb	+ Pimientos	+ Edamame	+ Fruta	+ César light
+ Col	+ Brócoli	+ Tofu extra firme	+ Quesos maduros	+ Italiano light
+ Hoja de lechuga	+ Zanahoria	+ Garbanzos	+ Nueces	+ Ranch bajo en grasas
+ Lechuga romana	+ Coliflor	+ Huevo cocido	+ Semillas	+ Vinagreta baja en grasas
+ Espinaca	+ Pepino	+ Frijoles		+ Aceite de oliva
+ Mezcla de lechugas	+ Champiñones	+ Carne molida magra		+ Otros vinagres
	+ Cebolla	+ Salmón		+ Salsa
	+ Chícharos	+ Camarones		
	+ Rábanos	+ Pechuga de pavo		
	+ Tomate			

Adobos supersabrosos

Las siguientes recetas te permitirán crear adobos básicos que puedes emplear para darles más sabor a las carnes, los pescados y mariscos e incluso a las verduras.

Adobo de hierbas

2 cucharadas de tomillo fresco picado
2 cucharadas de romero fresco picado
2 cucharadas de perejil fresco picado
1 cucharada de ajo fresco triturado
1 cucharada de cebolla en polvo
1 cucharada de sal
1 cucharada de aceite de oliva

Mezcla todos los ingredientes en un tazón mediano. Cubre el adobo sobre la carne de tu elección. Sella la carne por ambos lados, entre 2 y 4 minutos. Baja la temperatura y sigue cociendo hasta que alcance la temperatura interna adecuada. Va de maravilla con pollo, res o cerdo.

Adobo souvlaki

2 cucharadas de aceite de oliva
1 cucharada de ajo triturado
1 cucharada de orégano fresco, picado
1 cucharadita de sal kosher
½ cucharadita de pimienta negra molida

Combina los ingredientes y, con la mezcla, baña las carnes, pescados o mariscos antes de cocinarlos, o viértela sobre verduras antes de rostizarlas.

Adobo BBQ

⅓ de taza de pimentón
¼ de taza de azúcar mascabado
2 cucharadas de pimienta negra molida
2 cucharadas de sal
2 cucharaditas de mostaza en polvo
2 cucharaditas de pimienta cayena

Este adobo se puede hacer por adelantado y almacenar en un recipiente hermético. Se lleva de maravilla con cerdo, res y pollo.

Adobo de hierbas italianas

2 cucharadas de albahaca deshidratada
2 cucharadas de orégano deshidratado
1 cucharada de polvo de ajo
1 cucharada de polvo de cebolla
1 cucharadita de hinojo en polvo
1 cucharadita de sal
¼ cucharadita de pimienta

Este adobo también se puede hacer por adelantado. Va mejor con pollo, cordero, lomo de cerdo y verduras.

CAPÍTULO 17

Comer fuera de casa

Comer fuera de casa es conveniente y, a veces, indispensable… además de ser divertido. Pero cuanto más comamos fuera de casa, más factible es que subamos de peso. Si adoptamos ciertos hábitos saludables, podremos disfrutar una buena comida fuera de casa sin preocuparnos por subir de peso. Para lograrlo, es fundamental tomar decisiones razonadas.

A los estadunidenses nos gusta comer fuera de casa. De hecho, nunca en la historia habíamos comido fuera con tanta frecuencia: ¡entre 4 y 5 veces por semana!

Según información reciente del Departamento de Comercio de Estados Unidos, en estos tiempos gastamos más dinero en restaurantes que en el supermercado, lo cual no es bueno ni para nuestra salud ni para nuestra cintura. Por eso es menos factible que tomemos decisiones saludables al comer fuera de casa que al comer en casa.

Datos recientes demuestran que la comida promedio en un restaurante de cadena contiene alrededor de 1300 calorías. Si tu meta diaria es consumir 1200 calorías, una sola comida en un restaurante de este tipo te brindará más calorías de las que esperabas ingerir en todo el día.

Es poco realista sugerir que no comas fuera de casa, pues es divertido y conveniente. Pero todos nos beneficiaríamos si no comiéramos fuera con tanta frecuencia. Resérvalo para una ocasión especial, y cuando comas fuera procura comer lo más saludable del menú. En lugar de las típicas 1300 calorías, aspira a comer algo con menor contenido calórico. Hoy día, en muchos lugares, los restaurantes de cadena están obligados a mencionar el contenido calórico de sus comidas, lo que ayuda un poco a tomar una decisión sensata.

En este capítulo encontrarás consejos y sugerencias para tomar buenas decisiones alimenticias al comer fuera de casa. Descubrirás que puedes tomar medidas sensatas sin dejar de disfrutar al máximo la experiencia.

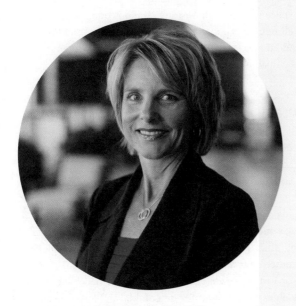

Kristine R. Schmitz, RDN, LD
Nutrición clínica

Sí, es posible cenar fuera de casa sin sabotear tu plan de reducción de peso. Sin embargo, debes abordarlo con astucia. Salir a cenar no significa que debas olvidar las reglas que sigues en casa, pero tampoco significa que deba ser una experiencia poco disfrutable. Aunque estés esforzándote por bajar de peso, puedes saborear una comida deliciosa y pasarla bien al comer fuera de casa.

Recuerda que comer fuera de casa no sólo incluye las comidas que hacemos en restaurantes. La comida que consumimos en cafeterías, tiendas de conveniencia o reuniones sociales también entran en esta categoría. Y, como de costumbre, la clave está en elegir los alimentos adecuados.

PLANEA POR ADELANTADO

Si vas a comer fuera de casa, estar preparado marcará la diferencia. El camino al éxito inicia desde antes de salir por la puerta de tu hogar.

Contempla tus opciones. Si no tienes mucho tiempo, quizá lo más viable sea ir a un restaurante de comida rápida, pero toma en cuenta que también existen otras opciones. Puedes pasar a una tienda de conveniencia y comprar algo de fruta, una ensalada lista para comer o un sándwich pequeño. Si tienes tiempo para hacer una comida más relajada, pasa a un restaurante con opciones bajas en calorías y muchas frutas y verduras en el menú.

Busca en internet. Revisa los menús de los restaurantes que planees visitar, pues tal vez no sea tan fácil leer tus opciones cuando estés ahí. Al realizar la búsqueda en internet puedes identificar los restaurantes que ofrecen guisos que van con tu plan alimenticio. Incluso se presentan restaurantes que ofrecen información nutrimental de sus guisos. Además, puedes usar la herramienta de búsqueda de alimentos de la plataforma digital de la dieta Mayo Clinic para conocer las porciones y la información nutrimental de algunos guisos de restaurantes populares. Si éste ofrece información sobre el contenido calórico de sus guisos, opta por alguno que provea entre 500 y 600 calorías. Incluso revisa las entradas bajas en calorías y las guarniciones saludables.

Come un refrigerio por adelantado. Si irás a cenar con tus amigos, come algo 1 o 2 horas antes de salir de casa. De ese modo, no llegarás con hambre al restaurante ni sentirás la tentación de pedir más comida de la necesaria. También

será menos probable que te sacies con salsa y totopos o con el pan que ponen en la mesa antes de servir los guisos.

Planea el día. Si sabes que harás una de tus comidas fuera de casa, procura que las otras sean más ligeras.

No comas con prisa. Aunque tengas un día muy atareado, dedica tiempo a sentarte y comer. Si comes mientras conduces, quizá comas mucho y muy rápido, y que tomes decisiones alimenticias poco saludables. (Es difícil comer ensalada cuando tienes las manos en el volante.) En resumen: te sentirás culpable y frustrado después.

COMER EN RESTAURANTES DE COMIDA RÁPIDA

En todas partes existen restaurantes de comida rápida porque son muy populares, ya que, entre otras cosas, nos ofrecen comida en poco tiempo cuando tenemos prisa.

Sin embargo, no es buena idea comer en restaurantes de comida rápida con regularidad, en especial porque suelen ofrecer guisos hipercalóricos y porciones muy grandes. Eso no significa que debas evitarlos por completo; sólo elige tus alimentos de forma razonable.

Por fortuna, cada vez es más sencillo hacer elecciones saludables en restaurantes de comida rápida y otras cadenas restauranteras. La Administración de Alimentos y Medicamentos (FDA) de Estados Unidos ha establecido nuevas regulaciones para el etiquetamiento de los alimentos en las cadenas de restaurantes (para mayor información al respecto, consulta la página 165).

Toda la comida rápida y las cadenas de restaurantes que tienen por lo menos 20 sucursales están obligadas por ley a brindar información nutrimental sobre los guisos que ofrecen en sus menús o anuncian en sus pizarras. También estas regulaciones son aplicables para las ventanillas de autoservicio, alimentos que se venden en panaderías y cafeterías, y varias máquinas expendedoras.

DESCUBRIR LAS PISTAS

Sin importar dónde te alimentes (ya sea un restaurante de comida rápida o uno convencional) busca pistas (ciertas palabras) en el menú que den indicios de cómo preparan los alimentos.

Por ejemplo, palabras como *empanizado*, *a la crema*, *relleno* o *frito* son indicativos de que se agregan calorías durante

Qué comer y qué no comer

La próxima vez que vayas a un restaurante de comida rápida, presta atención a los contenidos calóricos. Dedicar algunos minutos a comparar los artículos del menú puede traer muchas ventajas. Veamos los siguientes ejemplos (y su contenido calórico) de las cadenas más populares.

McDonald's

Hamburguesa de pollo Deluxe Crispy (530) con papas fritas grandes (490)	VS.	Hamburguesa McChicken (400) con rebanadas de manzana (15)
Total: 1 020 calorías		Total: 415 calorías

Subway

Sub de 30 cm de albóndigas marinara (900) con papas fritas (230) y galleta (220)	VS.	Sub de verduras de 15 cm (240) con tazón de sopa de frijoles (200) y rebanadas de manzana (35)
Total: 1 350 calorías		Total: 475 calorías

Burger King

Whopper Doble con queso (980) y malteada de vainilla (580)	VS.	Ensalada de pollo crujiente, sin aderezo (440) y té dulce de 600 ml (120)
Total: 1 560 calorías		Total: 560 calorías

Starbucks

Mocha chocolate blanco de 600 ml con leche descremada (440) y crema batida (70)	VS.	Mocha café de 350 ml con leche descremada, sin crema batida (190)
Total: 510 calorías		Total: 190 calorías

Olive Garden

Camarones Alfredo (1 450) con dos panes de ajo (280)	VS.	Salmón asado a las finas hierbas (460) y ensalada de la casa con aderezo bajo en grasas (100)
Total: 1 730 calorías		Total: 560 calorías

Taco Bell

2 burritos Supreme (780) y 4 piezas de Cinnabon Delights (320)	VS.	2 Crunchy Taco Supreme (380) con cinnamon twists (170)
Total: 1 100 calorías		Total: 550 calorías

Applebee's

Filete Bourbon Street con puré de papas (820) y ensalada César (230)	VS.	Top sirloin de 170 gramos con puré de papas y brócoli al vapor (580)
Total: 1 050 calorías		Total: 580 calorías

Fuente: Información nutrimental de los restaurantes McDonald's, Subway, Burger King, Starbucks, Olive Garden, Taco Bell y Applebee's, 2021.

la preparación. Opta por alimentos *a la plancha, horneados o al vapor*. ¿El menú no dice cómo se elabora el guiso? No temas preguntárselo al mesero.

El tipo de carne también puede marcar la diferencia. Los guisos hechos con salchichas, por ejemplo, tendrán más grasas y calorías que los elaborados con carnes más magras, como pechuga de pollo al horno.

Los ingredientes que se añaden a los guisos al prepararlos, como el aceite o la mantequilla, agregan calorías ocultas. Incluso lo hacen otros ingredientes que se utilizan para resaltar el sabor, el color o la textura de los alimentos, como las salsas, los *toppings* (coberturas) y los aderezos.

El problema es que no siempre sabemos que existen esas calorías ocultas. Por eso, la gente que acostumbra comer fuera de casa tiene dificultades para bajar de peso, pues cree que está comiendo algo saludable, pero no es consciente de las calorías ocultas.

Además, debemos poner atención en cierto vocabulario engañoso, el cual nos hace pensar que el guiso es sano, pero en realidad podría estar repleto de calorías ocultas. Algunos ejemplos de este tipo de palabras son *gourmet* o *casero*.

Si no sabes bien cómo se prepara algún guiso del menú o qué ingredientes lleva, pregúntaselo al mesero o al chef.

LIDIAR CON TODO LO ADICIONAL

Cuando te alimentas fuera de casa, sobre todo en restaurantes, la elección del guiso fuerte es apenas la mitad de la batalla.

Pero ¿qué pasa con los otros productos que vienen antes, durante y después? Aunque ordenes algo saludable, las otras decisiones podrían desviarte del camino.

+ **Entradas.** Si vas a pedir una entrada evita cualquier cosa que esté frita o empanizada, pues suelen tener muchas calorías. Opta por rollos primavera frescos, hechos con papel arroz, o *dumplings* al vapor, en lugar de rollos primavera o *wontons* fritos. La regla de oro es pedir una entrada que contenga sobre todo verduras, frutas o pescado. Una buena opción es fruta fresca o coctel de camarón con limón. Evita las frituras (unas 20 piezas con dos cucharadas de salsa contienen alrededor de 300 calorías).

+ **Sopas.** Lo mejor es elegir sopas de caldo, verduras o tomate. Las cremas y sopas espesas suelen tener un mayor contenido calórico.

+ **Panes.** Los panqués, el pan de ajo y los *croissants* tienen más grasa y calorías que los panes integrales, los palitos de pan y las galletas saladas. Para evitar la tentación, pídele al mesero que no coloque una canasta de pan en tu mesa.

+ **Ensalada.** Lo ideal es elegir ensaladas de lechuga o espinaca con vinagreta o aderezo bajo en grasas (servido aparte). En la medida de lo posible, evita los ingredientes extra que agreguen muchas calorías, como el queso y los crutones. Las ensaladas hechas con mayonesa (como la de papa o la de macarrones) suelen tener un mayor contenido calórico (en la página 169 encontrarás más consejos para elegir las mejores ensaladas).

+ **Guarniciones.** Opta por verduras al vapor, fruta fresca, arroz integral, una papa al horno o papa hervida en lugar de ingredientes más calóricos, como aros de cebolla y papas fritas. Inclínate por el arroz al vapor en lugar del arroz frito.

+ **Condimentos.** Pide los condimentos por separado para controlar las cantidades que usas en tus alimentos. Limita el consumo de aditivos cremosos y ricos en grasas, como mayonesa, mantequilla o salsa Alfredo. Algunas buenas alternativas son: mostaza, pepinillos triturados, pimienta, salsa y jugo de limón. Otras buenas opciones son las salsas elaboradas con tomate, ajo y cebolla (marinara); las salsas a base de vino (Marsala) y las hechas con tomates, hierbas finas y algo de vino (cacciatore).

+ **Bebidas.** Los refrescos, las bebidas de café endulzadas y las bebidas con alcohol añaden muchas calorías de golpe a cualquier comida en un restaurante. Elige algo sin calorías, como agua o té o café sin endulzar. Si pides una bebida alcohólica, evita los cocteles, que tienen más calorías. Para saber más sobre el contenido calórico del vino, la cerveza y los licores consulta la página 137.

+ **Postre.** Termina de comer antes de pensar en ordenar el postre. Quizá, para entonces, ya ni siquiera se te antoje. Si solicitas postre, considera compartirlo con alguien más. Las nieves y sorbetes son buenas opciones de postres saludables.

Guía para comer fuera de casa

En vez de ordenar esto:	Ordena esto:
Alimentos fritos, empanizados o capeados	+ A la parrilla
	+ Horneados
	+ Asados con mantequilla
	+ Rostizados
	+ Al vapor
	+ Pochados
Papas a la francesa, aros de cebolla y otras guarniciones fritas	+ Verduras al vapor
	+ Ensalada con vinagreta
	+ Fruta fresca
Salsa Alfredo u otras salsas cremosas	+ Salsas a base de tomate o vino
Aderezos de ensalada cremosos	+ Aderezos de vinagre y aceite
Sopas cremosas	+ Caldos con verduras
	+ Sopa de tomate o de verduras
Mayonesa, mantequilla, crema y salsa tártara	+ Mostaza
	+ Jugo de limón
	+ Hierbas y especias
	+ Pimienta
	+ Salsa
Bebidas endulzadas	+ Agua con una rebanada de limón
	+ Leche descremada
	+ Té o café sin endulzar
Cocteles con alcohol	+ Vino
	+ Cerveza baja en calorías
Pastel, tarta, pay de queso o helado	+ Sorbete o nieve
	+ Galleta dulce pequeña
	+ Rebanada pequeña de bizcocho

¿Qué hay del café?

Si estás intentando disminuir tu consumo de calorías, una taza de café negro siempre será la mejor opción, pues sólo tiene dos calorías... y nada de grasas.

El problema es que no a todos le gusta el café negro, de modo que muchas cafeterías ahora ofrecen bebidas de café que contienen muchos ingredientes extra. Y apenas una cucharada de estos ingredientes puede agregarle muchas calorías a tu bebida:

+ Crema batida: 51 calorías
+ Azúcar de mesa: 49 calorías
+ Leche semidescremada: 18 calorías
+ Leche descremada: 5 calorías

Cuando vayas a tu cafetería local, consulta la información nutrimental de su menú antes de ordenar. Algunas bebidas son más bien un postre y contienen muchas calorías.

Está bien permitirse una indulgencia ocasional, pero recuerda que, si estás queriendo bajar de peso, todas las calorías cuentan... incluso las que vienen en forma líquida.

OTRAS ESTRATEGIAS ÚTILES

Comer fuera de casa suele conllevar otros desafíos, incluidas las ganas de comer más de lo que necesitas y el impulso de dejar el plato limpio, en especial cuando las porciones son demasiado grandes para una sola comida.

Por desgracia, en la mayoría de los restaurantes se sirven porciones muy grandes, cosa que a la gente le gusta porque siente que vale la pena lo que paga. El problema es que, si te sirven más, por lo común comes más, aunque puedas sentir la misma saciedad comiendo menos.

Además, si crees que estás comiendo algo saludable quizá te animes a comer más. Recuerda que el hecho de estar comiendo un sándwich de pollo a la parrilla no significa que debas pedirlo con doble filete o papas extragrandes.

Estas estrategias te ayudarán a controlar cuánto ingieres cuando vayas a un restaurante.

Restaurantes convencionales

+ **Encuentra un aliado.** Si alguno de tus acompañantes también está intentando comer más sano, siéntate junto a él.
+ **Haz equipo con el mesero.** No temas solicitarle ayuda para encargar tu comida; por ejemplo, pídele que lleve el aderezo aparte o que te cambie los aros de cebolla fritos por brócoli hervido.
+ **Pregunta por el tamaño de las porciones.** Algunos restaurantes ofrecen medias porciones o más pequeñas de los platos fuertes (a veces se anuncian como porciones infantiles). No creas que son demasiado pequeñas; aunque lo parezcan, es probable que sientas saciedad al terminar.
+ **Prueba la comida antes de agregarle sal u otros condimentos.** Tal vez descubras que la comida ya sabe bastante bien.
+ **Empieza por las guarniciones.** Pide fruta fresca o verduras como guarnición, y empieza por ahí. Si te llenas con las guarniciones, es posible que comas menos del plato fuerte, el cual de seguro tendrá muchas más calorías que las guarniciones.
+ **Fíjate en el plato.** Los platos que se emplean en los restaurantes suelen ser más grandes que los que usamos en casa. Come sólo lo que en general cabría en un plato de tamaño regular.
+ **Pide el resto para llevar.** Solicítale al mesero que se lleve el plato tan pronto sientas saciedad. Si sobra comida, pídela para llevar y aprovéchala en otra

comida. O, mejor aún, solicita que te empaquen por adelantado la mitad del guiso antes de que te lo lleven a la mesa.

+ **Disfruta la compañía.** Realiza un esfuerzo adicional para enfocarte en la conversación. Así podrías comer más despacio… y menos.

Restaurantes de comida rápida

+ **Consulta la sección "*light*" o "saludable" del menú.** Es más probable que ahí se presenten más opciones bajas en calorías, incluyendo frutas y verduras.
+ **No pidas el tamaño extragrande.** Evita los artículos extragrandes, los cuales pueden tener hasta el doble de calorías que una orden pequeña.
+ **Opta por cosas a la parrilla.** Opta por carne a la parrilla, en lugar de empanizada o frita. Por ejemplo, la hamburguesa de pollo a la parrilla puede tener hasta 30 % menos de calorías que la de pollo empanizado.
+ **Pide sustitutos.** Si vas a solicitar una comida completa, pide que cambien las papas fritas por ensalada. Si no es posible hacer estos cambios, evita las comidas completas y ordena los artículos por separado.

Bufet o convivios

+ **Revisa las opciones.** En lugar de ocupar un lugar en la fila, primero dedica tiempo a ver lo que hay disponible. Al hacerlo, es más probable que tomes las mejores opciones posibles.
+ **Ten un plan.** Decide por adelantado qué vas a comer y apégate a ese plan.
+ **Enfócate en las frutas y verduras disponibles.** Llena la mitad del plato de frutas y verduras. Luego toma unas cuantas cositas más que te gustaría probar y que se vean saludables.
+ **Crea un plato colorido.** Los platos con variedad de colores suelen tener una mayor variedad de frutas y verduras.
+ **Emplea un plato pequeño.** Sírvete en un plato o tazón pequeño, en lugar de hacerlo en uno más grande.
+ **No lo satures.** Deja algo de espacio entre alimentos para cuidar el tamaño de las porciones.
+ **Sírvete sólo una vez.** Decide de antemano que irás a la mesa del bufet una sola vez. Tal vez te resulte útil sentarte en una mesa lejana.

Elige las mejores opciones en la barra de ensaladas

Ya sea que estés en un bufet, una tienda de comestibles o un restaurante convencional, tal vez te parezca que la barra de ensaladas es la opción más saludable. Y puede serlo, siempre y cuando elijas los ingredientes de forma sensata. Pero si llenas tu plato de ingredientes ricos en calorías y grasa terminarás con más de lo que deberías. Para evitarlo, sigue estos consejos:

+ **Opta por lo verde.** La lechuga, las verduras mixtas o la espinaca suelen ser buenas opciones como base de una ensalada saludable.

+ **Inclínate por las frutas y verduras frescas.** Llena tu plato de verduras y frutas frescas, como tomate, zanahoria, brócoli, coliflor, pepino, rábano, pimiento, ananá (piña), melón, sandía, uvas y fresas (frutillas).

+ **Limita la cantidad de ingredientes extra.** En las barras de ensalada, mucha gente comete el error de incluir demasiados ingredientes altos en calorías. Limita el queso, los trocitos de tocino y los crutones con mantequilla. Evita, además, las ensaladas de pasta o de papa.

+ **Cuidado con los aderezos.** Opta por aderezos bajos en grasas o en calorías, como un aderezo italiano o francés bajo en calorías. También puedes elegir los vinagres.

CAPÍTULO 18

Cómo cambiar nuestros comportamientos

Los recién nacidos son muy directos respecto de la comida. Si tienen hambre, lloran. Si están satisfechos, se niegan a seguir comiendo. Quizá, como adulto, ya no te comportes de esa manera. Y también es probable que, con el tiempo, hayas adquirido ciertos hábitos alimenticios relacionados con factores distintos al apetito, los cuales suelen vincularse más con nuestras inquietudes mentales que con tener el estómago vacío. Pero es posible cambiar esos hábitos y aprender nuevos comportamientos.

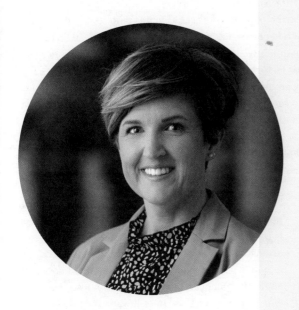

Jamie L. Friend
Programa de Vida Saludable
de Mayo Clinic

El cambio no es una tarea que nos salga bien o mal, y luego se acabe. El cambio es una capacidad que ejercitamos, de la que aprendemos, con la que trabajamos y que practicamos todos los días. Como ocurre con otras habilidades que hemos aprendido, el cambio es algo en lo que debemos trabajar para ir mejorando con el paso del tiempo.

Antes de que empecemos a hacer un cambio, hay que mirar hacia atrás. ¿Qué otros cambios hemos realizado en nuestra vida? ¿Cómo los hicimos? Estas reflexiones representan una forma muy benéfica de fortalecer nuestra capacidad de cambio.

Identifica las razones por las que cambiaste en el pasado. ¿Qué esperabas lograr y cuáles fueron los primeros pasos que diste para llevar a cabo ese cambio?

Con base en aquella experiencia, fíjate bien en la parte del proceso de cambio que te funcionó mejor. Tal vez anotaste tu meta y elegiste una fecha y un lugar específicos para que la acción ocurriera, y eso te resultó útil. O quizá le compartiste tu plan a un amigo, y ese amigo te apoyó y alentó a lo largo del camino.

Identifica los pasos importantes que te funcionaron bien antes y encuentra la forma de volver a usar esas estrategias. La información obtenida de experiencias pasadas puede ayudarte a crear tus mejores prácticas para cambiar tus comportamientos.

Al estar aquí, leyendo el libro, estás dando un paso sustancial hacia el compromiso de cuidar tu salud de por vida. Estás en el viaje hacia el bienestar, en el cual encontrarás éxitos y desafíos, y enfrentarás momentos de autodescubrimiento.

Anticípate a los obstáculos que podrías enfrentar, pues hay que reconocer que así es la vida. Hasta el mejor plan para cambiar nuestros comportamientos requiere que le hagamos ajustes en el camino.

Tomarte un "día de descanso" de manera ocasional no representa un fracaso; sólo significa que al día siguiente volverás al buen camino y enfrentarás el mañana con aún más confianza en tu propia capacidad para triunfar.

Sé realista con respecto a lo que se avecina. Si tardaste meses o hasta años en adoptar tus compromisos actuales, ¿qué te hace pensar que podrás cambiarlos de la noche a la mañana?

La meta es hacer cambios permanentes a tu estilo de vida, lo cual no es cosa fácil y requerirá una cantidad considerable de tiempo, hasta que los nuevos hábitos se vuelvan parte de tu naturaleza.

Busca modos de brindarte apoyo y aliento a lo largo del camino, y no olvides darte también recompensas. No importa qué tan pequeños sean tus logros: todo éxito es una victoria.

¡Es tu viaje al éxito! ¡Disfrútalo!

FORTALECER TU DETERMINACIÓN

Por desgracia, muchas personas hacen dieta 1 o 2 semanas, y luego se dan por vencidas. Esto suele ocurrir porque no logran cambiar sus comportamientos saludables, y su compromiso se debilita al poco tiempo.

Quizás es porque no pueden resistirse a sus alimentos hipercalóricos favoritos. Tal vez es porque están demasiado cansadas u ocupadas como para hacer ejercicio después del trabajo. O a lo mejor es porque se les dificulta establecer metas semanales y llevar un registro de sus alimentos y actividades.

Para lograr y mantener un peso saludable es necesario que conozcas los comportamientos poco saludables en los que incurres y que te esfuerces por cambiarlos de forma permanente. Pero para eso se requiere compromiso y motivación.

Antes de que inicies a dar pasos específicos para intentar cambiar tus comportamientos revisa las motivaciones de *¡Piérdelo!*, las cuales fortalecerán tu determinación.

PREPÁRATE PARA EL CAMBIO

La única forma comprobada para alcanzar y mantener un peso saludable suena muy simple: come menos y muévete más. Pero cualquier persona que haya intentado bajar de peso sabe que es mucho más difícil de lo que parece, casi siempre por culpa de los comportamientos aprendidos.

Para bajar de peso también es indispensable enfrentar los principales factores subyacentes y no sólo lo que comemos o hacemos. Las emociones, la presión social, los condicionamientos, la falta de conciencia, los síntomas físicos y otros factores influyen en nuestros comportamientos.

Cambiar estas acciones tan arraigadas requiere un proceso muy individualizado, y el método, el ritmo y la duración varían entre personas.

Si estás pensando en hacer cambios importantes en tu vida, a continuación encontrarás algunos principios generales que pueden orientarte:

+ **No es una carrera.** A veces una pequeña conmoción nos ayuda a pensar y actuar de forma distinta. Ésa es la base de *¡Piérdelo!* Esas dos primeras semanas están diseñadas para sacarte del camino habitual y mostrarte que el cambio puede traer consigo resultados. Sin embargo, hacer cambios duraderos a nuestro estilo de vida no es algo que podamos llevar a cabo de la noche a la mañana. Desaprender los comportamientos poco saludables y desarrollar comportamientos saludables requiere tiempo y dedicación. Realiza un plan de pérdida de peso a largo plazo, pero recuerda que puedes repetir la fase *¡Piérdelo!* si necesitas un empujón y un recordatorio de que el cambio funciona.

+ **No te obsesiones con la báscula.** Pesarte de forma regular suele ser útil para perder peso, pero no permitas que las fluctuaciones diarias de peso te frustren, pues pueden ser simples cambios en los valores de fluidos corporales. Tendrás más control sobre lo que ingieras y sobre lo que hagas que sobre los números en la báscula, así que ponte como objetivo enfocarte en esas acciones.

+ **Anticípate a las caídas.** Habrá días en los que comas más o te muevas menos de lo calculado. A esto se le conoce como "caída", y es inevitable que de forma ocasional enfrentemos baches de este tipo. Pero es importante no utilizarlos como pretexto para darnos por vencidos. En vez de eso, haz un plan para esas ocasiones. En el capítulo 20 encontrarás más información sobre las caídas.

Frena el estrés

El estrés daña la salud, causa incremento de peso y provoca problemas para dormir, todo lo cual genera más estrés y entorpece los planes para bajar de peso. Para no desviarte del camino en momentos de estrés, pon a prueba estos cuatro pasos:

1. **Reconoce las causas del estrés.** Cuando te sientas abrumado o alterado, anota en un diario, en un cuaderno o en la sección de notas de la plataforma digital de la dieta Mayo Clinic las circunstancias específicas en las que te encuentras. ✚ Monitorear Ten en cuenta que el estrés puede ser provocado por factores externos (el entorno, la familia o sucesos impredecibles) o por factores internos (actitudes negativas, expectativas poco realistas o tendencia al perfeccionismo).

2. **Examina las causas del estrés.** Intenta reconocer las fuentes del problema. Después, pregúntate: "¿Puedo cambiar la situación?" o "¿Puedo mejorar mi capacidad para lidiar con ésta?". Por ejemplo, si siempre te estresas al decidir qué ponerte para ir a ciertos eventos sociales, pregúntate por qué te ocurre. ¿Es porque no te gusta la ropa que tienes o porque te preocupa lo que puedan pensar los demás? Una vez que sepas cuál es el origen de tu estrés podrás tomar pasos para lidiar con esto.

3. **Evalúa tus responsabilidades.** ¿Te has saturado de compromisos, ya sea en casa, en el trabajo o en ambos contextos? Si es así, ¿existen cosas que puedas delegarle a alguien más? ¿Hay otras personas que puedan apoyarte? ¿Puedes rechazar nuevas responsabilidades? Evalúa y monitorea tus responsabilidades diarias y semanales, y realiza un esfuerzo por no saturarte.

4. **Aprende a relajarte.** Desarrolla una estrategia que te ayude a relajarte cuando sientas que te estás estresando (o, mejor aún, recurre a tu proactividad y practícala a diario para prevenir el estrés). Entre las tácticas que se ha demostrado que reducen el estrés están el ejercicio físico, la respiración profunda y las técnicas de relajación muscular, así como las risas. Cualquiera de estas opciones (o todas juntas) suele proveer una válvula de escape positiva para liberar estrés y no desviarse del camino hacia la pérdida de peso.

10 PASOS PARA CAMBIAR TUS COMPORTAMIENTOS

Los cambios de comportamiento no son accidentales. Si quieres hacer cambios duraderos a tu forma de comer y de ejercitarte necesitarás tener una estrategia. Existen varias estrategias para adoptar comportamientos más saludables, y cada persona tiene su propia forma de abordarlos y su propio ritmo para implementar los cambios. Quizá no sigas el mismo plan para todos los cambios que quieras hacer, pero lo importante es que identifiques con claridad y examines los comportamientos que entorpecen tu capacidad para perder peso y encuentres formas saludables de lidiar con ellos.

He aquí una lista de pasos que puedes seguir para cambiar alguno de tus comportamientos menos saludables.

1. **Haz una lista de los comportamientos que consideras que son poco saludables.** Algunos ejemplos son comer demasiado rápido, botanear durante el día en vez de hacer comidas regulares, comer cuando estás bajo estrés y evitar salir a caminar cuando el clima no es ideal o si se presenta algo bueno en la televisión.

2. **Selecciona un comportamiento que te gustaría cambiar.** Tratar de cambiarlos todos a la vez resulta difícil y reduce las probabilidades de éxito. Enfócate en cambiar un solo comportamiento a la vez.

3. **Mientras ideas estrategias para cambiar, reflexiona sobre cómo desarrollaste ese comportamiento.** ¿Hay alguna causa subyacente al comportamiento que sea necesario abordar también? Por ejemplo, ¿botaneas todo el día porque estás estresado? ¿Qué beneficio obtienes de ese comportamiento? ¿Existen formas más saludables de obtener ese beneficio? ¿Cuáles son las consecuencias negativas de ese comportamiento? Identificar esos factores te ayudará a esbozar las razones para cambiar.

4. **Haz una lluvia de ideas para cambiar ese comportamiento.** Piensa en posibles soluciones y luego elige la estrategia que consideres más viables. Una forma de evitar comer botanas es cerrando con llave la cocina y no llevar dinero contigo al salir de casa, pero ninguno de los dos es realista. Es mejor hacer el plan de comer un almuerzo saludable y ejercitarte durante tu hora del almuerzo. Deja las otras estrategias como potenciales alternativas.

5. **Diseña un plan que ayude a esta estrategia.** ¿Cómo puedes asegurarte de tener tiempo suficiente para comer sano y ejercitarte? Una opción podría ser que reserves entre 30 y 60 minutos al día todos los días a la hora del almuerzo para ti, una hora en la que no tengas agendada ninguna otra cosa.

6. **Identifica los obstáculos.** Identifica los conflictos con el potencial de interferir en tu estrategia y lleva a cabo un plan de contingencia. Por ejemplo, si no encuentras tiempo para ejercitarte, intenta hacerlo en las mañanas, antes de ir al trabajo.

7. **Pon una fecha límite para cumplir tu meta de convertir el cambio de comportamiento en rutina.** Procura establecer un ritmo cómodo para lograr el cambio. Dependiendo del tipo de comportamiento que estés intentando cambiar, quizá te tome unos días o tal vez incluso hasta semanas o meses. Anota la fecha en tu diario. ✚ Monitorear

8. **Una vez que llegue la fecha para cumplir tu meta, evalúa tu logro.** ¿Qué funcionó y qué no? ¿Qué harías de forma distinta? Si no alcanzaste tu meta, ¿por qué no? ¿Qué se interpuso en tu camino?

9. **Reflexiona sobre lo que necesitas hacer para mantener el cambio.** Alcanzar la meta no significa que ya puedes dejar de esforzarte. Si empiezas a permitir que las responsabilidades laborales te quiten tiempo de tu hora de almuerzo, volverás a saltarte el almuerzo y a botanear todo el día. Identifica qué necesitas realizar para que el cambio de comportamiento sea permanente.

10. **Cuando estés listo, elige otro comportamiento poco saludable y vuelve a empezar.** Usa los aprendizajes obtenidos de los cambios de comportamiento previos para volver a triunfar.

Más consejos para cambiar los comportamientos

Además de las estrategias ya descritas puedes emprender estos otros pasos si te resultan útiles:

+ **Lleva un diario de comida.** Esto permite entender qué ocasiona ciertos comportamientos antes de que intentemos cambiarlos. Una de las mejores formas de elaborarlo es llevando un diario que no sólo nos muestre lo que comimos, sino qué nos impulsa a comer, incluso si no tenemos hambre. Usa *The Mayo Clinic Diet Journal* (*El diario de alimentación de Mayo Clinic*), la plataforma digital de la dieta Mayo Clinic, un cuaderno o un diario o apps digitales para registrar lo que comes y lo que te estimula a comer. ✚ Monitorear

+ **Sé consciente.** Cuando comas, concéntrate en el placer de lo que estás haciendo. Sé consciente de cada

¿Qué te hace comer?

Una forma de evitar los atracones es reconocer las situaciones que te meten en problemas. Identifica cuáles son los detonantes que te impulsan a comer y diseña estrategias para sobreponerte a ellos.

El horario

¿Hay ciertas horas del día en las que es más probable que comas en demasía? Tal vez te va bien en las mañanas y al mediodía, pero tienes que lidiar con fuertes antojos en las noches. O quizás entre el almuerzo y la cena sientes ganas incontrolables de botanear.

Las emociones

Es normal que comamos cuando estamos de mal humor. ¿Has observado que ciertas emociones te impulsan a comer de forma descontrolada? ¿Sueles comer cuando experimentas aburrimiento, soledad, depresión, estrés o ansiedad?

Ciertas actividades

¿Has notado que comes más al realizar ciertas actividades? ¿Te genera un problema sentarte a leer el periódico o estar frente a la computadora sin tener un bocadillo a un lado? ¿Acostumbras botanear mientras ves televisión o preparas la comida? ¿Empleas la comida para lidiar con actividades que no disfrutas, como pagar las cuentas o hacer la tarea?

Situaciones sociales

¿Has observado que comes más cuando estás en presencia de ciertas personas? Tal vez sea una buena amiga a quien le gusta salir a cenar o alguien que con frecuencia te invita un café y un postre. Quizá replicas los antojos de tu pareja.

Ciertos alimentos

¿Has notado que hay ciertos alimentos que no puedes comer con moderación, como helado, chocolate, frituras y salsas? ¿El olor a panqueques, salchichas o galletas recién horneadas te hace olvidar por completo tu plan alimenticio?

Factores físicos

¿Cómo te sientes después de un atracón? Si te saltas el desayuno, ¿el hambre voraz te hace perder el control de cuánto comes después? Cuando te sientes fatigado, ¿recurres a la comida chatarra como fuente de energía? ¿Utilizas la comida para distraerte del dolor crónico?

Comer con conciencia plena

Aprender a comer de forma más consciente es una habilidad importante para el manejo del peso y la buena salud. La alimentación con conciencia plena nos enseña a entrar en sintonía con las señales naturales de hambre y saciedad del cuerpo, algo que muchos han olvidado cómo hacer. Además, nos ayuda a identificar qué detona nuestras ansias de comer cuando en realidad no tenemos hambre.

Comer con conciencia plena significa ser más conscientes de nuestros hábitos alimenticios. Se trata de ir más lento, de llevar a cabo una pausa para observar por qué y cómo estamos comiendo, y de escuchar a nuestro cuerpo.

Según la ciencia, comer con atención plena nos ayuda a elegir mejor lo que ingerimos, a desarrollar mejores hábitos alimenticios y, en última instancia, a mejorar nuestra relación con la comida.

Es un proceso simple que cualquiera puede aprender y que sólo requiere un poco de práctica. Pon a prueba los siguientes pasos cada vez que te llevas algo a la boca:

1. **Detente, respira y haz una revisión personal.** Antes de comer algo, inhala profundo y pregúntate cuánta hambre tienes en realidad. Intenta ponerle un valor numérico del 1 al 10 (donde 1 es famélico y 10 es llenísimo). Usa la siguiente tabla de saciedad como referencia. Si en realidad no estás hambriento, pregúntate qué es lo que estás sintiendo. Eso te ayudará a identificar lo que detona tus ganas de comer cuando no tienes hambre.

2. **Ve más despacio.** Cada vez que vayas a comer, intenta dejar de lado lo que estabas haciendo, sentarte a la mesa y enfocarte en realidad en lo que estás comiendo. Cuando comemos muy rápido, el cerebro no recibe la señal de que ya nos saciamos hasta que ya es demasiado tarde y ya comimos de más.

3. **Mira lo que estás comiendo.** No comas de manera directa de un recipiente. Ver los alimentos en un plato o tazón nos permite calcular mejor las porciones. Además, nos ayuda a hacer una pausa para asegurarnos de estar comiendo las cantidades

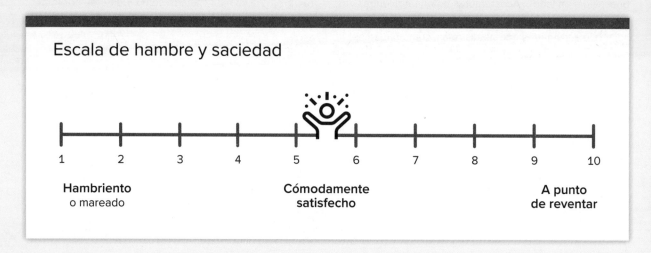

Escala de hambre y saciedad

| 1 | 2 | 3 | 4 | 5 | 6 | 7 | 8 | 9 | 10 |

Hambriento
o mareado

Cómodamente satisfecho

A punto de reventar

adecuadas. Emplea un plato o tazón más pequeño para generar la impresión de que estás comiendo más. Y sírvete un poco menos de lo que crees que vas a comer.

4. **Presta atención a tus alimentos.** Antes de iniciar a comer, dedica un momento a percibir tus alimentos con todos los sentidos. Podrías incluso dar las gracias en voz baja tanto por los alimentos que vas a ingerir como por las personas con quienes vas a disfrutarlos. Expresar gratitud en momentos así favorece el bienestar mental.

5. **Enfócate en tu comida.** Ver la televisión, leer o trabajar mientras comes sólo logra distraerte. Y, cuando te des cuenta, habrás comido más de lo que querías. Enfócate únicamente en tus alimentos.

6. **Mastica.** Toma pequeños bocados y mastícalos muy bien. Asienta el tenedor, cuchillo o cuchara entre cada bocado.

7. **Saborea la comida.** Presta atención al sabor de los ingredientes que te estás llevando a la boca y disfrútalos. Sigue enfocándote en la gratitud y no en la culpa cuando te permitas una indulgencia.

8. **Revisa cómo van tus niveles de saciedad.** Pon atención en los cambios en los niveles de apetito y saciedad mientras estás comiendo. Esto te permitirá dejar de comer cuando estés satisfecho y no seguir haciéndolo hasta sentir que vas a reventar. En la escala del hambre y la saciedad, eso se traduciría en un 5 o 6.

Deja de comer tan pronto sientas saciedad. Cualquier bocado extra que quieras evitar desperdiciar contribuye con calorías innecesarias. No sientas la necesidad de vaciar el plato por completo.

Come despacio, saborea cada bocado y detente cuando estés satisfecho. Si no sabes identificar bien la sensación de saciedad, empieza con una porción pequeña en el plato. Y sólo sírvete más si es necesario.

Haz que sea realista y disfrutable

Las metas y expectativas realistas son parte importante del control de peso. Si te pones expectativas muy elevadas o esperas alcanzar metas imposibles, te estás obligando a fracasar.

Empieza con algo pequeño, un día a la vez. Es más probable que lo logres si sabes que algo es posible en el contexto de tu vida cotidiana y trabajas dentro de esos parámetros.

Además, es importante que disfrutes y encuentres satisfacción en los cambios que estás haciendo a tu estilo de vida. Incluye de forma consciente la satisfacción al momento de establecer las metas. Un estudio en el que participaron individuos que lograron manejar su peso de forma satisfactoria después de terminar un programa de pérdida de peso bajo supervisión médica demostró que la satisfacción con la cantidad y la calidad de sus actividades diarias fue un factor importante en su éxito. Si no te gusta lo que estás llevando a cabo para perder peso, no te apegarás al programa.

Mientras determinas tus objetivos y expectativas, mira tus resultados de la sección *¡Piérdelo!* Revisa tu diario para identificar qué te funcionó y qué no, y qué disfrutaste y qué no. Básate en eso para establecer metas a largo plazo.

bocado. Si quieres mantenerte enfocado, no puedes hacer otra cosa; es decir, no leas ni veas televisión, sólo saborea la comida. Comer debe ser placentero y no sólo una forma de darle combustible al cuerpo.

+ **Apégate a un calendario.** Si tu diario revela que comes varias veces al día, tener un calendario de comidas puede darte cierto control. Esto no necesariamente significa apegarte al calendario convencional de tres comidas al día: desayuno, almuerzo y cena. Elabora un calendario que sea conveniente y que te permita comer cuando tengas hambre. Para hacerlo flexible, define marcos de media o una hora para comer, en lugar de horarios específicos. Quizá descubras que hacer tres comidas y dos colaciones al día es lo mejor para ti. O tal vez seis minicomidas se acomoden mejor a tus horarios. Lo importante es apegarse a una rutina sin pasar más de 4 o 5 horas sin comer, pues eso podría detonar un exceso de apetito y un potencial atracón.

+ **Planea por adelantado.** Procura planear qué vas a comer hoy con al menos un día de anticipación. Tus decisiones dependerán en parte de tus raciones objetivas diarias. Planear por adelantado implica tener a la mano los ingredientes en el momento necesario para poder iniciar a preparar la comida sin retraso. Esto impide que tomes una rebanada sobrante de pizza cuando llegas con hambre a casa. Planear por adelantado también implica empacar el almuerzo, los refrigerios o hasta el desayuno para llevar al trabajo. Esto impide que tengas que depender de las máquinas expendedoras, de la oferta de comida rápida de restaurantes cercanos o de tomar decisiones alimenticias impulsivas. Una buena regla para estar siempre preparado es siempre tener a la mano un refrigerio saludable, como palomitas bajas en calorías o verduras o frutas ya picadas.

+ **Encuentra un buen lugar para comer.** Designa un lugar adecuado en tu casa para comer, de preferencia el comedor. Pon la mesa, aunque comas solo. Procura que el entorno sea lo más placentero posible, sin distracciones. Al comer siempre en el mismo lugar, empiezas a vincularlo sólo con comer.

+ **Gestiona tus expectativas.** Quizá trates de engañarte a ti mismo haciéndote creer que la bolsa de cacahuates cubiertos de chocolate que echaste al carrito del supermercado es para una ocasión especial; pero, una vez que la tengas en casa, ¿podrás resistirte a no abrirla y probar su contenido? Hazte un favor: no compres **alimentos hipercalóricos que te tienten.**

+ **"Ojos que no ven, corazón que no siente."** Si consideras necesario no tener alimentos tentadores en casa, almacénalos en algún lugar donde no puedas verlos, sobre todo si tu diario ha revelado que tus ganas de comer se detonan al ver los alimentos.

+ **Come por hambre, no por ansias.** La comida es reconfortante, y mucha gente recurre a ella para intentar resolver algún problema. Por esa razón, tendemos a olvidar cómo se siente el hambre de verdad. Deja de comer durante unas cuantas horas y observa cómo te sientes. Si lo que experimentas no es hambre física, no intentes apaciguarte con comida. Si sientes cansancio, descansa o medita. Si tienes sed, bebe un vaso de agua. Si presentas ansiedad, sal a caminar. Deja de usar la comida como respuesta a cualquier situación. Cuando sientas ansias de comer, pero no estés seguro de tener hambre, espera entre 15 y 30 minutos, y observa cómo te sientes. He aquí una posible pista: si no puedes decidir qué quieres comer, quizá no tengas mucha hambre.

+ **Lidia con el estrés.** Comer se suele relacionar con el estrés. Pero comer para apaciguarlo casi siempre se traduce en atracones. Encontrar otras formas de lidiar con el estrés permitiría prevenir las caídas y un incremento de peso innecesario. Prueba estas ideas para reducir o manejar el estrés cotidiano:

> Prioriza, planea y administra tus actividades. No intentes hacer muchas en poco tiempo.

> Duerme lo suficiente para despejar la mente y prepararte para el día.

> Ejercítate lo suficiente. Durante la actividad física, el cuerpo libera sustancias específicas (endorfinas y encefalinas) que ayudan a aliviar el estrés y la ansiedad.

> Haz pausas a lo largo del día para estirarte.

> Aprende a delegar.

> Pasa tiempo con personas que tengan una visión positiva de la vida y un buen humor. Las buenas vibras se contagian.

> Organiza tu lugar de trabajo para que sepas dónde están las cosas.

> Socializa y pasa tiempo con la gente a la que quieres.

> Realiza algo sólo por ti o por alguien más.

> Toma un día libre, sin planes prestablecidos.

> No te sientas culpable por no ser productivo todo el tiempo. Dedica tiempo a la relajación.

Un paso a la vez

Tendemos a sentirnos cómodos con nuestros comportamientos y hábitos, incluso si no siempre son útiles ni disfrutables. Son lo que conocemos, y le dan estabilidad y orden a nuestra vida.

Aunque el cambio pueda ser difícil, no es imposible. Por desgracia, la mayoría de la gente subestima su capacidad para hacerlo. E ir cambiando poco a poco nuestros comportamientos al final representa grandes diferencias en nuestro estilo de vida.

He aquí un ejemplo cotidiano: cambiar la leche entera por leche descremada. Existe quienes lo hacen de forma gradual, mientras que otros lo hacen de un día para otro. Sea como sea, hicieron un cambio que parecía imposible. Tal vez al principio sintieron que la leche descremada estaba diluida, pero, al acostumbrarse a ella, la leche entera les parecía demasiado espesa. Al inicio, los cambios son difíciles, pero, cuando se vuelven parte de nuestra nueva rutina, todo parece más sencillo.

Dedica un momento a pensar en otros cambios que has hecho en la vida y en cómo te ajustaste a ellos. ¿En qué fortalezas te apoyaste en ese momento que podrían ayudarte ahora? ¡Aprovéchalas!

CAPÍTULO 19

Quemar aún más calorías

Si quieres eliminar calorías, muévete. Si quieres quemar aún más calorías, muévete más. Es así de simple. En el capítulo 10 tratamos sobre las nociones básicas de cómo quemar calorías a través del aumento de la actividad física. Y en este capítulo ahondaremos un poco más en el tema.

Una de las mejores cualidades de la quema de calorías es que las posibilidades para hacerlo son casi infinitas. ¡Y ni siquiera tienes que sudar!

Puedes inclinarte por una mayor duración y una baja intensidad; es decir, moviéndote mucho a lo largo del día. Por otro lado, si no te molesta sudar un poco, puedes eliminar muchas calorías con actividades breves y de alta intensidad, si tu condición física te lo permite (ver página 183).

Un programa equilibrado incluye actividades aeróbicas y entrenamiento de resistencia que te ayuden a gastar calorías, así como ejercicios de estabilidad abdominal y estiramientos que te permitan llevar a cabo tus actividades de forma segura y más eficaz.

Procura ser flexible con tu planeación y elabora una rutina que se ajuste a tus necesidades. Podrías salir a caminar una hora casi a diario o hacer 20 minutos de entrenamiento de resistencia tres veces por semana. Busca lo que mejor te funcione. Una vez que hayas adquirido el hábito, hacer ejercicio te resultará más cómodo y quizás incluso aspires a realizarlo para tomarte una pausa de otras obligaciones. Recuerda que no es necesario hacer todo el ejercicio del día en una sola sesión. Además, reserva tiempo de descanso para que tu cuerpo pueda recuperarse entre sesiones. Alterna entre ejercicios de baja intensidad un día y de alta intensidad al siguiente.

En las páginas siguientes encontrarás información más detallada sobre el ejercicio aeróbico, entrenamientos de resistencia, fortalecimiento abdominal y estiramientos.

Puntos clave

Ya sea que elijas actividades de baja intensidad o ejercicios convencionales, recuerda las siguientes claves:

+ Comienza haciendo actividades adecuadas para tu nivel de condición física actual y ve aumentando la intensidad poco a poco hasta alcanzar un mayor nivel.
+ Para progresar, eleva primero la frecuencia con que haces el ejercicio (número de días a la semana) y, conforme adquieras mayor condición física, ve incrementando la duración de cada sesión de actividad y la intensidad con que la realizas.
+ Asegúrate de elegir actividades que disfrutes para que no las abandones.
+ Encuentra un equilibrio entre la actividad física y el resto de tus actividades (sin que deje de ser parte importante de tu día).

EJERCICIO AERÓBICO

Las actividades aeróbicas son de intensidad lo suficientemente baja como para que sea posible realizarlas durante periodos prolongados (entre 30 y 60 minutos), pero lo suficientemente intensas como para que aumenten el ritmo cardiaco y el ritmo respiratorio, y para que sudes.

Las actividades aeróbicas elevan el gasto de energía, lo que significa que quemas más calorías. Por lo tanto, es recomendable dedicar buena parte de la semana a ellas.

Un entrenamiento aeróbico debería incluir:

+ **Fase de calentamiento.** Antes de iniciar la actividad, lleva a cabo un calentamiento de entre 5 y 10 minutos para ir activando de forma gradual tu sistema cardiovascular e incrementar el flujo sanguíneo a los músculos. Puede ser una versión de baja intensidad de la actividad que planeas hacer; por ejemplo, si vas a caminar, calienta los músculos con una caminata lenta.

+ **Acondicionamiento.** Realiza la actividad aeróbica planeada.
+ **Fase de enfriamiento.** Después del acondicionamiento, dedica 5 a 10 minutos al enfriamiento. Estira los músculos de la pantorrilla, la parte superior de los muslos, los isquiotibiales, la zona lumbar y el pecho. Después de cualquier entrenamiento, el estiramiento ayuda a mejorar la flexibilidad muscular y permite que la frecuencia cardiaca regrese a la normalidad.

ENTRENAMIENTO DE RESISTENCIA

Este tipo de entrenamiento, también conocido como entrenamiento de fuerza o levantamiento de peso, aumenta la fuerza física y la resistencia de los músculos. Asimismo, este tipo de ejercicio disminuye la grasa corporal y eleva la masa muscular. El incremento de la masa muscular hará que tengas una "máquina" más grande de quema de calorías. Puesto

Cómo ser una persona más activa

Un programa de caminata como el descrito a continuación puede ser la mejor actividad aeróbica para comenzar, sobre todo si no eres una persona especialmente activa. Inicia haciendo caminatas lentas y breves, y poco a poco ve incrementando la frecuencia, la duración y la intensidad.

Una vez que puedas caminar cierta distancia sin gran dificultad, puedes elevar la intensidad incorporando colinas, aumentar la velocidad o mecer más las manos. Incluso podrías incorporar otros tipos de actividad física.

Tu meta global será irte moviendo cada día más, realizar actividades aeróbicas la mayor parte de los días e incorporar ejercicios de resistencia y flexibilidad entre 2 y 3 veces por semana. Diseña un programa que se ajuste a tus necesidades, con el objetivo de hacer al menos una hora de actividad física al día.

Semana	Minutos al día	Comentarios
1	15	4 días de esta semana
2	20	4 días de esta semana
3	25	Comienza a hacerlo 7 días de la semana
4	30	
5	35	
6	40	Aumentar intensidad
7	45	
8	50	
9	55	
10	60	Incrementar intensidad

que el tejido muscular elimina más calorías que el tejido graso, cuanta más masa muscular tengas, más calorías usarás, incluso si estás en reposo.

El entrenamiento de resistencia implica ejercitar los músculos con algún tipo de resistencia, lo cual suele hacerse con peso libre, máquinas de peso o ligas de resistencia.

Incluso puedes ejercitarte usando tu propio peso como resistencia, lo cual ocurre en ejercicios como las lagartijas, los desplantes y las sentadillas.

Sin importar qué método escojas, empieza poco a poco. Si inicias con demasiada resistencia o haciendo muchas repeticiones, podrías lastimarte los músculos o las articulaciones. Una sola serie de 12 repeticiones te ayudará a desarrollar fuerza con tanta eficacia como si hicieras varias series.

Si eres un adulto saludable empieza con un peso que puedas alzar con comodidad unas ocho veces y ve aumentando el número de repeticiones hasta llegar a 12.

El peso debe ser lo suficientemente pesado como para que te cueste algo de trabajo completar las últimas 3 o 4 repeticiones. Una vez que puedas hacer 12 repeticiones con facilidad, eleva 10 % de peso. Antes de cada sesión, camina entre 5 y 10 minutos para calentar los músculos. Ejercita el cuerpo entero en cada sesión, o dedica una sesión al tren superior y la siguiente al tren inferior. Para permitirles a los músculos recuperarse, tómate al menos un día de descanso antes de volver a ejercitar cada grupo muscular.

Si nunca has hecho entrenamientos de resistencia, considera la opción de trabajar con un entrenador profesional en un gimnasio para que te enseñe las técnicas adecuadas o inscríbete a una clase en algún centro deportivo comunitario.

Procura hacer este entrenamiento de resistencia entre 2 y 3 días a la semana. He aquí algunos lineamientos básicos:

+ **Completa todos los movimientos despacio, con control.** Si no puedes mantener una buena forma, disminuye el peso o el número de repeticiones.
+ **Respira de forma normal, sin restricciones.** Exhala al alzar el peso e inhala al descenderlo.
+ **Detente si sientes dolor.** El nivel de intensidad debe ser un tanto alto, pero no por eso debes sentir dolor.
+ **Cambia la rutina con regularidad.** Esto te ayudará a evitar lesiones e impedirá que te aburras.
+ **Escucha tu cuerpo.** Es normal sentir cierto dolor muscular durante unos cuantos días después de comenzar a hacer entrenamientos de resistencia. Sin embargo, tener dolor agudo y ardoroso, o que se te inflamen las articulaciones puede significar que te has excedido.

Acelera la quema de calorías con ejercicios de alta intensidad

Si quieres gastar aún más calorías y tienes la capacidad física para activarte más, los ejercicios de alta intensidad podrían ayudarte.

Al ejercitarte, elevar la actividad multiplica la cantidad de calorías que quemas, pero no sólo durante la actividad, sino incluso después. Con ejercicios de baja intensidad, esta quema posterior se acaba relativamente rápido. Con actividades de alta intensidad, en cambio, es más duradera.

Un tipo de ejercicio de alta intensidad es el entrenamiento por intervalos, el cual implica arranques de movimiento relativamente intensos, separados entre sí por breves periodos de recuperación; por ejemplo, puedes pedalear a toda velocidad durante unos cuantos minutos y luego bajar la velocidad durante 1 o 2 minutos para recuperarte, y luego repetir este ciclo varias veces.

Además, se puede hacer caminata por intervalos, en los que camines rápido durante cierto periodo, y luego bajes la velocidad para descansar, antes de repetir el ciclo.

La quema de calorías posterior a la actividad se puede extender sin necesidad de intervalos; basta con incrementar la intensidad general de la actividad física que realices. Por ejemplo, puedes seguir caminando la misma cantidad de tiempo que antes, pero empezar a hacerlo de forma más acelerada.

Antes de aumentar la intensidad, asegúrate de estar listo y tener buenas bases. Recuerda elevar primero la frecuencia, luego la duración y, al final, la intensidad.

Y consulta a tu médico en caso de que tengas alguna inquietud relacionada con tu estado de salud.

Señales de alarma: en qué momento detenerse

La actividad moderada hará que tu respiración se acelere y que sientas que estás esforzándote. Pero si experimentas alguno de estos síntomas mientras te ejercitas, detente de inmediato y busca atención médica:

+ Dolor u opresión en el pecho
+ Mareo o desmayos
+ Dolor en el brazo o la quijada
+ Dificultad para respirar
+ Fatiga excesiva
+ Inflamación articular

+ Ataques de taquicardia (latidos muy rápidos) o de bradicardia (latidos muy lentos)
+ Latidos irregulares
+ Dolor muscular o articular intenso

Estabilidad abdominal

El abdomen (el cual incluye la región que rodea el torso y la pelvis) es donde inicia todo el movimiento del cuerpo, así como el lugar donde se localiza nuestro centro de gravedad. Tener un abdomen fuerte te dará una plataforma de movimiento más estable y te ayudará a hacer otras actividades físicas.

Si tienes una buena estabilidad abdominal, los músculos de la pelvis, la espalda baja, la cadera y el vientre funcionan de forma armónica y le brindan apoyo a la columna vertebral. Si, en cambio, tienes un abdomen débil, eso se traducirá en mala postura, dolor en la espalda baja y mayor propensión a lesiones musculares.

El fortalecimiento abdominal requiere ejercicios regulares y adecuados para los músculos que lo componen. Entre ellos están los abdominales, pero aún puedes divertirte fortaleciendo el abdomen con una pelota de *fitness*. Balancearse sobre estas grandes pelotas infladas requiere que nos concentremos en emplear los músculos abdominales para apoyarnos.

Lleva a cabo ejercicios de fortalecimiento abdominal al menos tres veces por semana. Durante el ejercicio, respira despacio, de forma regular, y toma un descanso cuando se necesite. Para obtener mejores resultados, empieza solicitando la orientación de un profesional capacitado, pues la posición y la alineación del cuerpo son elementales para la realización de los ejercicios de fortalecimiento abdominal.

+ **Estira los músculos al terminar.** Antes del entrenamiento, basta con llevar a cabo un calentamiento.

ESTIRAMIENTO Y FLEXIBILIDAD

La mayoría de los programas de entrenamiento aeróbico y de resistencia hacen que contraigamos los músculos. Por ende, el estiramiento nos ayuda a aumentar nuestra flexibilidad y rango de movimiento, lo que facilita la realización de las actividades cotidianas y de cualquier programa de ejercicios. Al estirar:

+ **Haz primero un calentamiento.** Estirar los músculos en frío eleva el riesgo de lesiones, incluidos los desgarres. Para calentar, puedes caminar mientras mueves con cuidado los brazos, o haces tu ejercicio favorito con baja intensidad durante unos cinco minutos. Querrás estirar los músculos después del ejercicio, que es cuando están calientes.
+ **Enfócate en los principales grupos musculares.** Enfócate en las pantorrillas, los muslos, la cadera, la espalda baja, el cuello y los hombros. Además, estira músculos y articulaciones que acostumbres usar en el trabajo o en tus actividades recreativas.
+ **Realiza cada estiramiento durante al menos 30 segundos.** Estirar los músculos de forma segura requiere tiempo. Procura mantener los estiramientos entre 30 y 60 segundos. Luego, repite el estiramiento del otro lado. Para la mayor parte de los grupos musculares basta con hacer un único estiramiento.
+ **No rebotes.** Rebotar durante el estiramiento puede provocar pequeños desgarres musculares, los cuales cicatrizan cuando el tejido sana y vuelven los músculos aún más rígidos, y a ti te hace menos flexible y más propenso al dolor.
+ **Enfócate en evitar el dolor.** Tal vez sientas tensión al estirar, pero no debes sentir dolor. Vuelve al punto en el que no sientas dolor y mantén ese estiramiento.
+ **Relájate y respira libremente.** No contengas la respiración.

Como regla general, siempre que te ejercites haz estiramientos. Si te sientes especialmente rígido, podrías realizar estiramientos 1 o 2 veces al día. También podrías inscribirte a una clase de yoga o de tai chi, pues estas prácticas promueven la flexibilidad. Además, es más fácil apegarse a un programa de estiramientos si formas parte de una clase.

Calorías quemadas en una hora

La cantidad de calorías que se consumen durante las actividades depende en gran medida del tipo de ejercicio, la intensidad y el individuo. Si pesas menos de 73 kg, quemarás menos calorías de las que se muestran en la siguiente tabla. Si pesas más de 109 kg, es probable que la cantidad de calorías que gastes sea mayor. Si usas la página o la app de la dieta Mayo Clinic, puedes buscar y llevar registro de los ejercicios y las actividades físicas que realices.

Actividad (duración de una hora)	PESO DE LA PERSONA Y CALORÍAS QUEMADAS		
	73 kg	91 kg	109 kg
Aeróbics (bajo impacto)	365	455	545
Acuaeróbics	402	501	600
Un partido de básquetbol	584	728	872
Ciclismo recreativo (menos de 16 km/h)	292	364	436
Bolos (boliche)	219	273	327
Bailes de salón	219	273	327
Elíptica (esfuerzo moderado)	365	455	545
Golf (cargando los palos)	314	391	469
Senderismo	438	546	654
Patinaje sobre hielo	51	637	763
Trote (8 km/h)	606	755	905
Ráquetbol (casual, general)	511	637	763
Entrenamiento de resistencia (pesas)	365	455	545
Remo (remadora estática)	438	546	654
Correr (12 km/h)	861	1074	1286
Esquí (campo traviesa)	496	619	741
Esquí (montaña)	314	391	469
Softbol o beisbol	365	455	545
Escaladora	657	819	981
Natación (vueltas ligeras o moderadas)	423	528	632
Tenis (singles)	584	728	872
Voleibol	292	364	436
Caminata (3 km/h)	204	255	305
Caminata (5 km/h)	314	391	469
Yoga, hatha	183	228	273

Adaptado de Ainsworth, B.E., et al., *Medicine and Science in Sports and Exercise,* 2001, 43, p. 8.

CAPÍTULO 20

Tuve un desliz. ¿Ahora qué hago?

Digamos que tuviste un desliz y te desviaste del plan alimenticio. ¡A todos nos pasa! Todos enfrentamos desafíos tarde o temprano, pero no sirve de nada lamentarnos por ello, pues no podemos cambiar el pasado. Lo que sí sirve es analizar lo ocurrido para tratar de impedir que vuelva a suceder.

Aunque tengas un buen plan y las mejores intenciones, de tanto en tanto enfrentarás obstáculos. Enseguida, presentamos algunos de los problemas comunes que pueden convertirse en deslices en nuestros planes alimenticios y de ejercicio, y qué podemos hacer al respecto.

ESTANCAMIENTO

No existe mejor recompensa que subirte a la báscula y ver que bajaste de peso. Pero ¿qué pasa si la cifra en la báscula no cambia semana a semana, a pesar de que estás comiendo saludable, llevando una dieta hipocalórica y ejercitándote con regularidad?

Antes de que te desanimes, es importante que entiendas que los resultados a largo plazo no siempre se miran a simple vista y que todos podemos estancarnos. Algunas veces, estos estancamientos pueden ser resultado del programa. Por ejemplo, el ejercicio hace que desarrollemos músculo, el cual pesa más que la grasa. Tal vez tengas más músculo y menos grasa, e incluso te veas más delgado, pero sigas pesando lo mismo. Aun así, has logrado avances que no se reflejan en la báscula.

Si te has estancado, ¡no tires la toalla! Valora cuánto has progresado y sigue adelante, asegurándote de estar cumpliendo con lo básico para perder peso. Para ello revisa las estrategias de la "Guía de acción" o sigue alguno de estos consejos:

+ Revisa tus registros de alimentos y actividad física. ✚ Monitorear Asegúrate de no haber bajado la guardia ni haber aumentado las porciones o disminuido la cantidad de actividad física.
+ Enfócate en las tendencias de pérdida de peso durante periodos de 3 a 4 semanas, en lugar de hacerlo en las fluctuaciones diarias. Quizás observes que, aunque el progreso no se vea, sí estás perdiendo peso.
+ Si te has estancado, reevalúa tu programa. ¿Será posible que hayas logrado lo máximo posible con los objetivos que te planteaste? Si no puedes comer menos ni moverte más, a lo mejor sea necesario ajustar tus metas.

CAÍDAS Y RECAÍDAS

Una caída implica que incurras 1 o 2 veces en tus antiguos comportamientos. Es bastante común, pero no es permanente; sólo es un indicio de que necesitas volver a tomar el control.

Las recaídas, en cambio, son más graves. Después de varias caídas en un periodo corto, corres el riesgo de volver por completo a los comportamientos de antes. A veces, cuando tenemos caídas, entramos en pánico y pensamos: "No puedo hacerlo".

Si eso te pasa, inhala profundo, recuerda que cualquiera puede caer y ten en cuenta los siguientes consejos para volver al buen camino, de modo que las caídas no se conviertan en recaídas:

+ **No permitas que los pensamientos negativos tomen el control.** Recuerda que cada día representa una nueva oportunidad para volver a iniciar.
+ **Identifica el problema y realiza una lista de posibles soluciones.** Elige una posible solución y pruébala. Si funciona, entonces ya encontraste un plan para prevenir otra caída. Si no funciona, pon a prueba la siguiente solución en la lista y repite el proceso hasta que encuentres lo que te funcione.
+ **Busca apoyo.** Conversa con tus familiares o amigos, o con un terapeuta profesional.
+ **Trasciende la culpa y la frustración a través del ejercicio.** Sal a caminar o ve a nadar. Procura que sea una actividad vigorosa, pero no emplees el ejercicio como castigo cuando tengas una caída.
+ **Vuelve a comprometerte con tus objetivos.** Revísalos y asegúrate de que sigan siendo realistas. Lleva a cabo los cambios necesarios y contempla la necesidad de repetir la fase *¡Piérdelo!*

¿Qué hacer tras una recaída? Aunque éstas son decepcionantes, pueden servir para darnos cuenta de que nuestras metas no son realistas, de que ciertas situaciones específicas son más desafiantes que otras o de que ciertas estrategias no nos funcionan.

Ante todo, ten en cuenta que volver a los comportamientos de antes no implica que se haya perdido la esperanza por completo. Sólo significa que es necesario recargar la motivación, volver a comprometerte con el programa y retomar los comportamientos saludables.

CADENAS CONDUCTUALES

Tuviste un buen día: fuiste al trabajo en bicicleta, desayunaste fruta fresca y saliste a caminar durante la hora del almuerzo. Pero luego, a media tarde, un antojo te llevó directo a la máquina expendedora. Tres minutos más tarde, estás en tu escritorio con un chocolate extragrande en las manos. A cualquiera puede pasarle.

Pero ¿qué sucedió en este caso en particular? Tal vez estabas cansado o no comiste suficiente en el almuerzo. Sin importar la razón, el antojo fue más fuerte que tú. Ahora te sientes culpable y frustrado, e incluso enojado contigo… lo cual podría impulsarte a ir a la máquina expendedora de nuevo. ¿Qué hacer entonces?

Imagina que esta cadena de sucesos es una serie de comportamientos separados, pero relacionados entre sí. Para lograr que un pequeño tambaleo se convierta en un error masivo, empecemos por separar la cadena de comportamientos en partes. Al examinar cada uno de los eslabones, aprenderás estrategias para impedir que caídas futuras se conviertan en recaídas.

Tomemos el ejemplo de la mujer que se siente culpable después de comer galletas, pero, en vez de no hacerlo, come aún más. Ésta es su cadena de comportamientos:

1. Accede a llevar galletas en lugar de ensalada a la reunión de su amiga.
2. Compra las galletas dos días antes de la reunión.
3. Trabaja hasta tarde y se le olvida almorzar.
4. Llega a casa con muchísima hambre.
5. Piensa "Comeré una sola galleta y luego buscaré qué hacer para cenar".
6. Saca la caja de galletas.
7. Come galletas mientras ve televisión y lee sus correos electrónicos.
8. Come las galletas deprisa y de forma inconsciente.
9. Se siente culpable y piensa en que es un fracaso.
10. Come más.
11. Abandona el programa de pérdida de peso.

Como puedes ver, en cada eslabón hay algo que la mujer podría haber hecho para romper la cadena de sucesos. Podría haber acordado llevar ensalada o un postre que no se le antojara. Podría haber esperado hasta el día de la fiesta para comprar las galletas. Podría haber preparado la cena por

Acentúa lo positivo

Comienzas el día subiéndote a la báscula. Al ver que la aguja sigue subiendo, piensas: "Jamás lograré perder el peso extra". Por esa razón, decides no salir a realizar tu caminata matutina, pues "No servirá de nada". Durante el desayuno, te sientes tan desanimado que acompañas el cereal con una dona y un vaso de leche con chocolate, pues piensas "Ya rompí la dieta, así que, ¿qué más da?".

No es un escenario poco habitual, pero tampoco es saludable. Los pensamientos y las actitudes negativas sabotean nuestros esfuerzos para bajar de peso, pues nos hacen pensar que no tiene sentido comer sano o ir al gimnasio si es un hecho que fracasaremos.

El flujo interminable de pensamientos que nos inunda la mente a diario se conoce como "diálogo interno". Este diálogo suele ser crítico y negativo, y puede desanimarnos y debilitarnos tanto que terminamos sintiéndonos desolados.

El diálogo interno puede decirnos cosas como: "Estoy demasiado gordo", "No tengo fuerza de voluntad", "La pérdida de peso está siendo muy lenta", "De seguro estoy defectuoso".

Por otro lado, se presenta un tipo de diálogo interno positivo que puede ser una herramienta muy potente para reforzar nuestra confianza personal, corregir malos hábitos, hacer que nos enfoquemos en lo correcto y fortalecer nuestras rutinas de alimentación y de ejercicio.

adelantado, de modo que, al saltarse el almuerzo, no hubiera comido sin control al llegar a casa. Podría haber sacado 1 o 2 galletas, y no toda la caja. Por último, podría haber recordado que fue sólo una caída y que no es razón suficiente para darse por vencida.

Cada vez que enfrentes una cadena de comportamientos como ésta, recuerda realizar el intento de cortarla lo más pronto posible. Si sueles tener antojos de media tarde, ten siempre en tu escritorio un refrigerio saludable para romper la cadena.

Si siempre llegas a casa del trabajo con muchísima hambre, deja la cena preparada por adelantado para que sólo tengas que calentarla o sacarla del refrigerador.

Enfrentarás tentaciones, así que tendrás que lidiar con ellas.

A continuación, te presentamos cuatro enfoques distintos que te ayudarán a interrumpir las cadenas de comportamientos. Encuentra el que mejor te sirva y ten presente que distintos enfoques pueden funcionar en diferentes momentos.

ENFOQUE 3C

Adelantarse a los problemas antes de que surjan es útil para cambiar los comportamientos. Podemos también llamarle "método 3C", que representan las *causas*, los *comportamientos* y las *consecuencias*. La mayor parte de los comportamientos tienen causas, además de que derivan en consecuencias.

Por lo general, la gente es más consciente de las consecuencias de los comportamientos; pero, si abordamos primero las causas, podemos evitar algunos comportamientos y no tener que lidiar después con sus consecuencias.

Por ejemplo, si tenemos un bote de helado en el congelador (causa), quizá te sientas tentado a comer unas cuantas cucharadas a lo largo del día (comportamiento), lo que en última instancia te hará sentir culpable y alterará tu programa de pérdida de peso (consecuencia).

Si usas el enfoque 3C, evitarás tener helado en casa. De ese modo, al abordar la causa, será más fácil que te apegues a tu plan.

Este diálogo nos motiva y da fuerzas, y es la base del éxito de muchos cambios en el estilo de vida. Cuando asciendes por una colina en bicicleta y te repites una frase como "¡Sí puedo! ¡Sí puedo!", estás haciendo uso de ese diálogo interno positivo.

Con algo de práctica, puedes convertir el diálogo interno negativo en positivo. A lo largo del día, lleva a cabo pausas y evalúa tus pensamientos. Cuestiona aquellos que te alteren, y luego practica convertir los pensamientos negativos en afirmaciones positivas. Por ejemplo, en vez de decir "nunca va a funcionar", piensa en "lo voy a intentar".

Algunas personas prefieren recibir ayuda externa para cambiar sus pensamientos negativos en afirmaciones y para deshacerse de las actitudes y las creencias autoderrotistas. Existe quienes lo logran con ayuda de la terapia cognitivo-conductual, la cual se basa en la creencia de que buena parte de lo que somos viene de lo que pensamos y que cómo nos sentimos es resultado de lo que pensamos sobre nosotros mismos y nuestra vida. Si eres como buena parte de la gente, permites que tus sentimientos controlen tu juicio (por ejemplo, "Me siento gorda y fea, así que seguramente soy gorda y fea") o magnificas los aspectos negativos de las situaciones al tiempo que ignoras los positivos (por ejemplo, "Bajé dos kilos, pero sólo son dos kilos y de seguro los recuperaré").

Durante la terapia cognitivo-conductual, un psicoterapeuta calificado te ayudará a cambiar esos pensamientos negativos con percepciones más realistas y positivas. Una vez que aprendas a ver los sucesos que conforman tu día de una nueva forma, podrás lidiar mejor con ellos.

Enfoque de las distracciones

Imaginemos que desde pequeño acostumbras a comer un tazón de helado antes de irte a dormir. Por eso, ahora que eres adulto, mientras te preparas para irte a dormir, escuchas que el bote escondido en lo más recóndito del congelador te llama por tu nombre.

Enfócate en distraer tu atención del antojo. Por ejemplo, podrías leer, escuchar música, escribir una carta o ver televisión. Sin importar cuál sea la solución, encuentra algo que distraiga tu atención hasta que el antojo pase; los antojos no duran cuando la mente se mantiene ocupada.

Enfoque de la confrontación

Este enfoque implica enfrentar de manera abierta las consecuencias negativas de tu comportamiento. Por ejemplo, si se te antoja un helado, piensa en las grasas y las calorías innecesarias que consumirás.

Piensa, además, en lo abotargado y cansado que te sentirás después. Recuerda el impacto que el exceso de comida tendrá en su salud. Y no olvides que esto no es lo que quieres hacer con tu vida.

Date una palmadita en la espalda por haber sido capaz de resistirte a los antojos en esta ocasión. ¡Sí se puede! Y también podrás hacerlo a la próxima… y en casi todas las veces.

Enfoque configurativo

La configuración nos permite ir cambiando nuestro comportamiento un paso a la vez. Por ejemplo, en lugar de evitar el helado por completo, puedes disminuir la porción que comes por las noches. Luego, puedes dejar de comerlo una vez a la semana; los lunes, por ejemplo. Con el tiempo, podrás llegar a comer apenas una bolita de helado una vez a la semana.

En algunos casos, hacer cambios graduales resulta menos intimidante que realizar cambios sustanciales de golpe. Conforme lleves a cabo estos cambios paso a paso, te sentirás más confiado, lo que favorecerá triunfos posteriores.

Estrés

El estrés puede sabotear hasta el mejor de los planes. A veces, aunque todo esté bien, sucede algo repentino que pone en jaque nuestros esfuerzos para bajar de peso. Cuando enfrentamos situaciones de estrés, podemos sentirnos tentados a abandonar el programa y a recurrir a la comida como fuente de confort.

Esto, a su vez, puede detonar un ciclo de comportamientos no deseados que nos pone en riesgo de volver a nuestros malos hábitos.

Si el estrés es un problema para ti, haz algo al respecto. En el capítulo 18 encontrarás estrategias para lidiar con el estrés; pero, si no son suficientes, consulta a un profesional de la salud.

Si el estrés está vinculado a un trastorno del estado de ánimo (como depresión o ansiedad), deberás consultar a tu equipo de cuidados médicos. Además de interferir en tus planes para perder peso, la depresión y la ansiedad requieren atención especializada.

Por lo regular, es más simple bajar de peso si ya estás en tratamiento para un trastorno del estado de ánimo. Sin embargo, toma en cuenta que algunos medicamentos para los trastornos del estado de ánimo contribuyen al aumento de peso, así que habla con tu médico sobre alternativas de tratamiento.

Cambiar la actitud

Para no abandonar un buen programa de pérdida de peso se necesita hacer más que cambiar nuestros comportamientos. Las actitudes que tenemos hacia nosotros mismos y nuestro cuerpo influyen en nuestro éxito. A continuación, presentamos cinco problemas habituales que podrías enfrentar y las estrategias para superarlos.

1. Diálogo interno negativo

El diálogo interno que tenemos con nosotros mismos todos los días influye en nuestras acciones (ver página 188). El diálogo interno negativo baja la autoestima y frena el progreso.

Si te convences de que ya no bajarás más de peso, parecería lógico pensar: "¿Qué caso tiene siquiera intentarlo?". Esfuérzate por cambiar el diálogo interno negativo por afirmaciones positivas.

2. Actitud negativa

Las actitudes y creencias negativas son tan destructivas como el diálogo interno negativo. Por ejemplo, tal vez no quieras ir al gimnasio porque crees que la gente se burlará de tu cuerpo, pero estas percepciones entorpecen tus esfuerzos para perder peso.

Identifica tus actitudes negativas y emplea las siguientes estrategias para sobreponerte a ellas:

+ **Actitud negativa.** "Sólo estoy perdiendo peso porque estoy en este programa. Cuando se termine, lo recuperaré todo."
+ **Nueva actitud.** "Estoy logrando perder peso al tomar decisiones positivas. Mi éxito subsistirá, aunque el

Cómo mantener la motivación

Mantener la motivación te ayudará a evitar las caídas y las recaídas. Hay diferentes tipos de motivación, pero la mejor es la que proviene de nuestro interior; es decir, de tus razones personales para querer bajar de peso. Además de emplear los procesos descritos en los capítulos anteriores para identificar qué te motiva a ti, puedes seguir estos consejos:

Ponerte metas. Escríbelas y pégalas en un lugar visible. Enfócate en las metas a corto plazo y no sólo en la meta de pérdida de peso a largo plazo.

Lleva un registro de tus avances. Registra la cantidad de actividad física que hayas hecho, las porciones de grupos alimenticios que hayas comido, los kilogramos que hayas perdido, las metas que hayas alcanzado y las mejorías de salud que hayas experimentado. ✚ Monitorear

Ponlo por escrito. Haz un contrato contigo mismo y pégalo en donde lo veas.

Aprovecha el apoyo de tu equipo. Pídeles a tus familiares y amigos que te animen, y aparta tiempo para ejercitarte con ellos.

Recompénsate. Cada vez que alcances un logro, prémiate con algo significativo.

Reconoce el éxito. Es probable que te vayas sintiendo mejor a medida que pierdas peso y te actives más. Presta atención a tu cuerpo para mirar estos cambios positivos.

Practica hacer afirmaciones positivas sobre ti mismo. Repítelas a diario o escríbelas y pégalas en algún lugar visible. Por ejemplo: "Cada día soy mejor y más fuerte" o "Cada día mejoro en todos los sentidos".

No seas duro contigo mismo. En lo relativo al ejercicio, recuerda que no estás en un campamento militar. Está bien tomarse un día libre a veces y cuando lo necesites. Cuanto más te apropies de tu programa de ejercicio, menos probable será que te rebeles ante él.

programa se termine porque estoy comprometido a cambiar mi estilo de vida para siempre."

+ **Actitud negativa.** "El ejercicio es doloroso y aburrido."
+ **Nueva actitud.** "Me gusta cómo me siento después de llevar a cabo una actividad física. Le llamaré a un amigo para que salgamos a caminar y disfrutemos de este hermoso día."

3. Sueños poco realistas

A veces, imaginamos que bajar de peso resolverá todos nuestros problemas. Sin embargo, en el fondo sabemos que esta expectativa no es realista.

Piensa de forma realista en los beneficios que la pérdida de peso traerá consigo. Es probable que tengas más energía y te sientas mejor contigo mismo; no obstante, perder peso no garantizará que tu vida social sea mejor ni que obtengas un trabajo más satisfactorio.

Es posible que tu vida cambie conforme bajes de peso, pero quizá no de la manera en que imaginas. Intenta contrarrestar los sueños poco realistas con las siguientes estrategias:

+ **Busca expectativas reales.** Reconoce los sueños poco realistas y confróntalos con metas más racionales.

+ **Ponte metas realistas a corto plazo.** En vez de enfocarte en lo feliz que serás cuando al fin llegues a tu peso deseado, enfócate en logros pequeños y alcanzables que te permitan avanzar y que puedas medir a diario o de forma semanal. Esto te dará la oportunidad de celebrar tus éxitos cada semana.
+ **Celebra el cambio de comportamientos.** No sólo te recompenses por perder kilos. Estás haciendo un gran esfuerzo y mereces emocionarte por otros logros.

4. Inflexibilidad

Palabras como *siempre*, *nunca* y *debo* sólo te ponen más presión. Por ejemplo, algunos deciden que "nunca volveré a comer chocolate" o que "debo caminar cinco kilómetros todos los días".

¿Por qué habrías de ser tan duro contigo mismo? De hecho, los *siempre* y los *nunca* son muy demandantes y sientan las bases para tener caídas y sentirse culpable por ello.

Esta mentalidad no permite la flexibilidad. Si te castigas por tener un breve desliz, es probable que incluso pases por alto tus pequeños logros. Además, al negarte algo como el chocolate, es posible que sólo estés reforzando el antojo de comerlo.

Reforzar la autoestima

Es probable que, con el tiempo, las dificultades para bajar de peso hayan causado estragos en tu autoestima. Quizás algunas de ellas sean autoimpuestas, como la incapacidad para cubrir tus propias expectativas. Otras podrían venir de familiares, amigos, colegas y hasta desconocidos.

Es importante preservar el valor propio; cuanto mejor te sientas con respecto a ti mismo, mejor te cuidarás. Además, una imagen personal positiva se relaciona con un mejor estado de salud y un sistema inmunitario más fuerte.

Muchos de los pasos que tratamos en este capítulo (como evitar los pensamientos irracionales, practicar el pensamiento positivo y romper las cadenas de comportamientos) pueden tener un efecto positivo en tu autoestima. A medida que controles tus emociones y aprendas a expresarlas de forma positiva, te sentirás mejor contigo mismo y confiarás más en tus capacidades (incluso la de llevar una vida más sana).

En días en los que sientas que tu autoestima necesita un empujón, no dudes en buscar el apoyo de un amigo o familiar, o de hacer algo por ti mismo. Podrías comprarte un regalito o consentirte con un masaje o corte de cabello, o realizar alguna actividad que sabes que te sale muy bien.

Cuando te valoras a ti mismo, confías más en tu capacidad para enfrentar y superar los desafíos.

Una vez que hayas roto la regla, tal vez te permitas comer helado de chocolate antes de la cena o pastel de chocolate antes de irte a acostar. Y entonces sentirás que has fracasado. Lo más sensato es disfrutar los postres de forma ocasional y en circunstancias adecuadas. Hazlo cuando vayas a cenar con tus amigos, no cuando te sientas solo o triste.

5. Pensamiento totalitario

El pensamiento totalitario hace que veamos las cosas en blanco y negro, sin escalas de gris.

Por ejemplo, a lo mejor pienses algo como "Si hoy me paso de calorías, volveré a ser gordo" o "Si no voy al gimnasio, todo mi esfuerzo se irá al caño". En pocas palabras, esto te hace creer que, si no eres perfecto, eres un fracaso.

En los planes de pérdida de peso, las cosas nunca son en blanco o negro, y un desliz no significa que hayas fracasado.

Si crees que fracasaste, es factible que también te sientas culpable y te deprimas, lo cual afectará tu autoestima. Este tipo de pensamiento totalitario hace que se nos haga fácil creer que nuestro descalabro es absoluto y que debemos darnos por vencidos.

Una forma de contrarrestar el pensamiento totalitario es a través de la moderación. Piensa, por ejemplo, que no existen alimentos "buenos" ni "malos", y que está bien comer postre de vez en cuando.

O, en vez de tildarte de frustrado cuando comas más de lo planeado o te pierdas una sesión de ejercicio, recuerda que todos podemos tener deslices. Y, con la actitud adecuada, podemos sobreponernos a ellos.

No olvides que mañana será otro día y que traerá consigo la oportunidad de retomar el camino. ¡Sí, tú puedes lograrlo!

Guía de acción para las barreras de la pérdida de peso

El éxito a largo plazo de un programa de pérdida de peso a veces persigue un camino lleno de baches e irregularidades. Muchos obstáculos pueden impedirte alcanzar un peso más saludable.

Aprender a identificar obstáculos potenciales y confrontar las tentaciones personales son habilidades clave en tu viaje hacia la pérdida de peso. Para superar las partes difíciles, querrás tener estrategias a la mano que guíen tus respuestas conforme se presenten problemas.

Esta guía de acción de fácil uso identifica barreras comunes para bajar de peso y estrategias prácticas para superarlas. Si encuentras alguna que te ayude, inclúyela en tu programa de pérdida de peso.

Los obstáculos se agrupan en tres categorías: nutrición, actividad física y conducta. Para bajar de peso —y no recuperarlo— es importante que abordes estos tres componentes.

Obstáculos y estrategias de nutrición

> NO TENGO TIEMPO PARA PREPARAR COMIDA SALUDABLE.

Tener poco tiempo para cocinar es un obstáculo común para comer sano. Al mismo tiempo, preparar tus alimentos es un factor clave para controlar tu peso. Incluso cuando la preparación de la comida es apresurada, aun así es posible seguir una dieta saludable. Las comidas apetitosas y nutritivas no requieren mucho tiempo de preparación, pero sí de planear con anticipación.

He aquí algunos consejos que te ayudarán a comer bien si tienes una agenda apretada.

+ Planea menús semanales. Realiza una lista detallada de alimentos para evitar a toda costa esas visitas de último minuto al supermercado. Si estás utilizando la plataforma digital de la dieta Mayo Clinic, ahí encontrarás planes de comidas, recetas rápidas y fáciles de preparar, así como listas de ingredientes que pueden ayudarte.
+ Dedica tiempo durante el fin de semana a preparar comidas para la próxima semana. Considera preparar varios alimentos y congelarlos en tandas del tamaño de una comida.
+ Recuerda que una comida saludable no tiene por qué ser complicada. Sirve una ensalada fresca con un aderezo sin grasa, un rollo integral y una pieza de fruta.
+ Ten a la mano ingredientes básicos para preparar comidas sencillas. Por ejemplo, puedes combinar arroz, frijoles y especias para preparar un guiso estilo tex-mex en poco tiempo.
+ Comparte algunas de estas tareas con tus familiares para ahorrar tiempo.
+ Haz una parada en una tienda delicatessen o supermercado y compra un sándwich saludable, una sopa o entrada preparada que sea baja en calorías y grasas.

> NO ME GUSTA COCINAR.

Está bien si no te interesa convertirte en un chef gourmet. Seguir un plan de alimentación saludable no necesita que pases mucho tiempo en la cocina o que sigas recetas elaboradas. Tampoco requieres habilidades culinarias avanzadas, ya que muchas comidas saludables pueden prepararse con poco tiempo y esfuerzo.

Prueba estas sugerencias para disminuir tu esfuerzo culinario.

+ Compra un libro de cocina con recetas saludables que sean rápidas y fáciles de preparar, o pide un ejemplar prestado de la biblioteca local.
+ Procura que las frutas y verduras frescas sean la base de tus comidas, pues no requieren mucha preparación.
+ Prueba varias técnicas de preparación. Quizá no te guste utilizar el horno, pero calentar los alimentos en el microondas o prepararlos a la parrilla puede ser lo tuyo.
+ Emplea atajos como verduras para ensalada o verduras crudas empaquetadas previamente, o carnes magras precocidas.
+ Come fuera o pide a domicilio. Está bien ir a un restaurante, pedir algo de cenar a domicilio o comprar algo listo para comer de camino a casa siempre y cuando elijas alimentos saludables y consumas porciones moderadas.

> NO ME GUSTAN NI LAS FRUTAS NI LAS VERDURAS.

Algunas personas piensan que las frutas y las verduras son molestas. Muchos creen que carecen de sabor o que todas saben igual. ¡Mentira! ¡Las frutas y las verduras son deliciosas! Sólo tienes que descubrir cuáles te gustan y cómo elaborarlas. Buena parte de lo que comes ha sido condicionado, es decir, te has acostumbrado a su sabor a lo largo del tiempo. Sin embargo, aún puedes aprender a disfrutar nuevos alimentos, como frutas y verduras.

Trata de experimentar con las frutas y las verduras. He aquí algunas sugerencias.

+ Recuerda que no te tienen que gustar todas las frutas y verduras, sino sólo algunas.

+ En lugar de comprar frutas tradicionales como manzanas, uvas y naranjas, compra frutas que no hayas probado antes. ¿Qué tal un kiwi, mango o papaya?
+ Trata de incorporar más frutas y verduras en otras comidas y recetas: agrega verduras a una de tus sopas favoritas, reemplaza parte de la carne de un guiso con verduras, agrega pimiento y cebolla a tu pizza, o incluye fruta fresca con tu cereal del desayuno.
+ Prueba distintas formas de preparación. Por ejemplo, puedes rostizar pedazos de ananá (piña) o hacer *kebabs* de fruta. Prepara *smoothies* de frutas con moras azules y yogur bajo en grasas.
+ Si no te gustan las verduras crudas, cuécelas un poco y ve si prefieres la textura más suave. Espolvoréalas con hierbas para darles más sabor.

> ## LOS ALIMENTOS SALUDABLES, COMO FRUTAS Y VERDURAS FRESCAS Y PESCADO, SON CAROS. NO PUEDO COSTEARLOS.

Aunque las frutas y verduras frescas y el pescado pueden ser caros, el saldo final de tus compras del supermercado podría ser más bajo porque estás comiendo menos de otros alimentos, como carne roja, galletas dulces y helado. Los alimentos procesados también suelen ser caros. Además, tal vez descubras que estás comiendo más en casa y menos en restaurantes, lo cual puede ser una forma de ahorrar dinero.

He aquí algunas sugerencias para evitar que se acumulen las calorías de los alimentos que compras en el supermercado.

+ Con una buena planeación, puedes obtener tus raciones diarias recomendadas de frutas y verduras a un precio más bajo. Evalúa tus opciones en el supermercado y presta atención a las ofertas.
+ Compra granos como avena y arroz integral a granel. Las cooperativas de comida a menudo ofrecen alimentos a granel.
+ Visita mercados cuando haya ofertas de verano. Por lo general, puedes escoger las frutas y verduras más frescas a los precios más accesibles.
+ Considera cosechar algunas de tus frutas y verduras. No es tan difícil como crees. Si no tienes lugar para un jardín, intenta cosechar artículos como tomates y pimientos en macetas de exterior.
+ Come guisos sencillos de vez en cuando. Un sándwich de mantequilla de cacahuate con pan de trigo integral o un tazón de sopa y un par de piezas de fruta no es muy costoso.

> ## A MI FAMILIA NO LE GUSTA PROBAR ALIMENTOS NUEVOS, Y ELABORAR DOS COMIDAS DISTINTAS IMPLICA MUCHO TRABAJO.

Tener el apoyo de tu familia cuando estás intentando bajar de peso es importante, pero no dejes que ellos te impidan probar algo nuevo o explorar distintas formas de preparar tus alimentos favoritos.

Cuando tus familiares ven que disfrutas una comida saludable, puede que terminen por adquirir tus buenos hábitos. La gente subestima la capacidad que tiene para cambiar sus gustos.

Con el tiempo, puedes aprender a disfrutar un filete de pescado tanto como un filete de res, o verduras sazonadas o al carbón tanto como las papas a la francesa. Hasta podrías descubrir que te gusta más el helado de yogur que el helado de crema.

He aquí algunos cambios que podrían ayudarles a ti y a tu familia a optar por el camino saludable.

+ Tómalo con calma. No trates de cambiar la dieta de tu familia de la noche a la mañana. Lleva a cabo algunos cambios pequeños a la vez. Con el tiempo, estos cambios suman, y muy pronto todos seguirán un plan de alimentación más saludable.
+ Ofrece un guiso favorito, pero preparado de forma distinta. Por ejemplo, en vez de freír unas chuletas de cerdo o pechugas de pollo, prepáralas al horno o a la parrilla.
+ Involucra a tu familia en la planeación de las comidas. Pregúntales qué les gustaría probar que sea diferente y saludable. Si pueden elegir, tal vez estén más dispuestos a experimentar.
+ Guarda más frutas y verduras en casa y en un lugar visible. Al buscar un refrigerio, asegúrate de tener bananas (plátanos), peras o uvas a la mano.

> NO PUEDO RESISTIRME A ALGUNOS ALIMENTOS, COMO EL CHOCOLATE Y LOS DULCES.

Para alcanzar una meta, tienes que ser flexible. Conforme preparas un plan de alimentación saludable, pregúntate cómo podrías incorporar algún dulce o comida chatarra de modo ocasional sin arruinar tu meta general. En vez de evitar estos alimentos, permítete comerlos de vez en cuando, con moderación. Si tratas de dejar de consumir estos alimentos por completo, te sentirás privado cuando no puedas comerlos, lo cual resulta en decepción y atracones.

He aquí algunas sugerencias que podrían ayudarte a introducir tus alimentos chatarra favoritos en tu plan de alimentación saludable.

+ Planea con anticipación para los eventos que ocurrirán a lo largo de la semana que te exponen a los dulces y la comida chatarra. En situaciones apropiadas —como salir a cenar con amigos—, disfruta algunos de tus alimentos favoritos en porciones moderadas.
+ Considera que una vez que has probado un alimento favorito, lo más seguro es que se te antoje más. Por eso es importante determinar de antemano cuánto comerás y apegarte a esa porción.
+ Ingiere alimentos saludables antes para que cuando llegue el momento de disfrutar un dulce o tu comida chatarra favorita, no tengas tanta hambre y comas menos.
+ No tengas chocolate o comida chatarra en casa. Si sientes el impulso de comer estos alimentos, pero primero tienes que salir a comprarlos, el impulso podría pasar. Si terminas comprando chocolate o comida chatarra, cómprala en porciones individuales.

> VIAJO MUCHO Y A MENUDO TENGO QUE COMER EN AEROPUERTOS, HOTELES O EVENTOS.

Puede ser difícil seguir una dieta saludable cuando estás de viaje, pero no es imposible. Parte de la solución puede ser tu mentalidad. Evita decirte cosas como "Estoy de viaje, así que tendré que ingerir lo que esté disponible".

Con poca planeación, puedes comer bien cuando viajas. Prueba estas recomendaciones.

+ Si viajas en automóvil, lleva una hielera con alimentos saludables como sándwiches, yogur, fruta y verduras crudas.
+ Si viajas en avión, empaca refrigerios como nueces y fruta en tu equipaje de mano.
+ Si estás en un hotel, pregunta si hay algún restaurante local que sirva comida saludable, o que ofrezca alimentos hervidos o a la plancha además de comida frita. Podrías preguntar si existe un supermercado cerca donde puedas comprar fruta y comida fácil de preparar.
+ En eventos de negocios, date permiso de comer pequeñas porciones de alimentos ricos en calorías para que no sientas que te estás privando, pero come porciones más elevadas de alimentos bajos en calorías.
+ Concéntrate en la idea de que comer sano te dará la energía necesaria para tu viaje.

Obstáculos y estrategias de actividad física

> NO TENGO TIEMPO PARA HACER EJERCICIO.

Al igual que con las comidas, la falta de tiempo para realizar ejercicio es un desafío común. Con creatividad y planeación, puedes superar este obstáculo. Puede que tengas más tiempo del que crees. Por ejemplo, el estadounidense promedio ve cuatro horas de televisión al día. A eso añade el tiempo que pasas navegando en internet o haciendo diligencias o en el automóvil, y descubrirás que siempre existe tiempo para la actividad física.

Si no puedes encontrar por lo menos 30 minutos para hacer ejercicio al día, busca espacios de 10 minutos. Ejercitarte por 10 minutos tres veces al día también te beneficia. He aquí algunos tips que puedes probar.

+ Camina alrededor de 10 minutos a la hora de la comida, o levántate algunos minutos antes en la mañana para hacer una caminata breve.
+ En vez de buscar un atajo para llegar más rápido de un lugar a otro, busca razones para caminar y activarte.

+ Utiliza las escaleras en vez del elevador, al menos para los primeros pisos.
+ Haz pequeñas pausas en tu actividad. Párate de tu escritorio para estirarte y caminar un poco.
+ Desarrolla una rutina que puedas hacer en casa. Mientras miras tu programa favorito en la televisión o lees, súbete a la caminadora, una bicicleta estacionaria o a la elíptica.
+ Usa la alberca comunitaria para nadar o llevar a cabo algún tipo de entrenamiento en el agua.
+ Haz planes con un amigo para hacer actividades físicas juntos.
+ Mientras tu hijo realiza alguna actividad, sal a caminar o trotar.

> ESTOY MUY CANSADO PARA HACER EJERCICIO.

Esto puede deberse a que no estás llevando a cabo suficiente ejercicio. Muchas personas descubren que se sienten menos cansadas cuando hacen ejercicio de forma regular. Esto es porque la actividad física te da más energía y porque el cansancio suele ser más mental que físico.

Para incorporar más actividad física en tu día, prueba estas recomendaciones.

+ Empieza con entre 5 y 10 minutos de una actividad. Considera que un poco de actividad es mejor que nada. Y, una vez que empiezas, lo más seguro es que continúes y termines los 10 minutos, si no es que más.
+ Haz ejercicio en la mañana, ya que esto te dará más energía a lo largo del día.
+ Cuando llegues a casa después del trabajo, no te sientes a ver televisión o utilices la computadora. En lugar de eso, ponte tus tenis y sal a caminar.
+ Coloca mensajes motivacionales en lugares visibles como recordatorios de tu meta.

> NO ME GUSTA HACER EJERCICIO.

La gente a la que no le gusta realizar ejercicio suele ver la actividad física como algo doloroso o aburrido. Sin embargo, no tiene por qué ser ninguna de esas cosas. Experimenta hasta que encuentres algo que te guste.

He aquí algunas cosas que puedes hacer para que el ejercicio te resulte más agradable.

+ Sé consciente. Si piensas en tu lista de pendientes cuando haces ejercicio, quizá no disfrutes el ejercicio. Mejor, enfócate en el momento: la naturaleza a tu alrededor, tus movimientos físicos o tu conversación con tu compañero de ejercicio.
+ Escucha música mientras te ejercitas. La música animada puede motivarte y hacer que tu rutina de ejercicio parezca más fácil. Además, puede que el tiempo pase más rápido.
+ Enfócate en los beneficios de la actividad en vez de en la actividad por sí misma. Piensa en tu tiempo de entrenamiento como un tiempo para ti. Reflexiona sobre tus metas y recuerda cuán bien te sentirás al lograrlas.
+ Rompe la rutina. De modo ocasional, prueba andar en bicicleta o nadar en lugar de hacer tu actividad regular. Si quieres ideas de las distintas actividades que puedes realizar, consulta los capítulos 10 y 19.
+ Aprovecha las clases o videos de ejercicio para principiantes para aprender habilidades y técnicas básicas.
+ Piensa en cómo es un día normal para ti. Si interactúas con mucha gente, quizá prefieras estar a solas cuando haces ejercicio. En cambio, si pasas la mayor parte del día aislado de otros, tal vez prefieras inscribirte a una clase.

> ESTOY MUY VIEJO PARA HACER EJERCICIO. PODRÍA HACERME DAÑO.

Nunca estarás demasiado mayor o fuera de forma para mantenerte activo físicamente, y nunca es demasiado tarde para iniciar. La actividad física moderada puede ayudarte a alcanzar o mantener un peso saludable. Incluso puede ayudar a retrasar problemas de salud relacionados con la edad.

Si hace tiempo que no estás activo, consulta a tu médico antes de comenzar a hacer ejercicio, sobre todo si tienes algún problema de salud. Una vez que el médico te dé luz verde, estos tips te ayudarán a arrancar con el pie derecho.

+ Inicia despacio y dale tiempo a tu cuerpo de acostumbrarse al aumento de actividad. Una vez que te acostumbres al cambio, poco a poco eleva tu nivel de actividad.

+ Caminar es una buena forma de empezar a hacer ejercicio. Otras opciones son una bicicleta estacionaria sin resistencia o ejercicio dentro del agua.

+ Considera ejercicios de resistencia ligera, como el uso de bandas elásticas, para hacer entrenamientos de fuerza.

+ Haz cosas que disfrutes. Actividades como bailar o arreglar el jardín pueden proporcionar entrenamientos efectivos.

+ Estírate. Mantenerte flexible es fundamental para mejorar o mantener un rango amplio de movimiento en tus articulaciones y músculos. Lo mejor es hacer ejercicios de estiramiento después de un periodo de calentamiento breve y ligero.

+ El dolor muscular después del ejercicio es normal, sobre todo si es una nueva rutina. El dolor durante el ejercicio envía una señal distinta y puede requerir que te detengas. Para mayor información sobre las señales de advertencia durante el ejercicio, consulta la página 183.

> NO ME GUSTA LLEVAR A CABO EJERCICIO CUANDO HACE FRÍO, ESTÁ LLOVIENDO O HACE CALOR.

Elige actividades que puedas hacer sin depender del clima, y sé flexible con tu rutina de ejercicio. En esos días en los que el clima no te permita realizar tus actividades al aire libre, ten un plan B para hacer ejercicio en lugares cerrados. Incluso podrías modificar tu rutina de ejercicio de acuerdo con las temporadas.

He aquí algunas recomendaciones a considerar.

+ Ten opciones para cambiar tu rutina de ejercicio a un local cerrado. Si te gusta andar en bicicleta, puedes seguirlo haciendo, pero en una bicicleta estacionaria.

Si te gusta caminar, hazlo en un lugar cerrado como un centro comercial o escuela cerca de tu casa.

+ Mantente abierto a probar algo diferente. En vez de trotar, haz aeróbics o ejercicios de estiramiento en un lugar cerrado.

+ Nadar en el verano es una excelente manera de ejercitarte mientras te mantienes fresco.

+ En lugares donde hace más frío, aprovecha actividades como patinar en hielo, caminata con raquetas de nieve o esquiar a campo traviesa.

+ Visita el club deportivo de tu localidad. En algunos de ellos no necesitas ser socio y puedes pagar por visita.

> ME PREOCUPA QUE OTRAS PERSONAS PIENSEN QUE ME VEO RIDÍCULO CUANDO REALIZO EJERCICIO.

La mayoría de los individuos activos reconocerán tu esfuerzo de hacer ejercicio y no se burlarán de ti. Además, una vez que empieces, quizá descubras que hacer ejercicio no es tan vergonzoso como pensabas que sería.

Si te preocupa hacer ejercicio frente a otras personas, considera estos tips.

+ Piensa que ese exceso de autoconciencia desaparecerá cuando el ejercicio se vuelva una rutina y tú ganes confianza.

+ Pídele a un profesional del ejercicio que te enseñe la técnica adecuada.

+ Inscríbete a una clase con otras personas que quieran bajar de peso.

+ Utiliza un video de ejercicio o una máquina de ejercicio, como una bicicleta estacionaria o caminadora, en la privacidad de tu casa.

+ Haz ejercicio muy temprano en la mañana o muy tarde en la noche, cuando hay menos personas a tu alrededor.

Obstáculos y estrategias de conducta

> **ACOSTUMBRO COMER REFRIGERIOS DURANTE LA NOCHE.**

Evita comer muy tarde durante la noche. Llenarte de calorías antes de irte a dormir lo único que hace es agravar el desafío de no comer en exceso. Además, es menos probable que te actives y elimines esas calorías hasta la mañana siguiente. Entonces, lo mejor es comer durante el día para que tu cuerpo tenga suficiente tiempo de digerir los alimentos antes de que te vayas a dormir.

He aquí algunas sugerencias que puedes probar si sueles luchar contra los antojos de la madrugada.

+ Asegúrate de llevar a cabo tres comidas sustanciosas durante el día, incluyendo un buen desayuno. Esto te ayudará a disminuir las ansias de comer un refrigerio durante la noche, simplemente porque no tendrás tanta hambre.
+ No conserves refrigerios alrededor de la casa que podrían tentarte. Si te dan antojos de madrugada, come frutas, verduras u otros refrigerios saludables.
+ Encuentra otra actividad que te mantenga ocupado antes de irte a dormir, como escuchar música o hacer ejercicio. Tu hábito de comer refrigerios de madrugada puede ser un hábito inconsciente más que hambre de verdad.

> **ME CUESTA TRABAJO CONTROLAR CUÁNTO COMO.**

Para muchas personas, uno de los mayores retos para alcanzar un peso saludable es aprender a comer menos. Parte del problema es que no tienen una idea clara de lo que es una ración. En una época de comidas jumbo, paquetes supergrandes y bebidas rellenables sin costo, las porciones muy generosas de los alimentos y las bebidas se han vuelto comunes.

Adicionalmente, los hábitos alimenticios que aprendiste durante tu infancia —que está bien repetir, que no deberías dejar comida en el plato, que el postre siempre va al final del almuerzo— pueden ser difíciles de romper, pero no imposibles.

Puedes habituar a tu cuerpo a sentirse lleno con menos comida, de la misma manera en que tu cuerpo se acostumbró a necesitar más comida para sentirse satisfecho. Prueba estas sugerencias.

+ Sirve las comidas de manera directa en tu plato en vez de colocar platones que contengan el guiso completo sobre la mesa. Esto hace que pienses dos veces antes de servirte una segunda porción.
+ Prueba usar un plato o tazón más pequeño para que parezca que estás comiendo más comida de la que te serviste.
+ Come despacio. Cuando comes demasiado rápido, tu cerebro no recibe la señal de que estás lleno hasta después de que te has excedido.
+ Come primero los alimentos que sean saludables y bajos en calorías, antes de centrar tu atención en los alimentos con mayor contenido calórico.
+ Enfócate en tu propia comida y compañía. Ver televisión, leer o trabajar cuando comes a menudo provoca que comas sin conciencia.
+ Deja de comer en cuanto empieces a sentirte lleno. No necesitas limpiar tu plato.
+ Designa un espacio de la casa para tus comidas, y siéntate sólo ahí cuando comes.
+ Si al terminar de comer lo que tienes en tu plato sigues teniendo hambre, ingiere algo bajo en calorías como frutas y verduras frescas o galletas saladas.
+ Los tamaños de las porciones en los restaurantes pueden ser entre 2 y 3 veces más grandes que la cantidad que necesitas. Pide un recipiente para llevarte las sobras de tu plato para consumirlas durante otra comida.

> HE INTENTADO BAJAR DE PESO ANTES, PERO NO FUNCIONÓ. AHORA, NO ESTOY CONVENCIDO SI LO LOGRARÉ.

Para muchas personas, bajar de peso será uno de los retos más difíciles de su vida. No te desanimes si has intentando bajar de peso en el pasado y no lo lograste, o si bajaste de peso y lo recuperaste. Muchas personas experimentan con distintos planes de pérdida de peso antes de encontrar el que les funciona.

Seguir estos consejos podría ayudarte a tener éxito en esta ocasión.

+ Piensa en la pérdida de peso como una experiencia positiva y no una negativa. Abordar la pérdida de peso con una buena actitud te ayudará a tener éxito.
+ Ponte metas realistas. Enfócate en cambios de conducta y no en los cambios en tu peso.
+ Usa técnicas de resolución de problemas. Anota los obstáculos que presentaste en tus intentos previos para bajar de peso, y piensa en estrategias para lidiar con esos obstáculos.
+ Haz cambios pequeños, no drásticos, en tu estilo de vida. Los ajustes que son demasiado intensos o vigorosos pueden hacerte sentir incómodo y tirar la toalla.
+ Acepta el hecho de que tendrás contratiempos. Cree en ti. En vez de rendirte por completo, simplemente empieza de cero al día siguiente.

> COMO CUANDO ESTOY ESTRESADO, DEPRIMIDO O ABURRIDO.

A veces, tus ansias más intensas por comer ocurren cuando estás en tus puntos emocionales más bajos. Muchos individuos recurren a la comida para sentirse reconfortados —ya sea consciente o inconscientemente— cuando están enfrentando problemas difíciles o buscando algo para distraer su mente.

Para ayudarte a evitar que tu estado de ánimo influya en tu forma de comer prueba estos tips.

+ Trata de distraerte de la comida al llamarle a un amigo, hacer una diligencia o salir a caminar. Cuando puedes enfocar tu mente en algo más, los antojos de comida desaparecen con rapidez.
+ No guardes alimentos reconfortantes en la casa. Si recurres a los alimentos ricos en grasas y calorías cada vez que te sientes molesto o deprimido, haz un esfuerzo por deshacerte de ellas.
+ Identifica tu estado de ánimo. Las ansias de comer a menudo pueden vincularse con un estado de ánimo específico y no al hambre.
+ Cuando te sientas triste, trata de reemplazar tus pensamientos negativos por positivos. Por ejemplo, anota todas tus cualidades positivas y lo que esperas lograr al bajar de peso.

> ME CUESTA TRABAJO NO COMER CUANDO VEO LA TELEVISIÓN, UNA PELÍCULA O UN EVENTO DEPORTIVO EN VIVO.

Comer cuando estás viendo un espectáculo, película o evento en vivo no tiene nada de malo, pero cuando estás distraído puedes comer sin conciencia, lo que suele derivar en ingerir más de lo que querías. Si eres incapaz de romper con este hábito, al menos asegúrate de comer algo bajo en calorías.

He aquí algunas sugerencias a considerar.

+ Si estás en un teatro o estadio compra una bolsa de palomitas pequeña sin mantequilla y cómelas despacio.
+ Come algo saludable antes de salir de casa para que no tengas mucha hambre cuando llegues.
+ Bebe agua o una bebida sin calorías en lugar de comer un refrigerio.
+ Trata de reducir la cantidad de tiempo que miras la televisión todos los días. Los estudios demuestran que ver la televisión contribuye al aumento de peso.

> **CUANDO VOY A FIESTAS, NO PUEDO RESISTIRME A TODOS LOS REFRIGERIOS Y ENTREMESES.**

En casi cualquier evento social que involucre comida, la clave está en ingerir algunos de tus entremeses favoritos, pero con moderación. Si tratas de resistirte a la comida, tus antojos no harán más que empeorar hasta volverse incontrolables. Al seguir un par de estrategias sencillas, podrás disfrutar sin excederte.

La próxima vez que te acerques a la mesa de los entremeses prueba estas estrategias.

+ Haz un solo viaje y elige con cuidado. Decide antes de tiempo cuánto comerás y toma lo que realmente quieras.
+ Date permiso de comer 1 o 2 alimentos altos en calorías o grasas. Llénate de frutas y verduras, de ser posible.
+ Come porciones pequeñas. Quizá sólo necesites una probadita para saciar tu antojo.
+ Come despacio. Si comes más lento, lo más probable es que termines por ingerir menos; pero no comas durante toda la noche.
+ No te pares o sientes cerca de la mesa de los entremeses. Como dice el dicho: "Ojos que no ven, corazón que no siente".
+ Come algo saludable antes de llegar al evento. Si llegas con hambre, es más probable que termines por excederte.

> **ME FRUSTRO CUANDO BAJO ENTRE 450 O 900 GRAMOS DESPUÉS DE HABERME ESFORZADO MUCHO DURANTE LA SEMANA.**

Muchas personas anhelan el descubrimiento de una pócima secreta o píldora mágica que las lleve a bajar de peso. Por desgracia, no existe ese remedio. Bajar 450 o 900 gramos a la semana puede ser frustrante si tus expectativas son altas. Pero lo saludable es bajar de peso de forma lenta y constante, y, al hacerlo de esta forma, es más probable que no recuperes el peso perdido.

Sigue estos consejos para mantenerte en el camino correcto.

+ No centres toda tu atención en la báscula. Concéntrate en alimentarte mejor y realizar más ejercicio.
+ No pienses que "estás a dieta". Trata de adoptar una perspectiva positiva con el fin de lograr un estilo de vida más saludable.
+ Haz un listado de todos los beneficios de bajar de peso, como tener más energía, mejorar tu salud y sentirte mejor contigo mismo. Consulta esta lista cuando sientas que pierdes la motivación.
+ No uses los altibajos de la vida como excusa para rendirte. Si se presentan eventos estresantes, sé compasivo contigo mismo, pero mantén el programa.
+ ¡Recuerda que bajar 450 o 900 gramos a la semana equivale a entre 23 y 45 kg al año!

> **NO ME GUSTA MI IMAGEN CORPORAL.**

Cómo te sientes respecto a tu cuerpo tiene mucho que ver con cómo te sientes contigo mismo. Muchas personas sufren al comparar cómo se ven con cómo sienten que deberían verse. Esto resulta en dolor emocional. Tener una visión positiva sobre tu cuerpo —sin importar cuán imperfecto sea— es crucial para tener éxito.

Para sentirte bien respecto a lo que estás logrando con bajar de peso y mejorar tu salud, tienes que sentirte bien respecto a tu cuerpo.

He aquí algunos tips que te ayudarán a ver tu cuerpo bajo una luz más positiva.

+ Piensa que tu cuerpo es un regalo. Te permite vivir, moverte, lograr cosas y experimentar placer. Si te enfocas en las cosas positivas sobre tu cuerpo, se vuelve tu amigo en vez de un enemigo.
+ No confundas la imagen corporal con la autoestima. La suposición de que tu apariencia te define como persona puede sabotear tus metas de pérdida de peso. Tu apariencia es sólo una parte de tu vida. Puedes ser exitoso en muchas cosas, sin importar tu apariencia

(o lo que piensas sobre tu apariencia). Enfócate en las cosas en las que sobresales.

+ No evites ver tu cuerpo. Mucha gente evita los espejos y ventanas porque no quiere ver su reflejo. En lugar de eso, piensa en tu reflejo como una forma de medir tu éxito.

+ Escribe una lista de cosas positivas sobre ti mismo y aliméntala de modo constante. Consulta el listado cuando necesites apoyo. Adicionalmente, pega mensajes motivacionales ("¡Soy fuerte y resiliente!") en el espejo de tu baño, en tu automóvil o en tu escritorio de la oficina.

+ Pasa tiempo con personas positivas y que apoyen tus esfuerzos de bajar de peso y tener un estilo de vida saludable.

+ Actívate. Cuando te activas físicamente, llegas a conocer tu cuerpo mejor y te sientes mejor respecto al mismo. Activarte espiritual y emocionalmente —hacer voluntariado en tu comunidad, ayudar a tu vecino o involucrarte en actividades religiosas— te brinda un propósito y te ayuda a sentirte mejor contigo mismo, lo cual a su vez ayuda a mejorar tu imagen corporal.

Raciones de la pirámide de un vistazo

En el capítulo 8 determinaste tus raciones objetivas de cada uno de los grupos alimenticios de la pirámide del peso saludable de Mayo Clinic. Para alcanzar estos objetivos necesitas saber cuánta comida existe dentro de una ración. Las listas en esta sección pueden ayudar.

Guía visual del tamaño de las raciones
Ver tabla más grande en la página 86

1 ración de verduras
= **1 pelota de beisbol**

1 ración de frutas
= **1 pelota de tenis**

Como habrás visto, no todos los alimentos que comes encajan con las pistas visuales de la sección "Guía rápida del tamaño de una ración" en la página 86. Entonces, ¿cómo puedes determinar las raciones de la pirámide? He aquí un lugar desde donde puedes iniciar.

La primera parte de esta sección se subdivide de acuerdo con los grupos alimenticios, y presenta una lista de alimentos individuales en cantidades que equivalen a una ración. Entonces, al revisar los listados, sabrás que si te comes un tomate mediano o media taza de pasta, esto equivale a una ración.

La segunda parte involucra "alimentos mixtos", los cuales por lo general incluyen más de un ingrediente (y más de un grupo alimenticio). Cada entrada por separado desglosa las raciones de los distintos grupos alimenticios. Así que, al consultar las listas, sabrás que un sándwich con mantequilla de cacahuate y jalea incluye raciones de carbohidratos, grasas y dulces.

Importante: los tamaños de las raciones que se observan en estos listados están "listas para comer", ya sea cocidas o crudas.

Descifra tus raciones

Acabas de prepararte una ensalada pequeña con aceite de oliva y condimentos. Para saber tus raciones, primero necesitas hacer tu mejor estimación de las cantidades. Por lo regular, basta con una buena estimación.

1 Estimas que tu tazón contiene casi una taza de lechuga. En la lista de las verduras, ves que 2 tazas de lechuga equivalen a una ración, así que:

> **1 taza de lechuga en tu tazón**
= ½ ración de verduras

2 Usaste media zanahoria, pepino y tomate en la ensalada. La lista indica que cualquiera de estas verduras medianas equivale a una ración, así que:

> **½ porción cada una de zanahoria, pepino y tomate**
= 1 ½ raciones de verduras

3 La lista de grasas muestra que 1 cucharadita de aceite de oliva equivale a una ración, y ésa es más o menos la cantidad que empleaste. La cantidad de condimentos es tan pequeña que no basta para contabilizarse. Entonces, el desglose final de tu ensalada es:

> **2 raciones de verduras**
> **1 ración de grasa**

1 ración de carbohidratos
= **1 disco de hockey**

1 ración de proteínas/lácteos
= **1 carta de baraja**

1 ración de grasas
= **1 a 2 dados**

Verduras   25 calorías por ración

Consejos del nutricionista

+ Las verduras son una fuerza motriz nutricional, pero muchas veces son vistas como acompañamientos o guarniciones del guiso principal. Utiliza sus sabores, colores y texturas vibrantes para expandir su función en tu dieta.

+ ¿Estás buscando mazorca de maíz o papa? Mucha gente piensa que son verduras; sin embargo, debido a su composición nutrimental, verás que se encuentran en la lista de los carbohidratos. Los guisantes verdes (chícharos), por ejemplo, aparecen en la lista de las proteínas y lácteos.

Es posible que las imágenes no reflejen con precisión el tamaño de la ración y sólo se usan para fines ilustrativos.

✓ Artículo	Una ración
✓ Apio	1 taza, trozado, o 4 tallos medianos
✓ Arúgula	2 tazas
✓ Berenjena, cocida	1 taza, en cubos
✓ Berza, cocida	½ taza
✓ Brócoli	1 taza de floretes
✓ Brote de alcachofa	½ brote
✓ Brotes de bambú	½ taza
✓ Brotes de frijol	1 taza
✓ Calabacín, fresco o cocido	¾ de taza
✓ Calabaza, de verano	¾ de taza, rebanada
Castañas de agua, rebanadas, en lata	¾ de taza
✓ Cebollas, dulce, blanca o morada	½ taza, rebanadas
✓ Cebollas, verdes tiernas (cebolletas)	¾ de taza u 8 brotes
✓ Chalotes	3 cucharadas, picados
✓ Champiñones	1 taza, enteros (unos 6 medianos)
Champiñones, en lata	½ taza
✓ Col, bok choy, china	2 tazas, picada, o 1 taza cocida
✓ Col, verde o roja	1 taza picada o ½ taza cocida
✓ Coles de Bruselas	½ taza o 4 brotes
✓ Coliflor	1 taza de floretes (cerca de 8)
✓ Corazones de alcachofa	½ taza
Ejotes, en lata o congelados	⅔ de taza
✓ Ejotes, frescos	⅔ de taza
✓ **La palomita azul indica las mejores opciones**	

✓ Artículo	Una ración
✓ Espárragos, cocidos	½ taza o 6 tallos
✓ Espinaca	2 tazas
✓ Espinaca, cocida	½ taza
Germinados de alfalfa	1 taza
✓ Jícama	½ taza, rebanada
✓ Kale, cocido	⅔ de taza
✓ Lechuga, iceberg	2 tazas, rallada
✓ Lechuga, romana	2 tazas, picada
✓ Okra	½ taza o 3 vainas
Pasta de tomate, en lata	2 cucharadas
✓ Pepino	1 taza, picado, o 1 pieza mediana
✓ Pimiento, verde, rojo o amarillo	1 taza, picada, o 1 pieza mediana
✓ Puerro (poro), cocido	½ taza
✓ Rábanos	25 medianos
✓ Remolacha (betabel)	½ taza, picada
Salsa de tomate, en lata	⅓ de taza
Salsa marinara y para pizza, en lata	2 cucharadas
Salsa, verduras	⅓ de taza
✓ Tomate	1 mediano
✓ Tomate, cherry o uva	1 taza (unos 8)
✓ Tomatillo (tomate verde)	½ taza, picado, o 2 piezas medianas
✓ Zanahorias	½ taza baby o 1 pieza mediana
✓ La palomita azul indica las mejores opciones	

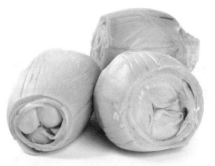

Corazones de alcachofa, ½ taza

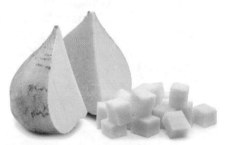

Jícama, ½ taza, rebanada

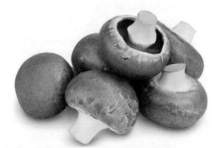

Champiñones, 1 taza, enteros (6 medianos)

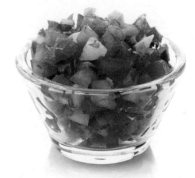

Salsa de verduras, ¼ de taza

Frutas   60 calorías por ración

Consejos del nutricionista

+ El principio de las raciones ilimitadas de fruta en la dieta Mayo Clinic no aplica para las variedades de frutas secas o deshidratadas como manzanas, pasas y dátiles. Cuando éstas se secan, se encogen, con lo cual un solo pedacito contiene muchas calorías. La fruta seca sigue siendo saludable, pero procura apegarte a los tamaños de las raciones recomendados que aparecen en estas páginas.

+ Ciertos alimentos, como arándanos y ruibarbo, son ácidos y suelen prepararse con muchos azúcares añadidos. Verás que los tamaños de las raciones de estos alimentos se encuentran en la categoría de los dulces. Además, hallarás muchos jugos de frutas en la lista de bebidas.

✓ Artículo	Una ración
✓ Albaricoque (chabacano)	4 enteros
✓ Ananá (piña)	½ taza, en cubos, o dos aros
Ananá (piña), enlatada en jugo	⅓ de taza, triturada, o 2 aros
✓ Banana (plátano)	1 pequeño
✓ Cantalupo (melón almizclero)	1 taza, en cubos, o ⅓ de melón pequeño
✓ Carambolo	2 medianos o grandes
✓ Cerezas	15 frutas
Ciruela pasa	3 frutas
✓ Ciruelas	2 frutas
✓ Clementinas	2 pequeñas
Coctel de fruta mixta, en lata	¾ de taza
Dátiles	3 frutas
✓ Durazno	¾ de taza, en pedazos, o 1 mediano
Durazno, enlatado en jugo	½ taza, rebanado
✓ Frambuesas	1 taza
✓ Fresas (frutillas)	1½ tazas, enteras
Fruta mixta, seca	3 cucharadas
✓ Frutos rojos, mixtos	¾ de taza
✓ Granada	½ taza
✓ Guayaba	2 frutas o ½ taza
✓ Higos	2 pequeños
Higos, deshidratados	3 pequeños

✓ **La palomita azul indica las mejores opciones**

✓ Artículo	Una ración
✓ Kiwi	1 grande
✓ Lichi	10 frutas o ½ taza
✓ Limón	3 medianos
Mandarina, enlatada en jugo	¾ de taza en gajos
✓ Mango	½ taza, picado
✓ Manzana	1 pequeña
Manzana, deshidratada	⅓ de taza
✓ Melón verde	1 taza, en cubos
✓ Membrillo	1 fruta (85 gramos)
✓ Moras azules	¾ de taza
✓ Naranja	¾ de taza en gajos o 1 mediana
✓ Nectarina	1 fruta
✓ Panapen (yaca)	¼ de taza
✓ Papaya	1 taza, en cubos, o ½ mediana
Pasas	2 cucharadas
✓ Pera	1 pequeña
Pera, enlatada en jugo	½ taza, en mitades
✓ Perlas de melón	1 taza (unas 8 bolas)
Puré de manzana, endulzado	⅓ de taza
✓ Puré de manzana, sin endulzar	½ taza
✓ Sandía	1¼ tazas, en cubos o rebanadas pequeñas
✓ Tangerina	1 grande o 2 pequeñas
✓ Toronja	¾ de taza, en gajos, o ½ grande
✓ Uvas, sin semilla, rojas o verdes	1 taza (unas 30)
✓ Zarzamoras	1 taza
✓ La palomita azul indica las mejores opciones	

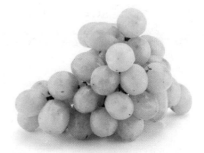

Uvas, sin semilla, rojas o verdes, 1 taza (unas 30)

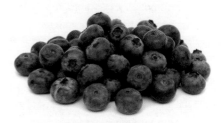

Moras azules, ¾ de taza

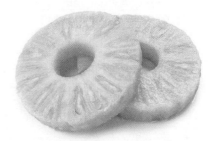

Piña, 2 aros

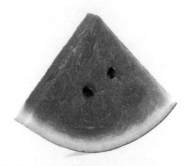

Sandía, 1 rebanada pequeña

Carbohidratos   70 calorías por ración

Consejos del nutricionista

+ Los carbohidratos son la principal fuente de energía de tu cuerpo, y la energía de mejor calidad proviene de los granos enteros, así como de las leguminosas y las frutas y verduras frescas.

+ Los alimentos ricos en fibra son más gomosos y, por tanto, requieren ser masticados durante mayor tiempo, lo cual resulta en un menor consumo de calorías. La fibra también disminuye la velocidad con que se digieren los alimentos, lo cual hace que te sientas más lleno durante más tiempo.

+ Durante su procesamiento, los carbohidratos muy refinados pierden gran parte de sus nutrientes. Aunque a estos alimentos se les pueden añadir algunas vitaminas y minerales más adelante, como el arroz y la harina blancos, de todos modos no contienen tantos nutrientes como los granos enteros.

✓ Artículo	Una ración
Arroz, blanco, cocido	⅓ de taza
✓ Arroz, integral, cocido	⅓ de taza
Arroz, salvaje, cocido	½ taza
Bagel, de canela con pasas	½ bagel (7.6 cm)
✓ Bagel, integral	½ bagel (7.6 cm)
✓ Bollo o rol, integral	1 pequeño
✓ Bulgur, cocinado	½ taza
✓ Calabaza, cocida	1½ tazas
✓ Calabaza, de invierno, cocida	1 taza
✓ Camote, cocido	½ grande
✓ Cebada, cocida	⅓ de taza
✓ Cereal, caliente (con agua), sin endulzar	½ taza
Cereal, frío, tipo hojuelas	¾ de taza
✓ Cereal, frío, tipo salvado	½ taza
✓ Cereal, granola, baja en grasas	¼ de taza
Chirivías	¾ de taza
✓ Crutones	½ taza
Cuscús, cocido	⅓ de taza
Fideos, arroz	⅓ de taza
Fideos, huevo	⅓ de taza
Fideos, japoneses (soba)	⅔ de taza
Galletas de animalitos	6 galletas
Galletas dulces, regulares o con suero de leche, de mezcla seca	1 pequeña
Galletas Graham, regulares o con miel	1 rectángulo
Galletas saladas, centeno	1 tostada triple

✓ **La palomita azul indica las mejores opciones.**

✓ Artículo	Una ración
Galletas saladas, de soda	5 cuadritos
Galletas saladas, matzá, integrales	1 galleta (28 gramos)
Galletas saladas, queso	14 pequeñas
Galletas saladas, tostadas Melba	½ taza o 6 tostadas
Galletas saladas, trigo	8 galletas
Kasha (trigo sarraceno, o grañón), cocida	½ taza
Maíz, en lata o congelado	½ taza
✓ Maíz, fresco	½ taza
✓ Maíz, mazorca	½ pieza grande
✓ Nabos, cocidos	⅓ de taza
Orzo, cocido	¾ cup
Palitos de pan, crujientes	2 palitos (15 a 20 cm)
✓ Pan, blanco integral	1 rebanada
✓ Pan, blanco o de masa madre	1 rebanada
✓ Pan, integral	1 rebanada
Pan de maíz, de mezcla seca	28 gramos
✓ Pan pita, integral	½ redondo (15 cm)
✓ Panecillo inglés, integral	½ panecillo
Panecillo, cualquier sabor	1 pequeño
Panqueque	1 pieza (10 cm)
Papas, baby, rojas o blancas	3
Papas, cocidas	½ mediana

✓ La palomita azul indica las mejores opciones.

✓ Artículo	Una ración
Papas, puré	½ taza
✓ Pasta, integral, cocida	½ taza
Pasta, macarrones, cocidos	⅓ de taza
Pasta, espagueti, cocido	⅓ de taza
✓ Rutabaga, cocida	¾ de taza
Tortilla, maíz	1 redonda (15 cm)
Tostada para tacos, dura	1 mediana (13 cm)
Verduras mixtas, en lata o congeladas	1 taza
Waffle, congelado	1 waffle (10 cm)

✓ La palomita azul indica las mejores opciones.

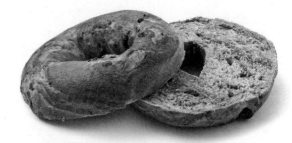

Bagel integral, ½ bagel (8 cm)

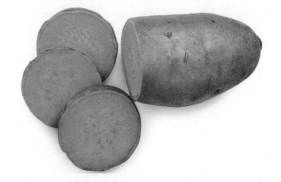

Camote, ½ grande

Proteínas y lácteos   110 calorías por ración

Consejos del nutricionista

+ La leche y los productos derivados de la leche son ricos en calcio, potasio y proteína, y suelen estar fortificados con vitamina D. Elige las variedades sin grasa o bajas en grasas para conservar tu colesterol en sangre en valores saludables.

+ Los estadunidenses suelen ingerir muchas más proteínas que la cantidad diaria recomendada por la Administración de Alimentos y Medicamentos (FDA). Los vegetarianos pueden asegurarse de consumir suficiente proteína comiendo lentejas, chícharos, nueces y tofu.

✓	Artículo	Una ración
✓	Almejas, frescas o en lata	85 gramos
✓	Cangrejo, fresco, imitación o en lata	113 gramos
	Carne seca	28 gramos
	Carne, filete de rib-eye, sin grasa	57 gramos
	Carne, filete de sirloin, sin grasa	57 gramos
	Carne, molida, 90-95% magra	Bola de 57 gramos
	Carne, molida, regular	Bola de 57 gramos
	Carne, solomillo, sin grasa	57 gramos
✓	Claras de huevo	1 taza (unas 6)
	Cordero, magro, molido	57 gramos
	Cordero, magro, sin grasa	57 gramos
✓	Edamames	½ taza
✓	Frijoles, bayos	½ taza
✓	Frijoles, blancos	¾ de taza
	Frijoles, horneados, en lata	½ taza
✓	Frijoles, negros	½ taza
	Frijoles, refritos, bajos en grasas	½ taza
✓	Garbanzos	⅓ de taza
✓	Hamburguesa, vegetariana	85 gramos
	Hamburguesa desmenuzada, vegetariana	113 gramos
	Huevo, entero	1 grande
	Jamón	85 gramos
	Langosta, hervida	113 gramos
✓	Lentejas	½ taza
	Menudencias de pollo, cocidas a fuego lento	71 gramos o ½ taza
	Pato, pechuga, sin piel, sin grasa	71 gramos

✓ La palomita azul indica las mejores opciones.

✓ Artículo	Una ración
✓ Pechuga de pollo, deshuesada, sin piel	71 gramos
✓ Pescado, bacalao, a la parrilla o asado	85 gramos
✓ Pescado, abadejo, a la parrilla o asado	85 gramos
✓ Pescado, fletán, a la parrilla o asado	85 gramos
✓ Pescado, reloj anaranjado, a la parrilla o asado	85 gramos
✓ Pescado, salmón del Atlántico, a la parrilla o asado	57 gramos
Pierna de pollo, sin piel	71 gramos
Queso untable, americano	28 gramos
Queso, americano, sin grasa	85 gramos
Queso, cheddar o colby, bajo en grasas	57 gramos o ½ taza, rallado
Queso, cottage, bajo en grasas	⅔ de taza
Queso, cuajada de soya	⅓ de taza
Queso, feta	42 gramos o ¼ de taza
Queso, Gouda	28 gramos
Queso, mozzarella, semidescremado	42 gramos o ½ taza, rallado
Queso, Muenster	28 gramos
Queso, Muenster, bajo en grasas	42 gramos
Queso, parmesano	¼ de taza, rallado
Queso, ricotta, semidescremado	⅓ de taza
Queso, suizo	28 gramos
Queso, suizo, bajo en grasas	57 gramos
Rebanada de queso, americano, procesado	28 gramos
Sustituto del huevo, líquido	½ taza
Tocino, estilo canadiense	71 gramos

✓ **La palomita azul indica las mejores opciones.**

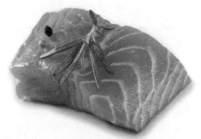

Salmón del Atlántico, 57 gramos

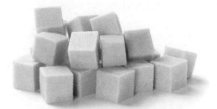

Queso cheddar, bajo en grasas,
57 gramos

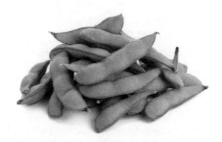

Edamames, ½ taza

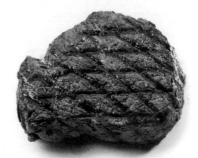

Filete de sirloin, sin grasa,
57 gramos

Proteínas y lácteos   110 calorías por ración

Consejos del nutricionista

+ Las proteínas están conformadas por varios aminoácidos, ocho de los cuales se llaman esenciales porque tu cuerpo no los produce y tiene que obtenerlos mediante la alimentación. Algunas fuentes comunes de proteína dietética son carne, pollo, mariscos, huevos, lácteos y leguminosas.

✓	Artículo	Una ración
✓	Atún, fresco o en lata	85 gramos o ½ taza
✓	Camarón, fresco o en lata	113 gramos
	Carne de pavo, molida, cocida	57 gramos
	Chícharos, en lata	½ taza
	Chícharos, frescos o congelados	¾ de taza
	Chuletas de cerdo, deshuesadas, sin grasa	85 gramos
	Jamón de pechuga de pavo, sin grasa	113 gramos
	Leche de soya, baja en grasas	236 ml o 1 taza
✓	Leche, descremada o semidescremada	236 ml o 1 taza
	Leche, suero de leche, baja o reducida en grasa	236 ml o 1 taza
	Lomo de cerdo, asado, sin grasa	85 gramos
	Mejillones	57 gramos
✓	Pavo, carne blanca, sin piel	85 gramos
	Pavo, carne oscura, sin piel	57 gramos
	Pechuga de faisán, sin piel	85 gramos
	Salchicha de cerdo, ahumada	2 cadenas pequeñas
	Tempeh	57 gramos o ⅓ de taza
	Ternera	85 gramos
✓	Tofu, firme o suave y sedoso	2 rebanadas (2.5 cm de ancho)
	Venado	85 gramos
✓	Vieiras	85 gramos
	Yogur, de soya, natural, sin endulzar	177 ml o ⅔ de taza
✓	Yogur, sin grasa, natural, sin endulzar o bajo en calorías con fruta	236 ml o 1 taza

✓ **La palomita azul indica las mejores opciones.**

Grasas 45 calorías por ración

 Consejos del nutricionista

+ Comer grasa como parte de tu dieta no es la razón por la que podrías estar luchando con tu peso. Necesitas consumir algo de grasa porque es elemental para la longevidad y la buena salud. El problema es que las personas comen grasa en exceso, así que debes elegir pequeñas cantidades de grasas saludables en tu dieta.

+ Las grasas monoinsaturadas y poliinsaturadas —consideradas las más saludables— se encuentran en muchos aceites vegetales, pescado, aceitunas y nueces. Las grasas saturadas y las *trans* son poco saludables y se encuentran en muchos alimentos de base animal. Todos los tipos de grasa son densos a nivel calórico y deben ingerirse con moderación.

✓ Artículo	Una ración
Aderezo de mostaza y miel	1½ cucharadas
✓ Aguacate	⅙ parte de la fruta
Coco, rallado, endulzado	1½ cucharadas
Crema para café, deslactosada, regular	2 cucharadas
Crema para café, deslactosada, regular, light	2½ cucharadas
Crema para café, deslactosada, saborizada	1 cucharada
Crema para café, deslactosada, saborizada, reducida en grasa	1½ cucharadas
Crema, espesa	1 cucharada líquida (4 cucharadas batida)
Gravy, en lata (promedio de todas las variedades)	⅓ de taza
Guacamole	2 cucharadas
Mantequilla, batida	1½ cucharaditas
Mantequilla, regular	1 cucharadita
Margarina, de bote, reducida en grasa	1 cucharada
Margarina, de bote, regular	2 cucharaditas
Margarina, regular o mezclada con mantequilla	1 cucharadita
Margarina untable, light, sin grasas *trans*	1 cucharada
Mayonesa, sin grasa	4 cucharadas
Mitad y mitad	2 cucharadas
Queso crema, regular	1 cucharada
Queso crema, sin grasa	3 cucharadas
Tocino, pavo	1 rebanada
Tocino, puerco	1 rebanada

✓ **La palomita azul indica las mejores opciones.**

Grasas 45 calorías por ración

Consejos del nutricionista

+ Tu forma de preparar los alimentos puede reducir de manera significativa la cantidad de grasas y calorías que consumes en tu dieta. Algunas técnicas para cocinar alimentos saludables son al horno, estofados, a la parrilla, asados, escalfados, rostizados, salteados, al vapor o sofritos.

✓	Artículo	Una ración
	Aceite, cacahuate	1 cucharadita
✓	Aceite, canola	1 cucharadita
	Aceite, cártamo	1 cucharadita
	Aceite, maíz	1 cucharadita
✓	Aceite, oliva	1 cucharadita
	Aceitunas, negras o verdes	9 grandes o 12 pequeñas
	Aderezo para ensalada (tipo mayonesa), regular	2 cucharaditas
	Aderezo para ensalada (tipo mayonesa), sin grasa	3 cucharadas
	Aderezo para ensalada, francés, regular	2 cucharaditas
	Aderezo para ensalada, francés, sin grasa	2 cucharadas
✓	**La palomita azul indica las mejores opciones.**	

✓	Artículo	Una ración
✓	Aderezo para ensalada, italiano, regular	1 cucharada
	Aderezo para ensalada, italiano, sin grasa	4 cucharadas
	Aderezo para ensalada, Ranch, regular	2 cucharaditas
	Aderezo para ensalada, Ranch, sin grasa	3 cucharadas
	Cobertura (*topping*) batida, deslactosada	4 cucharadas
	Crema agria, regular	2 cucharadas
	Crema agria, sin grasa	4 cucharadas
	Manteca, vegetal	1 cucharadita
	Mantequilla de cacahuate, de textura gruesa o suave	1½ cucharaditas
	Mayonesa, baja en calorías	1 cucharada
	Mayonesa, regular	2 cucharaditas
✓	Nueces, almendras	4 cucharaditas de mitades o 7 enteras
✓	Nueces, anacardos (nueces de la India)	4 enteras
✓	Nueces, Brasil	1 entera
✓	Nueces, cacahuates	8 enteros
✓	Nueces, de Castilla	4 mitades
✓	Nueces, de nogal	2 enteras
✓	Nueces, pecanas	4 mitades
	Salsa tártara	1 cucharada
	Salsa tártara, baja en grasas	2 cucharadas
✓	Semillas, ajonjolí	1 cucharada
✓	Semillas, calabaza	1 cucharada
✓	Semillas, girasol	1 cucharada
✓	Semillas, linaza, molidas	1 cucharada
✓	**La palomita azul indica las mejores opciones.**	

Dulces 75 calorías por ración

✓ Artículo	Una ración
Azúcar, en polvo	2 cucharadas
Azúcar, granulada, blanca	4 cucharaditas
Azúcar, morena (sin empacar)	2 cucharadas
Caramelo macizo (mantequilla, limón, menta)	4 piezas
Chispas de chocolate, semidulces	4 cucharadas
Cobertura (*topping*), fresa (frutillas)	1½ cucharadas
Cobertura (*topping*), jarabe de chocolate	1½ cucharadas
Cobertura (*topping*), mantequilla o caramelo	1½ cucharadas
Frijoles confitados	20 pequeños u 8 grandes
Glaseado, chocolate, listo para comer	1 cucharada
Jaleas, mermeladas y conservas	1½ cucharadas
Jaleas, mermeladas y conservas, reducidas en azúcar	4 cucharadas
Jarabe, maíz ligero	1 cucharada
Jarabe, maple	1½ cucharadas
Mantequilla de fruta, manzana	2½ cucharadas
Melaza	1½ cucharadas
Miel	1 cucharada
Postre de gelatina	½ taza
Ruibarbo, cocido y endulzado	¼ de taza
Salsa de arándano, en lata, endulzada	3 cucharadas

✓ **La palomita azul indica las mejores opciones.**

Desayuno

Artículo	Cantidad	V	F	C	PL	G	D
RACIONES POR GRUPO ALIMENTICIO							
Avena, instantánea, endulzada (hecha con agua)	1 sobre			1			1
Avena, instantánea, regular (hecha con agua)	1 sobre			1.5			
Bagel, integral	½ bagel (8 cm)			1			
Bagel con huevo y queso	1 sándwich			3	2	1	
Banana (plátano)	1 pequeño		1				
Bollo con huevo	1 bollo			2	1	3	
Bollo con huevo y carne	1 bollo			2	2	2	
Bollo inglés, integral	½ bollo			1			
Bollo inglés con huevo, queso y tocino canadiense	1 muffin			2	2	1	
Cereal, frío, hojuelas de salvado	½ taza			1			
Cereal, frío, tipo hojuelas con fruta seca, nueces	⅓ taza			1			
Cereal, frío, trigo triturado, endulzado	¾ de taza			1			1
Ciruela pasa	3 frutas		1				
Croissant, regular	1 croissant mediano			2		2	
Croissant con huevo y queso	1 croissant			2	1	2	
Croissant con huevo, queso y tocino	1 croissant			2	1.5	3	
Dona, glaseada	1 (diámetro de 8.5 cm)			1		2	1
Dona, pastel (regular)	1 (diámetro de 8 cm)			0.5		3	0.5
Fresas (frutillas)	1½ tazas enteras		1				
Granola, casera	¼ de taza			1		2	
Granola, baja en grasas	¼ de taza			1			
Huevo, omelette, occidental	1 huevo grande	1			1		
Huevo, revuelto	1 huevo grande				1		

V Verduras **F** Frutas **C** Carbohidratos **PL** Proteínas/lácteos **G** Grasas **D** Dulces

Artículo	Cantidad	V	F	C	PL	G	D
Muffin, arándano-naranja	1 grande (113 gramos)		0.5	2		4	1
Muffin, mora azul (elaborado con leche baja en grasas)	1 (57 gramos)			1		1	0.5
Palitos de pan francés	5 palitos			2	1	1	1
Pan, blanco de trigo integral	1 rebanada			1			
Pan, integral	1 rebanada			1			
Pan francés	1 rebanada			1	0.5	1	
Panqueque con frutos rojos, miel y margarina sin grasas *trans*	1 panqueque		1	1		1	1
Papas *hash brown*	½ taza			1.5			
Pastelería, danés	1 (diámetro de 10 cm)			1		3	1
Pastelería, de tostador	1 pieza			1		2	1
Pastelería, rol de canela con glaseado	1 (diámetro de 5 cm)					1	1
Perlas de melón	1 taza (8 bolas)		1				
Quiche con brócoli y queso cheddar	170 gramos	1		0.5	2	4	
Scone con fruta (sin glaseado)	1 (113 gramos)			2		4	2
Tocino, estilo canadiense	71 gramos				1		
Tocino, frito	1 tira					1	
Toronja	¾ partes o ½ pieza mediana		1				
Waffle, regular, de receta	1 (diámetro de 10 cm)			1		1	
Yogur, regular, bajo en grasas, edulcorante bajo en calorías	1 taza (237 ml)				1		
Yogur con fruta, bajo en grasas, edulcorante bajo en calorías	1 taza (237 ml)				1		

V Verduras   **F** Frutas   **C** Carbohidratos   **PL** Proteínas/lácteos   **G** Grasas   **D** Dulces

RACIONES POR GRUPO ALIMENTICIO

Sándwich

Artículo	Cantidad	V	F	C	PL	G	D
				RACIONES POR GRUPO ALIMENTICIO			
Dip francés, preparado en restaurante	1 sándwich			4	2	1	
Filete	1 sándwich			2	2		
Filete de pollo, a la parrilla, con mayonesa	1 sándwich			3	2	2	
Hamburguesa, 1 pieza de carne con condimentos	1 sándwich			2	1	1	
Hamburguesa con queso, 1 pieza de carne con condimentos	1 sándwich			3	2	2	
Hot dog (salchicha), carne	42 gramos			2	1	1	
Jamón y queso, caliente	1 sándwich			2	1.5	1	
Jamón y queso, panini, microondas	1 sándwich			3	3	3	
Mantequilla de cacahuate y jalea	1 sándwich			2		2	1
Pan pita con ensalada de atún	1 sándwich			1	1	1	
Pavo (verduras, mayonesa)	1 sándwich	1		2	1	1	
Pavo con aderezo Ranch, tocino y verduras, preparado en restaurante	1 sándwich	3		4	3	3	
Pescado, con salsa tártara	1 sándwich			3	1.5	1	
Pollo, a la parrilla	1 sándwich			2	1		
Pollo *cordon bleu*, preparado en restaurante	1 sándwich			3	2.5	2	
Rosbif, regular, preparado en restaurante	1 regular			2	1.5	1	
Sub con carnes frías y verduras	Unos 15 cm	1		3	1.5	1	
Sub con ensalada de atún y verduras	Unos 15 cm	1		3	2	3	
Pavo con aderezo Ranch, tocino y verduras, preparado en restaurante	1 sándwich	3		4	3	3	
Tocino, lechuga y tomate	1 sándwich	1		2		4	
Wrap de pavo, ahumado	1 envuelto			1	1	1	
Wrap de pollo con salsa de arándano	1 envuelto			1	1		1

V Verduras **F** Frutas **C** Carbohidratos **PL** Proteínas/lácteos **G** Grasas **D** Dulces

Ensalada y sopa

Artículo	Cantidad	V	F	C	PL	G	D
ENSALADA							
Ensalada César con pollo a la parrilla	312 gramos	3			1	1	
Ensalada de col, preparada en casa	1 taza	2				1	
Ensalada de espinaca con fruta	1 taza	1		2		4	
Ensalada de papa, preparada en casa	2 tazas	2	1			1	
Ensalada de taco (comida rápida)	1½ tazas	1		1	1	2	
Ensalada mixta con pasta y mariscos, sin aderezo	1½ tazas	2		1	2	1	
Ensalada mixta con pavo, jamón y queso, sin aderezo	1½ tazas	2			2		
Ensalada mixta con queso y huevo, sin aderezo	2 tazas	2			1.5		
SOPA O ESTOFADO							
Brócoli, crema de, en lata (hecha con leche baja en grasas)	1 taza	1			1		
Champiñón, crema de, en lata (hecha con agua)	1 taza				1		
Chili con carne, con frijoles	1 taza	1			2		
Estofado de carne de res, en lata	1 taza	2		0.5	1	1	
Fideos con pollo, en lata (con base de caldo)	1 taza			1			
Frijol con cerdo, en lata (hecho con agua)	1 taza			1	1		
Guisantes con jamón, en lata (hecha con agua)	1 taza				2		
Miso (de una cucharada de miso)	1 taza				0.5		
Sopa de almejas, Nueva Inglaterra, en lata	1 taza				1.5		
Sopa *Hot and sour*	1 taza			0.5	0.5		
Tomate o con base de tomate, en lata (hecha con agua)	1 taza			1			
Verduras o verduras con carne, en lata (con base de caldo)	1 taza	1		1	0.5		

RACIONES POR GRUPO ALIMENTICIO

V Verduras　F Frutas　C Carbohidratos　PL Proteínas/lácteos　G Grasas　D Dulces

Plato principal

Artículo	Cantidad	RACIONES POR GRUPO ALIMENTICIO					
		V	F	C	PL	G	D
Albóndigas, suecas con crema o salsa blanca	1 taza (unas 5 albóndigas)			1	2	2	
Burrito, carne de res, frijoles y queso	1 burrito			1	2	1	
Burrito, suprema de pollo con verduras	1 burrito	1		2	1.5	3	
Burrito, suprema de pollo con verduras	1 burrito	1		2	1.5	3	
Camarones, empanizados y fritos	113 gramos			1	1	2	
Carne de res, asado redondo	57 gramos				1		
Carne de res, filete de sirloin, sin grasa	57 gramos				1		
Chuletas de cerdo, deshuesadas, sin grasa	85 gramos				1		
Costillas de cerdo, estilo *country*, magras	71 gramos				1	2	
Empanada, carne de res, congelada	1 empanada (255 gramos))	2		2	1	3	
Empanada, pollo o pavo, congelada	1 empanada (255 gramos)	2		2	1	3	
Espagueti con albóndigas y salsa de tomate, en lata	1 taza	2		2	0.5	1	
Espagueti con salsa marinara	1 taza	2		2		1	
Fajitas, carne de res, cerdo o pollo con verduras	2 fajitas	2		2	1	1	
Filete de pescado, empanizado y frito	Filete de 85 gramos			1	1	1	
Guarnición hecha de carne de res, pollo o atún molidos y verduras	1 taza	1		1	1.5	1	
Kebabs, carne de res con verduras	1 brocheta	2			2		
Kebabs, carne de pollo con verduras	1 brocheta	2			1		
Lasaña con carne	Pieza de 6 ×10 cm	2		1	1.5	1	
Lomo de cerdo, rostizado, sin grasa	85 gramos				1		
Macarrones con queso, de mezcla	1 taza			2	2	1	
Palitos de pescado, empanizados y fritos	3 palitos			1	1	1	

V Verduras   **F** Frutas   **C** Carbohidratos   **PL** Proteínas/lácteos   **G** Grasas   **D** Dulces

Artículo	Cantidad	V	F	C	PL	G	D
Pasta primavera	1 entrada	2		2	1	1	
Pastel de cangrejo, empanizado y frito	Pastel de 85 gramos			0.5	1	2	
Pastel de carne, carne magra molida	Rebanada de 85 gramos	1			1	1	
Pescado, bacalao, eglefino o fletán, a la parrilla o asado	Filete de 85 gramos				1		
Pizza, queso, masa regular	⅛ de 35 cm	1		1	1	1	
Pizza, queso, masa regular, congelada	⅓ de 30 cm	2		2	1	2	
Pizza, pepperoni, masa regular	⅛ de 35 cm	1		1.5	1	1	
Pizza, pepperoni, masa regular, congelada	⅓ de 30 cm	2		2	1.5	2	
Pizza, pepperoni, masa gruesa	⅛ de 35 cm	1		2	1	1	
Pollo, carne blanca, frito (comida rápida)	2 piezas			1	3	2	
Pollo, carne oscura, frito (comida rápida)	2 piezas			1	2.5	2	
Pollo salteado con verduras	1 entrada	1			1	1	
Salchicha, polaca, ahumada	85 gramos				1	2	
Taco, carne de res o pollo, tostada con lechuga y tomate	1 taco	1		1	0.5	1	
Taco, carne de res, tortilla con lechuga y tomate	1 taco	1		1	0.5	1	
Tortellini con relleno de queso	¾ de taza			2	2		
Tortita de pollo, empanizada y frita (comida rápida)	Tortita de 85 gramos			1	1	2	

V Verduras **F** Frutas **C** Carbohidratos **PL** Proteínas/lácteos **G** Grasas **D** Dulces

Guarniciones

Artículo	Cantidad	RACIONES POR GRUPO ALIMENTICIO					
		V	F	C	PL	G	D
Alitas de Búfalo	4 piezas				1	2	
Aros de cebolla, empanizados (comida rápida)	8-9 aros	2		1.5		3	
Bollo (comida rápida)	1 grande			2		2	
Fideos *chow mein*	⅓ de taza			0.5	1		
Frijoles, horneados, con carne de cerdo, salchichas o carne de res, en lata	1 taza			1	2	1	
Hummus, preparado en casa	4 cucharadas				1		
Medialuna, de masa refrigerada	1 medialuna			1		1	
Palito de pan, suave (comida rápida)	1 palito			1		1	
Palitos de mozzarella, fritos (comida rápida)	4 palitos			1	2	3	
Pan, de ajo	1 rebanada			1		1	
Papa, al horno, con queso y brócoli (comida rápida)	1 papa	1		3	1	2	
Papa, puré, con *gravy*	Cerca de ½ taz			1.5		1	
Papas a la francesa	1 ración pequeña			2		2	
Papas, al gratín, con margarina sin grasas *trans*	½ taza			1	0.5	1	
Papas, empanizadas al horno, con margarina sin grasas *trans*	½ taza			1		0.5	
Rollos de huevo, verduras, pollo o cerdo	Rollo de 85 gramos	1		1	0.5		
Salsa	¼ de taza	1					
Tiras de pollo	4 piezas			1	1	1	
Tortilla, harina	1 (15 cm)			1		0.5	

V Verduras   F Frutas   C Carbohidratos   PL Proteínas/lácteos   G Grasas   D Dulces

Refrigerios

Artículo	Cantidad	V	F	C	PL	G	D
Barra de cereal, tipo granola o rellena de fruta	1 barra			1			1
Bolitas o torciditas de queso (tipo Cheetos)	28 gramos			1		2	
Frijol de soya, tostado seco	2 cucharadas				1		
Galleta salada, sándwich, con relleno de mantequilla de cacahuate	6 galletas			1.5		2	
Láminas de fruta deshidratada o seca	1 paquete (96 gramos)		1				
Mezcla de cereales	½ taza			1		1	
Mezcla de chispas de chocolate, nueces y semillas	½ taza					5	2
Palitos de pretzel, pequeños	Unos 30			1			
Palomitas de maíz, microondas, con mantequilla	3 tazas			1		2	
Palomitas de maíz, regulares, infladas con aceite caliente	3 tazas			1		2	
Palomitas de maíz, regulares, infladas con aire caliente	3 tazas			1			
Panqué, banana (plátano)	1 rebanada		0.5	1		1	1
Papas fritas, horneadas	28 gramos			1		1	
Papas fritas, regulares	28 gramos			1		2	
Smoothie de fresa (frutillas)	1 *smoothie*		1		1		
Torciditas de pretzel	Unas 3			1			
Tostada de arroz, casi todos los tipos	2 tostadas			1			
Totopos de maíz, horneados	28 gramos			1		1	
Totopos de maíz, regulares	28 gramos			1		2	
Yogur, sin grasa, regular, sin endulzar o reducido en calorías con fruta	1 taza (227 gramos)				1		

V Verduras **F** Frutas **C** Carbohidratos **PL** Proteínas/lácteos **G** Grasas **D** Dulces

Postres

Artículo	Cantidad	RACIONES POR GRUPO ALIMENTICIO					
		V	F	C	PL	G	D
Barra de chocolate, amargo	28 gramos					2	1
Barra de chocolate, con leche	1 barra (42 gramos)					2	1.5
Barra de jugo, congelada	1 barra (85 gramos		1				
Barra, brownie	Cuadrito de 8 cm			1		2	1
Barra, limón	Barra de 42 gramos					1	1.5
Budín, instantáneo, endulzado con azúcar, leche 2% descremada	½ taza				0.5	0.5	1
Budín, tapioca, endulzado con azúcar, leche 2% descremada	½ taza				0.5	0.5	1
Galleta dulce, avena con pasas, mantequilla de cacahuate o azúcar	Diámetro de 33 cm						1
Galleta dulce, barra de higo	2 estándar			0.5		1	0.5
Galleta dulce, con chispas de chocolate	2 medianas					1	0.5
Galleta dulce, jengibre	3 medianas						1
Galleta dulce, sándwich de chocolate con relleno de crema	2 estándar					1	1
Helado, light (casi todos los sabores)	½ taza					1	1
Helado, regular (casi todos los sabores)	½ taza					2	0.5
Helado, suave, vainilla, light	½ taza					1	1
Malteada, vainilla o chocolate (comida rápida)	355 ml				2		2

V Verduras   F Frutas   C Carbohidratos   PL Proteínas/lácteos   G Grasas   D Dulces

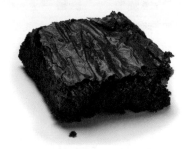

Barra de brownie
cuadrito de 8 cm

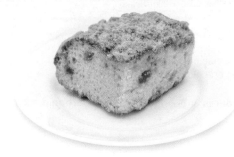

Pastel, canela, con cobertura de moronas
⅛ de un pastel de 20 × 15 cm

Artículo	Cantidad	V	F	C	PL	G	D
RACIONES POR GRUPO ALIMENTICIO							
Natilla	½ taza				0.5		1
Pastel, bizcocho	¹⁄₁₂ de un bizcocho de 340 gramos						1
Pastel, blanco, sin glaseado	¹⁄₁₂ de un pastel de 23 cm de diámetro			1.5		2	1
Pastel, canela, con cobertura de moronas	⅛ de un pastel de 20 × 15 cm			1		1	1
Pastel, chocolate, sin glaseado	¹⁄₁₂ de un pastel de 23 cm de diámetro			1		3	2
Pastel, de libra, sin grasa	1 rebanada de 28 gramos						1
Pastel, jengibre	⅑ de un pastel de 20 × 20 cm			1		3	1
Pay, calabaza	⅛ de un pay de 23 cm de diámetro		1	1		3	1
Pay, crema de chocolate, preparado comercialmente	⅛ de un pay de 23 cm de diámetro			1	1	4	1
Pay, fruta (manzana, mora azul o cereza), a partir de receta	⅛ de un pay de 23 cm de diámetro		1	1		4	1
Pay, merengue de limón, preparado comercialmente	⅙ de un pay de 20 cm de diámetro		0.5	0.5		2	2
Pay, nuez pecana	⅛ de un pay de 23 cm de diámetro			1	1	4	2
Sorbete	⅓ de taza						1
Yogur, congelado, sin grasa	½ taza				0.5		1

V Verduras　**F** Frutas　**C** Carbohidratos　**PL** Proteínas/lácteos　**G** Grasas　**D** Dulces

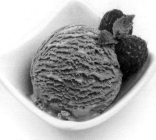

Sorbete
⅓ de taza

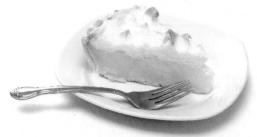

Pay, merengue de limón, preparado comercialmente
⅙ de un pay de 20 cm de diámetro

Bebidas

Artículo	Cantidad	RACIONES POR GRUPO ALIMENTICIO					
		V	F	C	PL	G	D
ALCOHOL							
Cerveza, light	355 ml						1.5
Cerveza, regular	355 ml						2
Licores destilados (ginebra, ron, vodka, whiskey)	30 ml						1
Vino, tinto o blanco	148 ml						1.5
BEBIDAS CON CAFÉ O TÉ							
Café, preparado o instantáneo	237 ml			bebida sin calorías			
Café latte o mocca, con leche descremada	355 ml				1		
Capuchino	355 ml				0.5		
Té chai, con leche descremada	355 ml				1		1
Té, helado, endulzado comercialmente	355 ml						2
Té, regular o herbal, preparado o instantáneo	237 ml			bebida sin calorías			
BEBIDAS CON LÁCTEOS O CACAO							
Cacao, caliente, hecho con agua	177 ml				0.5		0.5
Leche con chocolate, hecha con leche descremada o semidescremada	237 ml				1		0.5
Leche, 2% descremada o entera	237 ml				1	1	
Mezcla sabor chocolate, hecha con leche baja en grasas	237 ml				1		1
BEBIDAS CON SABOR A FRUTAS							
Bebida de naranja para el desayuno, lista para servir	237 ml						1.5
Limonada, de concentrado endulzado	237 ml		1				0.5
Ponche de frutas, de polvo	237 ml						1.5

V Verduras   **F** Frutas   **C** Carbohidratos   **PL** Proteínas/lácteos   **G** Grasas   **D** Dulces

Artículo	Cantidad	RACIONES POR GRUPO ALIMENTICIO					
		V	F	C	PL	G	D
JUGOS							
Arándano, endulzado	118 ml		1				1.5
Naranja, toronja o piña, sin endulzar	118 ml		1				
Tomate o verduras	118 ml	1					
REFRESCOS/BEBIDAS SIN ALCOHOL							
Agua mineral	355 ml				bebida sin calorías		
Coca-Cola, lima-limón o root beer, regular	355 ml						2
Ginger ale, regular	355 ml						1.5
Refresco con helado, regular	355 ml						2.5
Refresco de dieta, cualquier sabor	355 ml				bebida sin calorías		
REFRESCOS/BEBIDAS SIN ALCOHOL							
Con sabor a frutas, lista para beber, baja en calorías	355 ml						0.5
Con sabor a frutas, lista para beber, regular	355 ml						1
AGREGAR CALORÍAS A TU CAFÉ O TÉ							
Azúcar	2 cucharaditas						0.5
Crema, espesa	1 cucharadita					1	
Crema para café, deslactosada, regular	2 cucharaditas					1	
Crema para café, deslactosada, regular, light	2½ cucharaditas					1	
Crema para café, deslactosada, saborizada	1 cucharadita					1	
Mitad y mitad	2 cucharaditas					1	

V Verduras   F Frutas   C Carbohidratos   PL Proteínas/lácteos   G Grasas   D Dulces

Recetas para la pérdida de peso

¿Se puede perder peso y comer bien al mismo tiempo? ¡Claro que sí! Basa las decisiones que tomas a diario sobre tu menú en una variedad de alimentos y métodos de cocina que te ayuden a mantenerte saludable.

En este capítulo encontrarás recetas para todas las comidas del día, así como opciones que se ajustan a la dieta original Mayo Clinic. Además, encontrarás comidas vegetarianas, cetogénicas, mediterráneas y altas en proteína. Para no complicar las cosas, las cantidades por grupo alimenticio están redondeadas hacia arriba o hacia abajo, según se requiera. ¡Las recetas te mostrarán lo delicioso y agradable que puede ser comer de forma saludable!

Leyenda de grupos alimenticios

V Verduras

F Frutas

C Carbohidratos

PL Proteínas/lácteos

G Grasas

D Dulces

Trifle para el desayuno

1 porción | 2 | 1 | 1 | 1.5

+ 200 ml de yogur griego natural, bajo en grasas (aprox. 1 taza)
+ ½ taza de muesli (receta en la página 257)
+ ½ taza de fresas (frutillas) picadas
+ ½ taza de mango en trozos
+ 1 cucharada de semillas de calabaza sin cáscara

1. Coloca ¼ de taza de yogur en el fondo de un frasco o vaso. Ponle encima 1 ½ cucharadas de muesli, un poco de fresa picada y trozos de mango.
2. Repite las capas. Termina con el yogur, las fresas y el mango restantes. Espolvoréale las semillas.

POR PORCIÓN	
Calorías	374
Proteínas	27 g
Carbohidratos	53 g
Grasas totales	8 g
Colesterol	11 mg
Sodio	92 mg
Fibra	8 g

 Notas del chef

El muesli es una alternativa a la granola que contiene menos azúcares y grasas. Para ahorrarte tiempo durante la semana, prepara entre 2 y 3 frascos con tapa, y refrigéralos para tener un desayuno listo entre semana. Cualquier tipo de semilla sin salar funciona para esta receta, incluyendo ajonjolí y semillas de girasol.

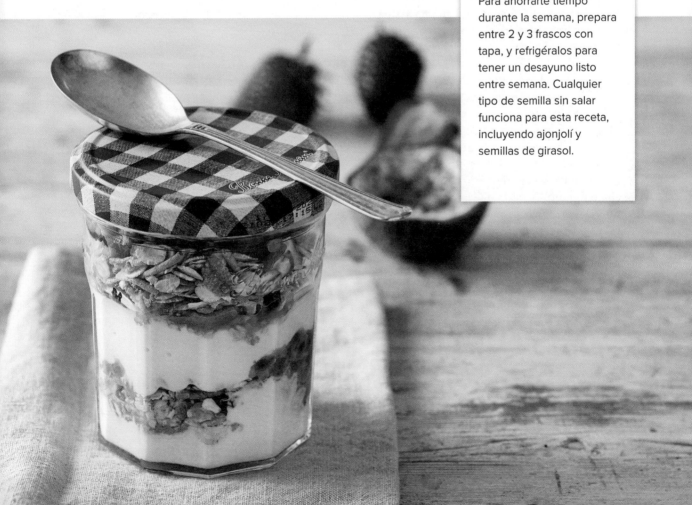

Frittata de brócoli y gouda ahumado

6 porciones | 1 | 1

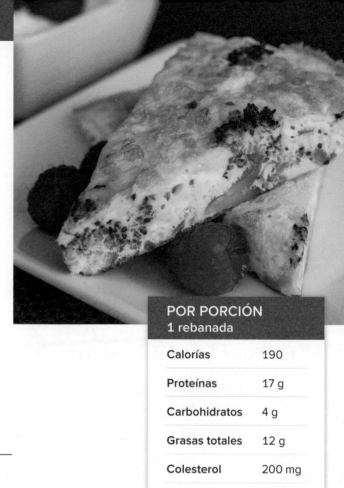

+ 1 cabeza de brócoli pequeña, cortada en floretes medianos-pequeños
+ 6 huevos
+ ¼ de taza de yogur griego natural, bajo en grasas
+ 2 cucharadas de mostaza Dijon
+ 2 cucharaditas de pimentón
+ 3 cucharadas de cebollín picado
+ ¼ de queso cheddar fuerte, rallado
+ ½ taza de queso gouda ahumado
+ ¼ de cucharadita de sal
+ ¼ de cucharadita de pimienta negra molida
+ 1 cucharadita de aceite de oliva

1. Hierve el brócoli a fuego lento en una sartén grande con agua salada durante 4 o 5 minutos, o hasta que esté de manera parcial cocido. Cuela y seca.
2. Precalienta el horno a 190 °C. Vierte los huevos en un tazón grande. Añade el yogur, la mostaza y el pimentón, y bate hasta que queden bien revueltos. Mezcla el cebollín y la mitad de los quesos. Sazona con sal y pimienta.
3. Calienta el aceite de oliva en una sartén grande que sea apta para horno. Fríe el brócoli durante cinco minutos (o hasta que quede dorado de un lado). Vierte la mezcla de huevo sobre el brócoli. Con un tenedor, esparce el brócoli por la sartén. Cocina a fuego medio durante 5 minutos. Espolvorea el queso restante encima.
4. Con mucho cuidado, introduce la sartén al horno. Hornea entre 10 y 12 minutos, o hasta que la *frittata* se asiente. Saca del horno y deja reposar entre 2 y 3 minutos. Corta en 6 rebanadas.

POR PORCIÓN
1 rebanada

Calorías	190
Proteínas	17 g
Carbohidratos	4 g
Grasas totales	12 g
Colesterol	200 mg
Sodio	640 mg
Fibra	1 g

Ensalada Cobb

1 porción | 2 | 3

+ 1 cabeza de lechuga, lavada y picada
+ 2 cucharaditas de tocino o tocino canadiense, dorado y trozado
+ 1 huevo mediano, cocido y cortado en rebanadas o cuartos
+ ½ taza de pepino picado
+ ½ taza de tomate en trozos
+ 2½ cucharadas de queso cheddar fuerte, rallado
+ 120 g de pechuga de pollo asada, en rebanadas

---

1. Lava las verduras y prepara todos los ingredientes.
2. Coloca la lechuga en un plato y cúbrela con el tocino, el huevo cocido, el pepino, los tomates y el queso. Coloca las rebanadas de pechuga de pollo asada encima.
3. Sirve con una cucharada de tu aderezo bajo en calorías favorito o vinagre balsámico.

POR PORCIÓN
1 ensalada

Calorías	310
Proteínas	39 g
Carbohidratos	12 g
Grasas totales	13 g
Colesterol	305 mg
Sodio	420 mg
Fibra	3 g

 Notas del chef

"Cobb" es un estilo de ensalada, ¡pero tú puedes darle tu propio sello! Añade o sustituye opciones, como champiñones frescos, pimiento o brócoli. Incluso puedes probar con una mezcla distinta de hortalizas de hoja verde. Si vas a cambiar el queso cheddar, asegúrate de emplear otro queso con mucho sabor, como feta, azul, de cabra o parmesano.

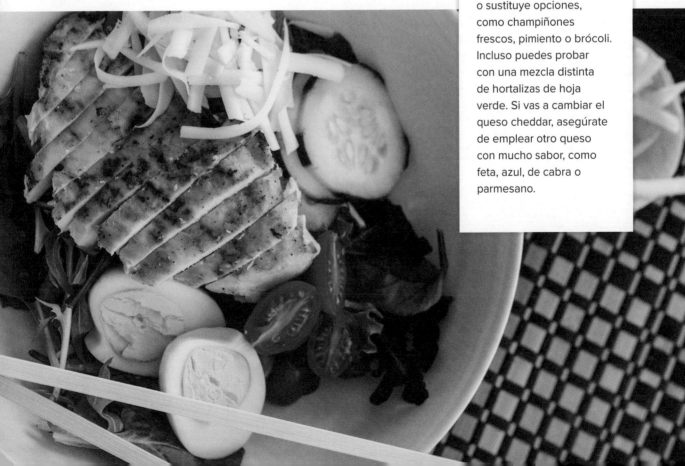

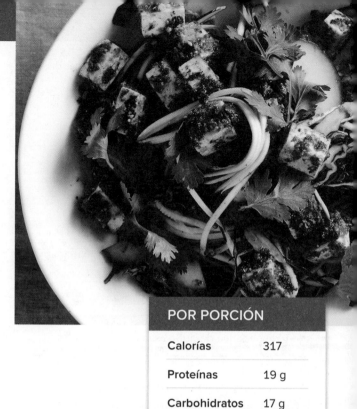

Pad thai de tofu

2 porciones | 2 | 1 | 4

+ 1 limón, jugo y ralladura
+ 1 cucharada de aceite de oliva extra virgen
+ 2 cucharadas de mantequilla de cacahuate natural, reducida en azúcar y sal, cremosa o crujiente
+ Pimienta negra
+ 170 g de tofu extra firme, cortado en cubos y seco
+ 2 tazas de fideo de calabacín
+ 1 taza de col morada rallada
+ 1 pepino mediano, en rebanadas delgadas en diagonal
+ ½ taza de cilantro fresco

1. Combina la ralladura y el jugo de limón, el aceite y la mantequilla de cacahuate en un tazón, y sazona con pimienta. Bate para mezclar y reserva.
2. Calienta una sartén antiadherente a fuego medio. Cocina el tofu entre 3 y 5 minutos, o hasta que esté por completo caliente, crujiente y dorado.
3. Divide los fideos de calabacín, la col, el pepino y el cilantro en dos platos.
4. Coloca el tofu en el plato y vierte el aderezo encima. Sirve.

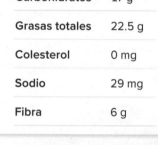

POR PORCIÓN

Calorías	317
Proteínas	19 g
Carbohidratos	17 g
Grasas totales	22.5 g
Colesterol	0 mg
Sodio	29 mg
Fibra	6 g

 Notas del chef

Asegúrate de comprar tofu extra firme para la receta. Un tofu más suave se desmoronará, en vez de mantenerse en cubos.

Wrap de aguacate California

2 porciones | 1 | 2 | 1 | 3

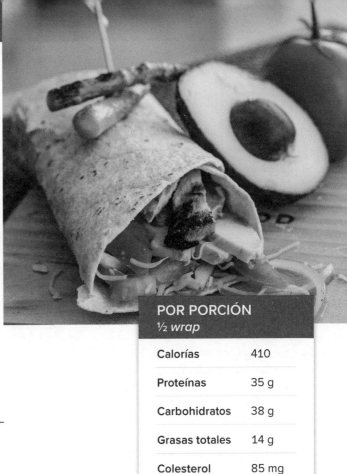

+ 170 g de pechuga de pollo, sin piel y deshuesada
+ 1 tortilla de harina integral de 30 cm de diámetro
+ 30 g de aderezo tipo Ranch
+ ½ aguacate, rebanado o machacado con jugo de limón y una pizca de sal
+ 1 tomate
+ 2 hojas de lechuga romana
+ ½ cebolla morada, en juliana
+ ½ pimiento amarillo, en juliana

1. Precalienta una parrilla. Coloca el pollo en la parrilla. Cocina entre 4 y 5 minutos de un lado, voltea y cocina entre 4 y 5 minutos extras del otro lado. Voltea el pollo una vez más, de forma que la parrilla deje una cuadrícula de marcas. Repite del otro lado. Una vez que el pollo esté cocido por completo, con una temperatura interna de 74 °C, sácalo de la parrilla y córtalo en 6 tiras. Reserva.
2. Corta la tortilla a la mitad. Coloca las mitades de tortilla en un plato, cúbrelas con papel film y colócalo en el microondas unos segundos para calentarlas.
3. Saca las tortillas del microondas y coloca cada mitad en un plato. Unta el aderezo Ranch en cada una y pon el resto de los ingredientes encima. Enrolla las mitades de tortilla y atraviésalas con un palillo para mantenerlas enrolladas.

POR PORCIÓN
½ *wrap*

Calorías	410
Proteínas	35 g
Carbohidratos	38 g
Grasas totales	14 g
Colesterol	85 mg
Sodio	510 mg
Fibra	6 g

 Notas del chef

Una deliciosa variación de esta receta sería una rebanada delgada de queso Colby Jack (2%).

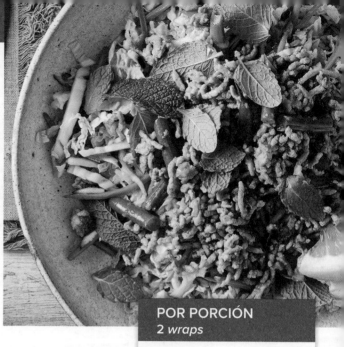

Wraps de lechuga con pollo al estilo asiático

2 porciones | `2` | `2` | `1`

+ 1 cucharada de aceite de oliva extra virgen
+ 2 cucharaditas de ajo picado
+ 225 g de pavo molido magro
+ ¾ de taza de ejote en rebanadas delgadas
+ ½ taza de zanahoria rallada
+ 1 taza de champiñones picados
+ 1 cucharada de salsa hoisin
+ 2 cucharadas de jugo de limón fresco
+ 2 cebollines medianos, bien picados
+ 4 hojas medianas de lechuga

1. Calienta un wok grande o sartén a fuego alto y añade el aceite de oliva y el ajo. Saltea durante 1 minuto, hasta que percibas el aroma. Agrega el pavo y saltéalo durante 2 o 3 minutos, o hasta que comience a dorarse. Añade el ejote, la zanahoria y los champiñones, y sigue salteando durante 3-4 minutos más, hasta que las verduras estén suaves y el pavo se haya cocido por completo.
2. Agrega y mezcla la salsa hoisin y el jugo de limón. Sazona ligeramente y revuelve.
3. Retira el wok del fuego y añade el cebollín.
4. Coloca 2 hojas de lechuga en cada tazón. Sirve el pavo sobre la lechuga.

POR PORCIÓN
2 wraps

Calorías	290
Proteínas	24 g
Carbohidratos	13.5 g
Grasas totales	17 g
Colesterol	42 mg
Sodio	235 mg
Fibra	3 g

 Notas del chef

Una cabeza de lechuga robusta, con nervaduras gruesas en cada hoja, funciona mejor para los *wraps*. La lechuga Boston y la Bibb son buenas opciones

Hamburguesa de garbanzo y calabacín, sin bollos

2 porciones | 2 | 1 | 1

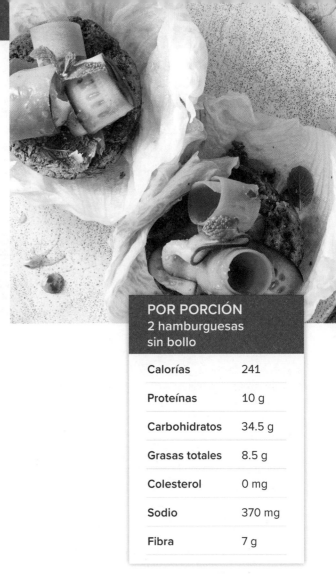

+ 1 taza de garbanzo enlatado, enjuagado y escurrido
+ 2 calabacines pequeños, rallados
+ 2 cucharadas de perejil fresco, sin tallo
+ 2 cebollines medianos, picados
+ ½ cucharadita de ajo picado
+ ½ cucharadita de comino en polvo
+ ½ cucharadita de cilantro seco
+ 1 pizca de pimienta cayena
+ 2½ cucharaditas de aceite de oliva extra virgen
+ 4 hojas de lechuga medianas
+ ½ pepino mediano, pelado y cortado en tiritas
+ ½ taza de zanahoria rallada
+ ½ cucharada de salsa de chile dulce, reducida en sodio

POR PORCIÓN 2 hamburguesas sin bollo	
Calorías	241
Proteínas	10 g
Carbohidratos	34.5 g
Grasas totales	8.5 g
Colesterol	0 mg
Sodio	370 mg
Fibra	7 g

1. Precalienta el horno a 200 °C.
2. Pon el calabacín en una toalla limpia para exprimirle la humedad sobrante. Coloca los garbanzos, el perejil, el cebollín, el ajo y las especias en un procesador de alimentos. Procesa hasta que estén bien mezclados. Agrega el calabacín y procesa hasta obtener una mezcla uniforme. Transfiere a un tazón.
3. Divide la mezcla en cuatro tortitas.
4. Calienta la mitad del aceite en una sartén a fuego medio-alto. Añade dos tortitas y fríe durante 1 o 2 minutos por lado. Agrega el aceite restante y fríe las otras 2 tortitas durante 1 o 2 minutos por lado.
5. Coloca las 4 tortitas en una charola para hornear y hornea entre 10 y 12 minutos, hasta que estén bien doradas. Déjalas reposar durante 3 minutos para que se endurezcan.
6. Coloca las hojas de lechuga en platos y encima las tortitas, la zanahoria, el pepino y un chorrito de salsa de chile dulce. Sazona y sirve.

Charola marroquí de verduras

2 porciones | 2 | 1 | 1

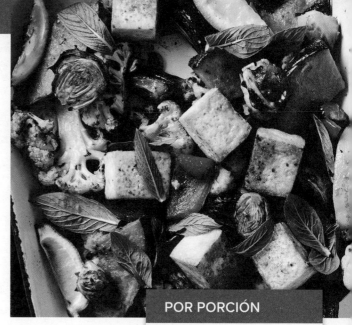

+ 1 taza de coliflor en floretes
+ ⅓ de taza de pimiento rojo en trozos
+ 1 cebolla morada pequeña, pelada y cortada en trozos
+ 4 coles de Bruselas, sin tallo y partidas por la mitad
+ 6 rociadas de 2 segundos de aceite de oliva
+ 1½ cucharadas de sazonador marroquí
+ 3 rebanadas de 2.5 cm de grosor de tofu extra firme
+ 1 limón en rodajas
+ ¼ de taza de menta fresca

POR PORCIÓN	
Calorías	227
Proteínas	17 g
Carbohidratos	19 g
Grasas totales	12 g
Colesterol	0 mg
Sodio	507 mg
Fibra	7 g

1. Coloca una charola en el horno. Precalienta el horno y la charola a 220 °C.
2. Mezcla la coliflor, el pimiento, la cebolla y las coles de Bruselas sobre una lámina de papel para hornear. Rocía con aceite y espolvorea una cucharada de sazonador marroquí por encima. Revuelve para cubrirlo todo.
3. Cuando el horno esté precalentado, coloca la charola sobre una tabla. Pon las verduras y el papel para hornear sobre la charola y rocía con aceite de nuevo. Hornea durante 15 minutos.
4. Presiona el tofu entre dos toallas. Corta el tofu en cubos de 2.5 cm. Rocía con aceite y espolvorea con el sazonador marroquí sobrante.
5. Saca las verduras del horno, rocía con aceite de nuevo, incluye el tofu y las rodajas de limón y regresa al horno. Hornea otros 15 minutos, hasta que las verduras estén suaves y doradas.
6. Exprime el limón horneado sobre las verduras y el tofu. Espolvorea las hojas de menta sobre la charola y sirve.

Bastones de calabacín estilo Búfalo

6 porciones | `0.5` | `1`

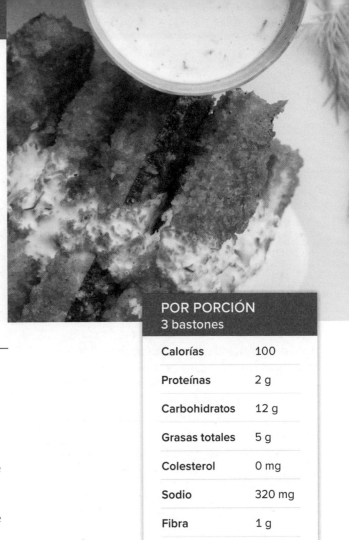

+ 1 taza de *panko*, molido fino
+ ½ cucharadita de sal
+ ½ cucharadita de ajo en polvo
+ ½ cucharadita de cebolla en polvo
+ 1 huevo
+ 2 calabacines cortados en bastones
+ ½ taza de salsa Búfalo

1. Precalienta el horno a 220 °C. Rocía una bandeja para hornear con aceite para cocinar.
2. En un tazón mediano, combina el *panko*, la sal, el ajo en polvo y la cebolla en polvo. En un tazón aparte, bate el huevo y reserva.
3. Introduce cada bastón de calabacín en el huevo, sacude el exceso de huevo y pasa por la mezcla de *panko*. (Intenta mantener una mano "húmeda" y la otra "seca".) Coloca los bastones empanizados en la bandeja para hornear, dejando espacio entre cada uno. Repite con todos los bastones.
4. Hornea entre 20 y 25 minutos o hasta que el calabacín quede bien cocido y el exterior esté crujiente.
5. Sumerge cada bastón en un tazón de salsa Búfalo o baña los bastones con la salsa. Sirve con un *dip* bajo en grasas.

POR PORCIÓN
3 bastones

Calorías	100
Proteínas	2 g
Carbohidratos	12 g
Grasas totales	5 g
Colesterol	0 mg
Sodio	320 mg
Fibra	1 g

 Notas del chef

Prueba esta receta con otras verduras, como berenjena o calabaza. Para obtener los mejores resultados, utiliza el molido más fino posible de *panko* para que se adhiera con facilidad a la verdura.

Tortitas de quinoa

8 porciones | 2 | 1 | 1

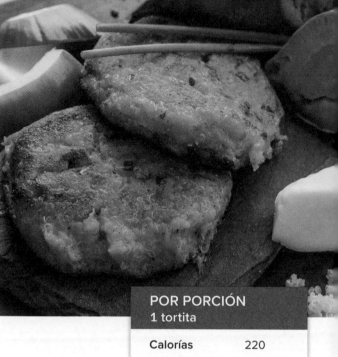

+ 2 camotes grandes (2 tazas de puré)
+ 2 tazas de quinoa cocida
+ 2 huevos
+ 3 dientes de ajo, picados
+ 180 g (aprox. 1½ tazas) de queso parmesano rallado
+ 2 cucharadas de perejil fresco, bien picado
+ 1 cucharadita de sal
+ ¼ de cucharadita de pimienta negra molida
+ ¼ de cucharadita de nuez moscada
+ 2 cucharadas de aceite de oliva

1. Precalienta el horno a 200 °C. Perfora los camotes con un cuchillo y hornea hasta que se suavicen, durante alrededor de 45 minutos.
2. Cuece la quinoa. Deja que la quinoa y los camotes se enfríen. Pela los camotes y hazlos puré.
3. En un tazón grande, combina el camote, la quinoa, los huevos, el ajo, el queso, el perejil, la sal, la pimienta y la nuez moscada. Toma porciones de aproximadamente ¼ de taza y forma las tortitas.
4. Precalienta una sartén grande a fuego medio-alto y añade 1 cucharada de aceite de oliva. Cocina hasta que las tortitas estén doradas por ambos lados. Repite el proceso con el aceite y la mezcla de quinoa sobrantes. Cocina las tortitas 5 minutos en el horno para asegurarte de que estén bien calientes.

POR PORCIÓN
1 tortita

Calorías	220
Proteínas	13 g
Carbohidratos	21 g
Grasas totales	10 g
Colesterol	30 mg
Sodio	640 mg
Fibra	3 g

Notas del chef

Estas tortitas pueden prepararse por adelantado y congelarse para más tarde.

Sopa de kale y frijol blanco

12 porciones | `1` | `0.5`

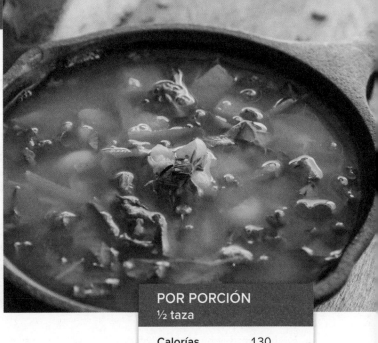

+ 3 tazas de frijol blanco (alubia) cocido (2 latas o 1 taza seca)
+ 1 cucharada de aceite de oliva
+ 2 tazas de cebolla picada
+ 2 tazas de zanahoria picada
+ 12 tazas de kale limpio y picado
+ 1 taza de vino blanco
+ 2 cucharaditas de tomillo fresco picado
+ 1 cucharadita de romero fresco picado
+ 10 tazas de caldo de verduras
+ 1 hoja de laurel
+ 1 cucharadita de sal kósher
+ ¼ de cucharadita de pimienta negra molida

1. Si estás usando frijol blanco seco, prepara los frijoles según las instrucciones. Si estás utilizando frijoles en lata, enjuaga y escurre los frijoles.
2. Calienta una olla a fuego medio. Añade el aceite, la cebolla y la zanahoria, y sofríe durante 5 minutos. Agrega el kale y el vino blanco.
3. Añade el tomillo, el romero, el caldo de verduras, la hoja de laurel, salpimienta y hierve. Añade los frijoles, baja el fuego y deja hervir durante 20 minutos. Retira la hoja de laurel antes de servir.

POR PORCIÓN
½ taza

Calorías	130
Proteínas	6 g
Carbohidratos	21 g
Grasas totales	1.5 g
Colesterol	0 mg
Sodio	420 mg
Fibra	8 g

 Notas del chef

¿Quieres una sopa más sustanciosa? Añádele una salchicha polaca. Córtala en pedacitos y agrégala mientras salteas las verduras para que suelte su sabor.

Estofado de pescado con ejote y tomate cherry

2 porciones | 4 | 1 | 2

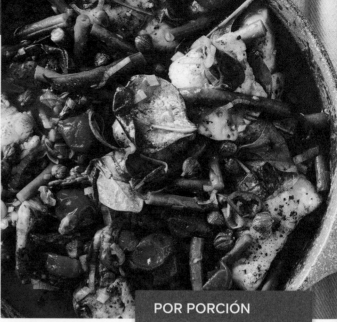

+ 180 g de pescado blanco, sin piel y sin espinas
+ Pimienta negra
+ 4 cucharaditas de aceite de oliva extra virgen
+ 1 cucharadita de ajo picado
+ 1 poro en rodajas delgadas
+ ½ chile verde en rodajas delgadas
+ 1 lata de 400 g de tomate en trozos, sin sal
+ 1 taza de ejotes pelados
+ 1 ramillete de espárragos, cortados por la mitad
+ 2 tazas de espinaca baby
+ 2 cucharaditas de alcaparras, escurridas

1. Corta el pescado en trozos de 4 cm. Sazona bien. Calienta una sartén antiadherente a fuego medio-alto. Pon 2 cucharaditas de aceite de oliva y el pescado en la sartén. Cocina durante 1 minuto por lado o hasta que el pescado comience a dorarse. Pasa el pescado a un plato.

2. Añade el aceite restante a la sartén, junto con el ajo, el poro y el chile. Saltea hasta que el poro esté suave, aproximadamente durante 2 minutos. Añade los tomates y ¼ de taza de agua. Lleva a punto de ebullición. Devuelve el pescado a la sartén e incorpóralo a la salsa. Añade los frijoles y espárragos. Cubre y deja hervir hasta que el pescado esté cocido por completo, durante 2 a 3 minutos. Retira del fuego. Agrega la espinaca y decora con las alcaparras.

POR PORCIÓN

Calorías	294
Proteínas	22 g
Carbohidratos	23 g
Grasas totales	15 g
Colesterol	51 mg
Sodio	368 mg
Fibra	9 g

 Notas del chef

Este guiso se conservará entre 1 y 2 días en un recipiente hermético en la parte más fría del refrigerador. Recalienta despacio, con la olla tapada, a fuego medio-bajo.

Salteado de cordero al chile dulce

2 porciones | `4` | `1` | `1` | `0.5`

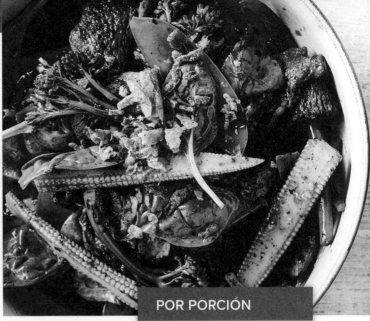

+ 2 ⅔ cucharadas de salsa de chile dulce, reducida en sodio
+ 1 limón, por mitades
+ 400 g de lomo de cordero magro, o filete de res, en rebanadas delgadas, cortadas contra el grano
+ 2 cucharadas de aceite de oliva extra virgen
+ ½ cebolla morada pequeña, cortada en gajos delgados
+ 1 cucharada más 2 cucharaditas de agua
+ 1 puñado de *brocolini* (brócoli bebé), partidos por mitad
+ 1 taza de chícharos japoneses, cortados por la mitad si son grandes
+ 1½ tazas de espinaca baby
+ ⅓ de taza de cilantro fresco
+ 2 cucharadas de chalotes, picados y fritos

POR PORCIÓN	
Calorías	307
Proteínas	27 g
Carbohidratos	27 g
Grasas totales	10 g
Colesterol	56 mg
Sodio	119 mg
Fibra	7 g

1. Vierte la salsa de chile dulce a un tazón mediano. Exprime una mitad de limón y revuelve con la salsa. Añade el cordero y mezcla para cubrir con la salsa.
2. Calienta 1 cucharada de aceite de oliva en un wok a fuego alto. Incluye la mitad del cordero y saltea hasta que quede sellado (1 minuto). Pásalo a un plato. Repite con el aceite y el cordero restantes.
3. Agrega la cebolla morada y 1 cucharada de agua al wok. Revuelve para liberar el sedimento del wok. Cocina hasta que la cebolla se suavice (1 minuto).
4. Añade el *brocolini* y los chícharos al wok; saltea durante 1 minuto. Agrega 2 cucharaditas de agua.
5. Cubre el wok y espera 30 segundos. Retira la tapa, añade la espinaca y el cordero cocido, retira del fuego y revuelve para mezclar.
6. Divide en dos tazones. Espolvorea el cilantro y los chalotes encima. Sirve con el limón restante, cortado en rodajas.

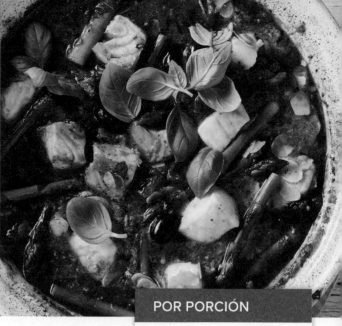

Pescado horneado a la italiana

2 porciones | 3 | 2 | 5

+ 1 lata de 400 g de tomate en trozos
+ 2 cucharadas de mezcla de hierbas secas (ver "Notas del chef")
+ 2 dientes de ajo, triturado
+ 1 taza de albahaca fresca
+ 2 ramilletes de espárragos, cortados en trozos de 4 cm
+ ¼ de taza de aceitunas negras, sin hueso
+ ½ taza de agua
+ 150 g de pescado blanco, sin piel y sin espinas, cortado en trozos de 2 cm
+ 1 cucharada de aceite de oliva extra virgen
+ 4 cucharadas de almendras sin salar, en rebanadas
+ 4 tazas de espinaca baby
+ ½ limón en rodajas

1. Precalienta el horno a 220 °C.
2. Coloca los tomates, las hierbas, el ajo, la mitad de la albahaca, las aceitunas y ½ taza de agua en una cacerola. Revuelve hasta que todo quede bien mezclado. Coloca el pescado encima y presiónalo ligeramente hacia abajo para sumergirlo hasta la mitad de la mezcla.
3. Vierte aceite sobre el pescado y espolvorea con almendras. Cubre la cacerola con una tapa y hornea durante 15 minutos. Retira la tapa y hornea hasta que las almendras queden doradas, entre 5 y 8 minutos.
4. Divide la cacerola en dos tazones y espolvorea encima las hojas de albahaca. Sirve con la espinaca baby y las rodajas de limón como guarnición.

POR PORCIÓN

Calorías	456
Proteínas	35 g
Carbohidratos	20 g
Grasas totales	29 g
Colesterol	77 mg
Sodio	589 mg
Fibra	10 g

 Notas del chef

Puedes realizar esta mezcla de hierbas con 1 cucharada de tomillo, romero, salvia, mejorana, albahaca y orégano. Almacena en un recipiente hermético.

Crujiente de manzana y arándano

18 porciones | 1 | 1 | 1 | 1

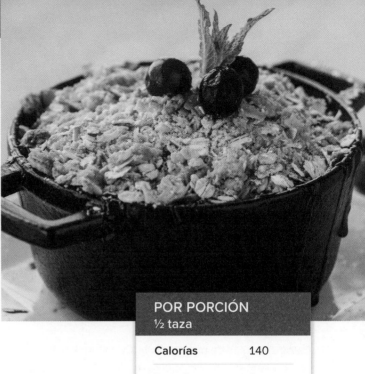

+ 6 tazas de manzanas rojas, peladas y rebanadas
+ 2 tazas de arándanos frescos o congelados
+ ⅔ de taza de azúcar
+ 3 cucharadas de harina para todo uso
+ ½ cucharadita de canela

COBERTURA
+ 4 cucharadas de mantequilla sin sal, suavizada
+ ¾ de taza de harina para todo uso
+ 1 taza de avena en hojuelas
+ ½ taza de linaza molida
+ ⅓ de taza de azúcar mascabado
+ ½ cucharadita de canela

1. Precalienta el horno a 180 °C. Engrasa una bandeja para hornear con aceite para cocinar (también puedes emplear una olla apta para el horno, como se muestra en la fotografía).
2. Coloca las manzanas, los arándanos, el azúcar, la harina y la canela en un tazón. Revuelve hasta que todo quede bien cubierto. Esparce la mezcla de manzanas y arándanos en la bandeja.
3. Mezcla la mantequilla, harina, avena, linaza, azúcar y canela en un tazón hasta que la mantequilla esté incorporada en la harina y forme moronas.
4. Coloca las moronas sobre las manzanas y los arándanos. Hornea entre 35 y 40 minutos.

POR PORCIÓN
½ taza

Calorías	140
Proteínas	2 g
Carbohidratos	25 g
Grasas totales	4.5 g
Colesterol	5 mg
Sodio	0 mg
Fibra	3 g

Notas del chef

El relleno de este crujiente puede cocerse a fuego lento y servirse como compota para endulzar panqueques o un helado bajo en grasas.

Guía de menús

Estos ejemplos de menús de 1 200 calorías te ayudarán a planear comidas balanceadas y deliciosas en casa. Si tu meta calórica diaria es más alta, tendrás que ajustar el menú según tus necesidades. Observarás que las cantidades de cada grupo alimenticio están redondeadas hacia arriba o hacia abajo, de ser necesario, para simplificar las cosas.

En esta guía de menús encontrarás recetas que se ajustan a una variedad de estilos de alimentación: la dieta original Mayo Clinic, vegetarianismo, cetogénica saludable, mediterránea y alta en proteínas. En las páginas siguientes verás un plan de comidas de una semana para cada estilo de alimentación.

Si algunas de las recetas te parecen muy largas, ajústalas a tus gustos y tiempos. Ten en cuenta que, después de que preparas una receta por primera vez, las siguientes no suelen tomar tanto tiempo.

Antes de iniciar:

+ Salvo que se indique algo distinto, todas las recetas rinden 1 porción.
+ Añade una bebida sin calorías para completar la comida, salvo que se indique lo contrario.

Leyendas de grupos alimenticios

V	Verduras	PL	Proteínas/lácteos
F	Frutas	G	Grasas
C	Carbohidratos	D	Dulces

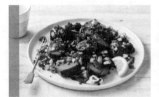
Split de camote con chips de kale y ensalada de lenteja | **248**

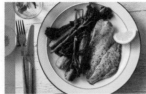
Pescado asado con zanahoria y *brocolini* | **249**

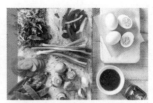
Salteado de huevo y verduras | **250**

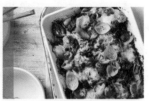
Pasta horneada sencilla | **251**

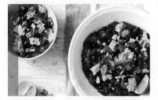
Chili vegetariano | **252**

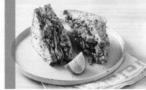
Sándwich de ensalada de atún | **254**

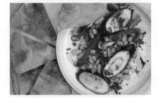
Ensalada de frijoles *cannelini* y pan pita | **256**

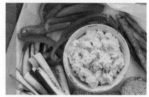
Plato sencillo de *meze* | **257**

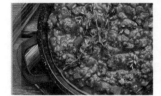
Boloñesa de inspiración mediterránea con ejotes | **259**

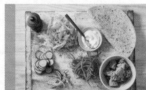
Pan pita relleno de ensalada de atún | **260**

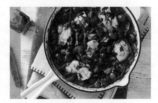
Pollo *cacciatore* a la italiana | **261**

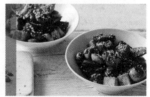
Salteado sencillo de champiñones y tofu | **264**

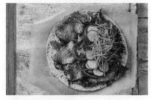
Wrap de rosbif y mostaza | **265**

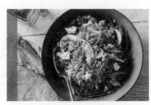
Ensalada de arroz con chícharos y queso feta | **266**

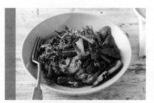
Salteado de res hoisin y ajonjolí | **268**

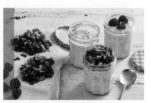
Yogur de ricotta y frambuesa, con muesli de coco y almendra | **272**

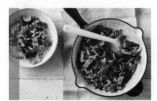
Cacerola de pavo y frijoles | **273**

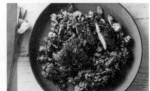
Pollo con cubierta de ajonjolí y ensalada de brócoli | **274**

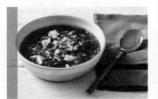
Sopa de verduras y frijoles a la mexicana | **275**

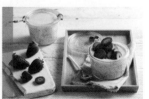
Budín de fresa (frutillas) y chía | **276**

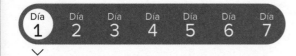

Día **1** | Día 2 | Día 3 | Día 4 | Día 5 | Día 6 | Día 7

Desayuno `1` | `2` | `1` | `1` | `0.5`

Muffin inglés con ricotta batido y banana (plátano)

> Esparce 1 ½ cucharaditas de mantequilla de cacahuate natural (reducida en azúcar y sal) sobre dos mitades de un muffin inglés integral tostado.

> Con un tenedor, bate 85 g de queso ricotta semidescremado y ¼ de cucharadita de nuez moscada en un tazón por un minuto o hasta que quede ligero y espumoso.

> Esparce el queso ricotta batido sobre las mitades del muffin inglés. Termina con 1 banana (plátano) pequeña, pelada y en rebanadas encima del queso. *Opcional:* 1 cucharadita de miel encima.

Comida `2` | `2` | `1` | `1`

***Split* de camote con chips de kale y ensalada de lenteja**

> *Receta del lado derecho*

Cena `4` | `1` | `1` | `0.5`

Salteado de cordero al chile dulce (con res como alternativa)

> *Receta en la página 243; 2 porciones (para las sobras)*

Sustitución vegetariana `2` | `1` | `1`
Hamburguesa de garbanzo y calabacín sin bollos

> *Receta en la página 237; 2 porciones (para las sobras)*

Bocadillos `1` | `2`

> 2 frutas
> 1 taza de bastones de verduras de tu elección

Split de camote con chips de kale y ensalada de lenteja | rinde 2 porciones (para las sobras)

`2` | `2` | `1` | `1`

+ 2 camotes medianos
+ 1 ½ cucharadas de aceite de oliva extra virgen, divididas
+ 1 taza de kale crudo (aprox. 4 tallos)
+ 2 rociadas de 2 segundos de aceite de oliva en aerosol
+ 1 limón exprimido, con la cáscara rallada
+ 1 taza de lentejas enlatadas, enjuagadas y escurridas
+ 1 huevo grande cocido, en trozos
+ 2 tomates medianos, en trozos
+ ¼ de taza de perejil fresco picado
+ ¼ de taza de menta fresca triturada
+ 4 cebollines medianos, en rebanadas delgadas

1. Precalienta el horno a 200 °C.
2. Perfora los camotes por todas partes con un tenedor. Unta ½ cucharadita de aceite sobre la cáscara de los camotes. Sazona. Hornea en una bandeja hasta que estén suaves en el centro (35 a 40 minutos).
3. Mientras tanto, coloca el kale en otra bandeja. Rocía con aceite y sazona. Hornea hasta que las orillas estén un poco doradas y crujientes (5 a 6 minutos). Retira del horno y espolvorea con ralladura de limón. Cuando se enfríe, agrega el resto de los ingredientes. Remueve con delicadeza para combinar.
4. Parte los camotes por la mitad con un cuchillo afilado y ábrelos con suavidad. Coloca el kale y la ensalada de lenteja en el centro de los camotes.
5. En un tazón pequeño, bate el resto del aceite de oliva y el jugo de limón. Coloca encima de la ensalada. Sazona al gusto y sirve.

Dieta original Mayo Clinic con sustituciones vegetarianas

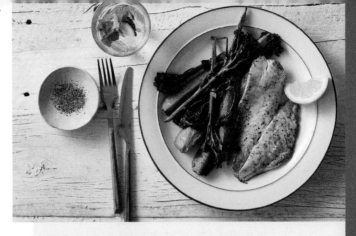

Día 1 | **Día 2** | Día 3 | Día 4 | Día 5 | Día 6 | Día 7

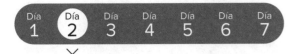

Desayuno `1` | `2` | `1` | `1`

Omelette de queso, tomate y cebolla

> Calienta 1 cucharadita de aceite en una sartén. Vierte 1 huevo grande (o 2 claras), batidas, en la sartén; cocina a fuego medio-alto durante 2 minutos o hasta que el huevo se asiente en las orillas, pero siga húmedo en el centro.
> Añade 1 cucharada de cebolla picada, 5 tomates cherry en trozos y 2 cucharadas de queso cheddar reducido en grasa, rallado.
> Dobla el huevo por la mitad para formar la omelette. Sirve con 2 rebanadas de pan integral tostado.

Comida `1` | `2` | `1` | `1`

Ensalada de pollo y maíz

> Combina 2½ tazas de mezcla para ensaladas, 90 g de pechuga de pollo cocida y desmenuzada y 1 taza de granos de maíz enlatados (enjuagados y escurridos). Agrega 2 cucharadas de aderezo tipo Ranch reducido en grasa.

Sustitución vegetariana `1` | `2` | `1` | `2`

> Usa ½ taza de frijoles negros en lugar del pollo.

Cena `4` | `1` | `1`

Pescado asado con zanahoria y *brocolini*

> *Receta del lado derecho*

*Sustitución vegetaria*na `2` | `1` | `1`
Charola marroquí de verduras

> *Receta en la página 238; rinde 2 porciones (para las sobras)*

Bocadillos `1` | `2`

> 2 piezas de fruta
> 1 taza de bastones de verduras de tu elección

Pescado asado con zanahoria y *brocolini* | rinde 2 porciones (para las sobras)
`3` | `1` | `1`

+ 6 zanahorias pequeñas
+ 1 taza de *brocolini* (brócoli baby) en trozos
+ 1 cucharada de aceite de oliva extra virgen, dividida
+ 2 cucharaditas de curry en polvo
+ 180 g de pescado blanco

1. Precalienta el horno a 220 °C.
2. Corta las zanahorias en rebanadas de 1 cm de grosor. Revuelve el *brocolini* y la zanahoria con ½ cucharadita de aceite de oliva y el curry en polvo. Hornea las zanahorias alrededor de 20 minutos o hasta que estén caramelizadas y suaves. Hornea el *brocolini* 10 minutos.
3. Mientras tanto, calienta el aceite restante en una sartén antiadherente a fuego medio-alto.
4. Sazona y cocina el pescado entre 4 y 5 minutos por lado, o hasta que esté bien cocido. Para servir, acompaña el pescado con la zanahoria y el *brocolini*.

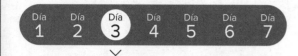

Día 1 · Día 2 · **Día 3** · Día 4 · Día 5 · Día 6 · Día 7

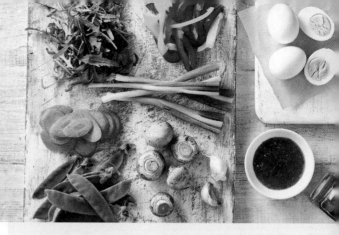

Desayuno `1` | `2` | `1` | `1` | `0.5`

Muffin inglés con ricotta batido y banana (plátano)

> Esparce 1½ cucharaditas de mantequilla de cacahuate natural (reducida en azúcar y sal) sobre dos mitades de un muffin inglés integral tostado.
> Con un tenedor, bate 85 g de queso ricotta semidescremado y ¼ de cucharadita de nuez moscada en un tazón por un minuto o hasta que quede ligero y espumoso.
> Esparce el queso ricotta batido sobre las mitades del muffin inglés. Termina con 1 banana (plátano) pequeña, pelada y en rebanadas encima del queso. *Opcional:* 1 cucharadita de miel encima.

Comida `2` | `2` | `1` | `1`

Sobras de *Split* de camote con chips de kale y ensalada de lenteja

Cena `3` | `1` | `1`

Salteado de huevo y verduras
> *Receta del lado derecho*

Bocadillos `1` | `2`

> 2 frutas
> 1 taza de bastones de verduras de tu elección

Dulces (opcional) `1`

> 2 cuadritos de chocolate amargo

Salteado de huevo y verduras
`3` | `1` | `1`

+ 1 cucharadita de aceite de oliva extra virgen
+ 1 cucharadita de ajo picado
+ 1 zanahoria, en rebanadas delgadas
+ ¼ de berenjena, sin pelar y trozada
+ ½ pimiento rojo, en rebanadas
+ 2 huevos cocidos grandes, en trozos
+ Pimienta negra molida

1. Calienta el aceite de oliva en una sartén antiadherente grande a fuego medio-alto.
2. Saltea el ajo, la zanahoria y la berenjena entre 4 y 5 minutos. Vierte un poco de agua si se seca demasiado.
3. Añade el pimiento y saltea otros 2 o 3 minutos, hasta que las verduras estén suaves.
4. Agrega los trozos de huevo. Saltea otros 30 segundos para mezclar. Sazona al gusto.
5. Sirve en un tazón.

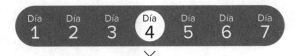

Desayuno 1 | 2 | 1 | 1 | 0.5

Avena con manzana y canela
> Combina ½ taza de avena en hojuelas, 1 taza de leche descremada, 1 manzana pequeña en trozos y ½ cucharadita de canela en una olla.
> Mezcla a fuego alto hasta que la avena tenga una consistencia tersa y uniforme. (Vierte agua, de ser necesario).
> Retira del fuego y añade a un tazón. Agrega 1 cucharadita de crema de cacahuate natural (reducida en azúcar y sal).
> *Opcional:* espolvorea una cucharadita de azúcar morena encima.

Comida 3 | 2 | 1 | 1

Ensalada de pollo y maíz
> *Receta del lado derecho*

Cena 4 | 1 | 1

Sobras de pescado asado con zanahoria y *brocolini*

Sustitución vegetariana 2 | 1 | 1
Charola marroquí de verduras
> Sobras de charola marroquí de verduras

Bocadillos 1 | 2
> 2 piezas de fruta
> 1 taza de bastones de verduras de tu elección

Pasta horneada sencilla
| rinde 2 porciones (para las sobras)

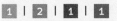

+ 90 g de pasta integral sin cocer
+ 2 cucharaditas de aceite de oliva extra virgen
+ 1 cebolla blanca mediana, en trozos
+ 1 cucharadita de ajo picado
+ 400 g de tomates cherry enlatados
+ 3½ tazas de espinaca baby
+ 1 taza de hojas de albahaca fresca
+ ⅓ de taza de queso mozzarella semidescremado rallado
+ ⅓ de taza de queso parmesano rallado

1. Precalienta el horno a 220 °C. Engrasa ligeramente una bandeja para hornear.
2. Cuece la pasta en agua hirviendo hasta que esté suave, aproximadamente 10 minutos.
3. Calienta el aceite de oliva en una sartén antiadherente mediana a fuego medio. Añade el ajo y la cebolla. Cocina durante 5 minutos, removiendo con frecuencia, hasta que la cebolla se suavice. Agrega los tomates. Sazona al gusto. Espera a que hierva. Retira del fuego y vierte la espinaca y la mitad de la albahaca. Remueve.
4. Escurre la pasta y reserva dos cucharadas del agua. Añade la pasta y el agua a la mezcla. Revuelve bien.
5. Sirve la mezcla de pasta y tomate en una cacerola para hornear. Cubre con los dos quesos. Hornea durante 15 minutos o hasta que la salsa burbujee y el queso esté dorado. Agrega la albahaca restante. Sazona con pimienta negra y sirve.

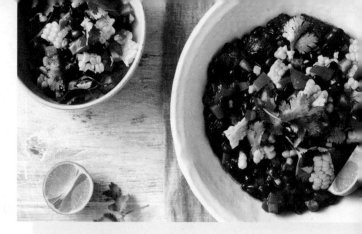

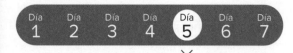

| Día 1 | Día 2 | Día 3 | Día 4 | Día **5** | Día 6 | Día 7 |

Desayuno `1` | `2` | `1` | `1`

Omelette de queso, tomate y cebolla

> Calienta 1 cucharadita de aceite en una sartén. Vierte 1 huevo grande (o 2 claras), batidas, en la sartén; cocina a fuego medio-alto durante 2 minutos o hasta que el huevo se asiente en las orillas, pero siga húmedo en el centro.
> Añade 1 cucharada de cebolla picada, 5 tomates cherry en trozos y 2 cucharadas de queso cheddar reducido en grasa, rallado.
> Dobla el huevo por la mitad para formar el omelette. Sirve con 2 rebanadas de pan integral tostado.

Comida `1` | `2` | `1` | `1`

Ensalada de pollo y maíz

> Combina 2½ tazas de mezcla para ensaladas, 90 g de pechuga de pollo cocida y desmenuzada y 1 taza de granos de maíz enlatados (enjuagados y escurridos). Agrega 2 cucharadas de aderezo tipo Ranch reducido en grasa.

Sustitución vegetariana `1` | `2` | `1` | `2`
Ensalada del suroeste

> Utiliza ½ taza de frijoles negros en vez del pollo y 2 cucharaditas de aderezo tipo Ranch reducido en grasa.

Cena `4` | `1` | `1`

Chili vegetariano

> *Receta del lado derecho*

Bocadillos `1` | `2`

> 2 frutas
> 1 taza de bastones de verduras de tu elección

Chili vegetariano | rinde 2 porciones
(para las sobras)
`4` | `1` | `1`

+ 2 cucharaditas de aceite de oliva extra virgen
+ ⅓ de taza de cebolla morada en trozos
+ 2 cucharadas de sazonador estilo mexicano
+ ⅓ de taza de zanahoria rallada
+ ⅓ de taza de pimiento rojo en trozos
+ 1 taza de champiñones picados
+ 400 g de tomate en trozos enlatado
+ 1 taza de frijoles negros, enjuagados y escurridos
+ ½ taza de agua
+ 1 tomate mediano, en cuartos, sin semillas
+ ⅓ de cilantro fresco picado
+ ½ limón, exprimido

1. Calienta el aceite en una olla grande a fuego medio-alto. Agrega la cebolla y el sazonador. Mezcla durante 3 minutos.
2. Añade la zanahoria, el pimiento y los champiñones. Remueve durante 5 minutos o hasta que las verduras se suavicen. Vierte los tomates en trozos, ¾ de taza de frijoles y ½ taza de agua. Lleva a punto de ebullición. Cubre de manera parcial y remueve ocasionalmente hasta que la mezcla espese.
3. En un tazón, combina el tomate, el cilantro y el jugo de limón con los frijoles restantes.
4. Divide el chili en 2 tazones. Vierte la mezcla de tomate encima y sazona.

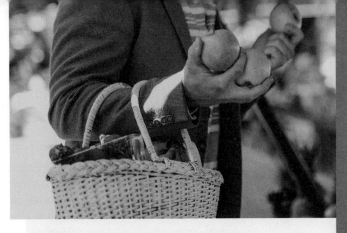

Día 1 | Día 2 | Día 3 | Día 4 | Día 5 | **Día 6** | Día 7

Desayuno `1` | `2` | `1` | `1` | `0.5`

Avena con manzana y canela
> Combina ½ taza de avena en hojuelas, 1 taza de leche descremada, 1 manzana pequeña en trozos y ½ cucharadita de canela en una olla.
> Revuelve a fuego alto hasta que la avena tenga una consistencia tersa y uniforme. (Vierte agua, de ser necesario).
> Retira del fuego y añade a un tazón. Mezcla 1 cucharadita de crema de cacahuate natural (reducida en azúcar y sal).
> *Opcional*: espolvorea una cucharadita de azúcar morena encima.

Comida `3` | `2` | `1` | `1`

Sobras de pasta horneada sencilla

Cena `4` | `1` | `1` | `0.5`

Sobras de salteado de cordero al chile dulce (con res como alternativa)

Sustitución vegetariana `2` | `1` | `1`
Sobras de hamburguesa de garbanzo y calabacín sin bollos

Bocadillos `1` | `2`
> 2 piezas de fruta
> 1 taza de bastones de verduras de tu elección

Dulces (opcional) `1`
> 2 cuadritos de chocolate amargo

🍴 Consejos del nutricionista: frutas y verduras

+ Elige fruta local y de temporada. Por lo regular, cuanto más cerca estés del lugar de origen, más fresco y delicioso será el producto.

+ Escoge frutas que se sientan pesadas para su tamaño. El peso es una señal de lo jugosa que puede estar una fruta.

+ Mantén las frutas a temperatura ambiente para que maduren. Las frutas como la banana (plátano), las peras, los duraznos y el kiwi suelen cosecharse y venderse en el supermercado antes de estar maduras.

+ Los frutos rojos congelados pueden emplearse en vez de frutos rojos frescos. Pero no esperes tener la misma textura o apariencia.

+ Las verduras frescas suelen tener mejor sabor y textura, pero está bien que utilices verduras congeladas si no tienes acceso a las frescas. También las verduras en lata pueden usarse como sustituto, pero ten cuidado con la sal o los azúcares añadidos.

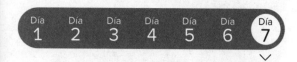

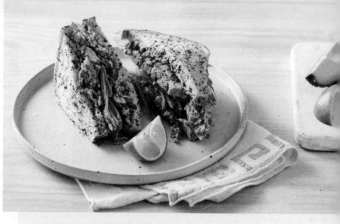

Desayuno `1` | `2` | `1` | `1` | `0.5`

Muffin inglés con ricotta batido y banana (plátano)

> Esparce 1½ cucharaditas de mantequilla de cacahuate natural (reducida en azúcar y sal) sobre dos mitades de un muffin inglés integral tostado.
> Con un tenedor, bate 85 g de queso ricotta semidescremado y ¼ de cucharadita de nuez moscada en un tazón por un minuto o hasta que quede ligero y espumoso.
> Esparce el queso ricotta batido sobre las mitades del muffin inglés. Termina con 1 banana (plátano) pequeña, pelada y en rebanadas encima del queso. *Opcional:* 1 cucharadita de miel encima.

Comida `1` | `2` | `1` | `1`

Sándwich de ensalada de atún
> *Receta y fotografía del lado derecho*

Sustitución vegetariana `1` | `2` | `1` | `1`
Sándwich de cheddar con mayonesa de chile dulce
> *Receta del lado derecho*

Cena `4` | `1` | `1`

Sobras de chili vegetariano

Bocadillos `1` | `2`
> 2 frutas
> 1 taza de bastones de verduras de tu elección

Sándwich de ensalada de atún) `1` | `2` | `1` | `1`

En un tazón pequeño, combina 90 g de atún en agua (escurrido), 1 cucharada copeteada de mayonesa light y 1 cucharada de jalapeño en trozos. Pon la mezcla de atún sobre una rebanada de pan integral. Coloca ½ taza de mezcla para ensalada y ½ taza de zanahoria rallada encima del atún. Tapa con otra rebanada de pan. Corta por la mitad para servir.

Sustitución vegetariana

Sándwich de cheddar con mayonesa de chile dulce `1` | `2` | `1` | `1`

En un tazón pequeño, combina ⅓ de taza de queso cheddar reducido en grasas rallado, 2 cucharaditas de salsa de chile dulce reducida en sodio y 1 cucharada copeteada de mayonesa light. Coloca la mayonesa sobre una rebanada de pan integral. Pon ½ taza de zanahoria rallada y ½ taza de mezcla de ensalada encima de la mayonesa. Tapa con otra rebanada de pan integral. Corta por la mitad para servir.

Lista de compras
Dieta original Mayo Clinic, con sustituciones vegetarianas

Frutas y verduras
- [ ] Ajo, 4 cucharaditas (*2 cditas.*), picado
- [ ] Albahaca, fresca, 1 taza
- [ ] Bastones de verduras de tu elección, 7 tazas
- [ ] Berenjena, ¼ (*½*), mediana
- [ ] **Brocolini*, 350g
- [ ] ***Calabacín, 2 pequeños
- [ ] Camotes, 2 medianos
- [ ] Cebolla blanca, 1 mediana
- [ ] Cebolla morada, 1 ½ (*2½*), pequeñas
- [ ] **Cebolla, picada, 2 cucharadas
- [ ] Cebollín, 4 (*2*), medianos
- [ ] Chalotes, 2 cucharaditas
- [ ] Champiñones, en trozos, 1 taza
- [ ] **Chícharos, 1 taza
- [ ] Cilantro fresco, ⅔ de taza (*⅓ de taza*)
- [ ] ***Coles de Bruselas, 4
- [ ] ***Coliflor, en trozos, 1 taza
- [ ] Espinaca baby, 5 tazas (*3½ tazas*)
- [ ] Fruta, cualquiera, 14 piezas
- [ ] **Jalapeño, en trozos, 1 cucharada
- [ ] ***Hojas de lechuga, medianas, 4
- [ ] Kale, 1 taza (aprox. 4 tallos)
- [ ] Limón amarillo, 2
- [ ] Limón, ½
- [ ] Manzanas, 2 pequeñas
- [ ] Menta fresca, ¼ de taza
- [ ] Mezcla de ensalada, 5 ½ tazas
- [ ] ***Pepino, mediano, ½
- [ ] Perejil fresco, ¼ de taza
- [ ] Pimiento rojo, ½ (*1*)
- [ ] Plátanos, 3 pequeños
- [ ] Tomate, 1 mediano

- [ ] Tomates cherry, 10
- [ ] Zanahorias, 9 pequeñas (*4, pequeñas*)

Cereales y granos
- [ ] Avena en hojuelas, 1 taza
- [ ] Muffins ingleses, integrales, 3
- [ ] Pan integral, 6 rebanadas
- [ ] Pasta, integral, 90 g

Proteína
- [ ] **Atún enlatado, en agua, 60 g
- [ ] Frijoles negros, enlatados, 1 taza
- [ ] ***Garbanzos, enlatados, 1 taza
- [ ] Huevos, grandes, 4 (u 8 claras)
- [ ] Lentejas, enlatadas, 1 taza
- [ ] **Lomo de cordero, magro, o lomo de res, magro, 180 g
- [ ] **Pechuga de pollo, precocida, desmenuzada, 180 g
- [ ] **Pescado blanco, sin huesos, sin piel, 180 g
- [ ] ***Tofu, extra firme, 250 g

Lácteos y similares
- [ ] Leche semidescremada, 2 tazas
- [ ] Queso cheddar, reducido en grasas, rallado, ¼ de taza (*⅔ de taza*)
- [ ] Queso mozzarella semidescremado, rallado, ⅓ de taza
- [ ] Queso parmesano rallado, ⅓ de taza
- [ ] Queso ricotta, semidescremado, ⅓ de taza

Despensa
- [ ] Aceite de oliva en aerosol
- [ ] Aceite de oliva extra virgen, 4 ½ cucharadas (*11 cucharaditas*)
- [ ] ***Aderezo tipo Ranch, reducido en grasas, ¼ de taza
- [ ] Azúcar morena, 2 cucharaditas
- [ ] Canela, molida, 1 cucharadita
- [ ] ***Cilantro, seco, ½ cucharada
- [ ] ***Comino, molido, ½ cucharadita
- [ ] **Curry en polvo, 2 cucharaditas
- [ ] Maíz, enlatado, 2 tazas
- [ ] Mantequilla de cacahuate, natural, reducida en sal y azúcar, 6 ½ cucharadas
- [ ] Mayonesa light, 1 cucharada
- [ ] Nuez moscada, molida, ¾ de cucharadita
- [ ] ***Pimienta cayena, 1 pizca
- [ ] Pimienta negra molida
- [ ] ***Sazonador estilo marroquí, 1½ cucharadas
- [ ] Sazonador estilo mexicano, 2 cucharadas
- [ ] Salsa de chile dulce, baja en sodio, 2 ⅔ cucharadas (*4 cucharadas*)
- [ ] Tomate en trozos, enlatado, 400 g
- [ ] Tomates cherry, enlatados, 400 g

Otros
- [ ] Chocolate amargo, 4 cuadritos
- [ ] Miel, 1 cucharada

(*número*) Señala la cantidad de un ingrediente necesaria para la sustitución vegetariana.

** Indica un elemento que pertenece sólo a la dieta original Mayo Clinic.

*** Muestra un elemento que pertenece sólo a las sustituciones vegetarianas.

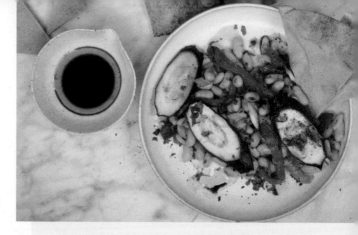

Dieta mediterránea

Día **1**	Día 2	Día 3	Día 4	Día 5	Día 6	Día 7

⌄

Desayuno `1` | `1` | `2` | `1` | `2`

Bruschetta rápida de tomate asado y queso feta

> Esparce 10 tomates cherry (cortados a la mitad) en una cacerola para hornear pequeña. Rocía ½ cucharadita de aceite de oliva extra virgen sobre los tomates y sazona con pimienta negra. Hornea los tomates a 200 °C durante 5 minutos o hasta que se suavicen.

> Tuesta 2 rebanadas de pan integral. Unta 3 cucharadas de aguacate machacado sobre el pan tostado. Cubre con ¼ de taza de queso feta reducido en grasas desmoronado y tomates horneados. Añade 4 hojas de albahaca fresca encima.

> Sazona y sirve con ¼ de limón, en rodajas, y 1 taza de fresas (frutillas), cortadas por la mitad.

Comida `2` | `2` | `1` | `2`

Ensalada de frijoles *cannellini* y pan pita

> *Receta del lado derecho.*

Cena `4` | `1` | `2`

Estofado de pescado con ejote y tomate cherry

> *Receta en la página 242; rinde 2 porciones (para las sobras)*

Bocadillos `1` | `1`

> 2 frutas
> 1 taza de bastones de verduras de tu elección

Dulces (opcional) `1`

> ½ taza de gelatina (cualquier sabor)

Ensalada de frijoles *cannellini* y pan pita | rinde 2 porciones
(para las sobras)
`2` | `2` | `1` | `2`

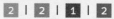

+ 1 pimiento rojo, sin semillas y cortado en tiras gruesas
+ 1 calabacín mediano, en rebanadas
+ 1 taza de frijoles *cannellini*
+ 1 cebollín mediano, picado
+ ½ taza de perejil fresco picado
+ 1½ cucharadas de aceite de oliva extra virgen
+ 2 cucharadas de vinagre balsámico
+ 2 panes pita medianos (10 centímetros)

1. Coloca el horno en modo "asar" a temperatura media-alta. Cubre una bandeja para hornear con papel para hornear.
2. Vierte el pimiento con la piel hacia arriba sobre la bandeja. Coloca dentro del horno. Cocina entre 6 y 8 minutos, o hasta que la piel se ampolle y se haya ennegrecido un poco y el interior esté suave. A la mitad del proceso, agrega el calabacín.
3. Retira las verduras del horno. Reserva para enfriar.
4. Cuando las verduras estén frías, colócalas en un tazón con los frijoles, el cebollín y el perejil. Rocía aceite de oliva y vinagre balsámico y mezcla. Sirve con pan pita tostado en pedazos pequeños

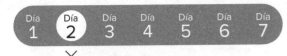

Día 1 · **Día 2** · Día 3 · Día 4 · Día 5 · Día 6 · Día 7

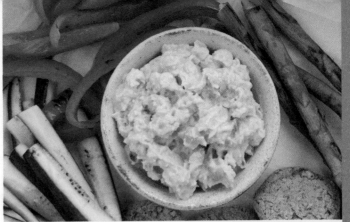

Desayuno `1` | `2` | `1` | `2` | `0.5`

Muesli natural sencillo | 4 porciones
(para las sobras, sólo el muesli)

> Mezcla 2 tazas de avena en hojuelas, 1¼ tazas de manzana deshidratada (en trozos), 20 avellanas o la misma cantidad de alguna otra nuez (en trozos), ¼ de taza de coco rallado (sin endulzar) y 1 cucharada de semillas de chía.

> Sirve 1 taza de muesli sobre 1 taza de yogur griego natural sin grasa o ½ taza de leche y ½ taza de yogur.
> *Opcional*: 1 cucharadita de miel encima.

Comida `1` | `2` | `1` | `2`

Pollo al estilo griego, con ensalada de quinoa y espinaca

> Cocina 40 g de quinoa según las instrucciones. En un tazón aparte, combina 2 tazas de espinaca baby, ¼ de pepino (en trozos), 2 ½ cucharadas de pimiento rojo en trozos y 1 cucharadita de alcaparras (escurridas). Vierte 2 cucharaditas de aceite de oliva extra virgen y el jugo de medio limón; mezcla. Sobre la mezcla de espinaca, coloca 60 g de pollo cocido, la quinoa y ¼ de taza de perejil fresco picado. Sirve.

Cena `3` | `1` | `2`

Plato sencillo de *meze*

> *Receta del lado derecho*

Bocadillos `1` | `1`

> 2 piezas de fruta
> 1 taza de bastones de verduras de tu elección

Plato sencillo de *meze* | rinde 3 porciones
(para las sobras)

`3` | `1` | `2`

+ 420 g de garbanzos enlatados, enjuagados y escurridos
+ 1 limón, ralladura y jugo
+ 1 cucharadita de pimentón
+ 1 cucharada de aceite de oliva extra virgen
+ 3 pimientos rojos, cortados en bastones
+ 3 pepinos pequeños, cortados en bastones
+ 3 zanahorias, cortadas en bastones
+ 30 aceitunas verdes

1. Para hacer hummus casero, combina garbanzo, jugo y ralladura de limón, pimentón y aceite de oliva. Machaca o licúa hasta que la mezcla tenga una consistencia grumosa.

2. Disfruta de una tercera parte del hummus, las verduras y las aceitunas para cenar. Reserva las otras dos porciones de hummus, verduras y aceitunas en un recipiente hermético en el refrigerador para otro día de la semana.

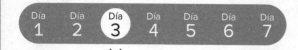

Desayuno 1 | 1 | 2 | 1 | 2

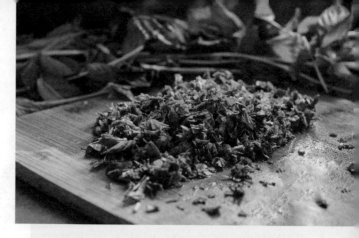

Bruschetta de tomate horneado y feta

> Pon 10 tomates cherry (cortados por la mitad) en una cacerola para hornear pequeña. Rocía ½ cucharadita de aceite de oliva extra virgen sobre los tomates y sazona con pimienta negra. Hornea los tomates a 200 °C durante 5 minutos o hasta que se suavicen.

> Tuesta 2 rebanadas de pan integral. Unta 3 cucharadas de aguacate machacado sobre el pan tostado. Cubre con ¼ de taza de queso feta reducido en grasas desmoronado y tomates horneados. Añade 4 hojas de albahaca fresca encima.

> Sazona y sirve con ¼ de limón, en rodajas, y 1 taza de fresas (frutillas), cortadas por la mitad.

Comida 2 | 2 | 1 | 2

Sobras de ensalada de frijoles _cannelini_ y pan pita

Cena 4 | 1 | 2

Sobras de estofado de pescado con ejote y tomate cherry

Bocadillos 1 | 1

> 1 pieza de fruta
> 1 taza de bastones de verduras de tu elección

Dulces (opcional) 1

> ½ taza de gelatina (cualquier sabor)

Consejos del nutricionista: agrega sabor sin añadir grasa, sal o azúcar

Puedes acentuar el sabor de la comida sin añadir grasa, sal o azúcar. Las hierbas y las especias contribuyen a un aroma, color y sabor fantásticos:

+ **Albahaca.** Una hierba con un sabor dulce, como de clavo. Sabe mejor con la comida italiana, sobre todo con el tomate.

+ **Laurel.** Una hierba aromática y terrosa con un ligero sabor a canela. Su mejor uso es en estofados y sopas.

+ **Comino.** Semillas con un sabor almendrado y a regaliz. Utilízalo con la remolacha (betabel), la col, la zanahoria y los nabos.

+ **Chile en polvo.** Una mezcla comercial de chiles, comino, orégano y otras hierbas y especias que funciona muy bien con las sopas.

+ **Cebollín.** Un miembro de la familia de la cebolla, con un sabor más suave. Va bien con papas horneadas, omelettes, mariscos y carnes.

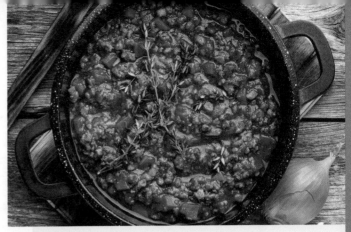

Día 1 · Día 2 · Día 3 · **Día 4** · Día 5 · Día 6 · Día 7

Desayuno `1` | `2` | `1` | `2` | `0.5`

Sobras de muesli natural sencillo
> Sirve 1 taza de muesli sobre 1 taza de yogur griego natural sin grasa o ½ taza de leche y ½ taza de yogur.
> *Opcional*: 1 cucharadita de miel encima.

Comida `1.5` | `2` | `1` | `2`

Pizza de pita | rinde 2 porciones (para las sobras)
> Precalienta el horno a 200 °C.
> Rocía aceite de oliva sobre los dos lados de 2 panes pita integrales (10 cm). Pon los panes sobre una bandeja para hornear.
> Unta 2 cucharadas de salsa para pizza sobre cada pita. Luego cubre con 5 aceitunas verdes en rebanadas, medio pimiento rojo y 1½ cucharaditas de mezcla de hierbas secas (Ve la "Nota del chef" en la página 244). Divide ⅙ de aguacate (en trozos) entre los dos panes. Luego, divide ⅔ de taza de queso mozzarella semidescremado rallado entre los panes.
> Hornea hasta que el queso se derrita y el pan pita esté caliente, aproximadamente 7 minutos. Espolvorea con ¼ de hojas de albahaca fresca y sirve.

Cena `7` | `1` | `2`

Boloñesa de inspiración mediterránea con ejotes
> *Receta del lado derecho*

Bocadillos `1` | `1`
> 1 pieza de fruta
> 1 taza de bastones de verduras de tu elección

Boloñesa de inspiración mediterránea con ejotes
`7` | `1` | `2`

+ 4 cucharadas de cebolla morada picada
+ ½ cucharadita de ajo picado
+ 2 cucharaditas de aceite de oliva extra virgen
+ 90 g de res magra molida
+ Pimienta negra molida
+ ¼ de berenjena mediana, en trozos
+ 2½ cucharadas de pimiento rojo en trozos
+ 1 calabacín mediano, en trozos
+ 1 tomate mediano, en trozos
+ 2 cucharaditas de pasta de tomate
+ 120 ml de caldo de verduras reducido en sodio
+ 1 taza de ejotes picados

1. Saltea la cebolla y el ajo en aceite de oliva dentro de una sartén antiadherente durante 2 o 3 minutos a fuego medio. Vierte la res; cocina hasta que tenga color, entre 6 y 8 minutos. Sazona.
2. Añade el tomate en trozos, la pasta de tomate y el caldo. Cocina entre 12 y 14 minutos, removiendo de vez en cuando.
3. Cuece al vapor o hierve los ejotes durante 4 o 5 minutos o hasta que estén suaves. Sirve la boloñesa con los ejotes.

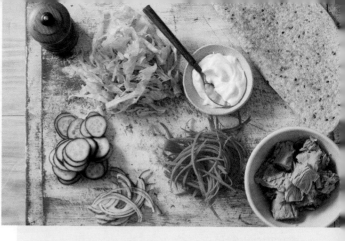

| Día 1 | Día 2 | Día 3 | Día 4 | Día **5** | Día 6 | Día 7 |

∨

Desayuno `1` | `1` | `2` | `1` | `2`

Bruschetta de tomate horneado y feta

> Esparce 10 tomates cherry (cortados por la mitad) en una cacerola para hornear pequeña. Rocía ½ cucharadita de aceite de oliva extra virgen sobre los tomates y sazona con pimienta negra. Hornea los tomates a 200 °C durante 5 minutos o hasta que se suavicen.

> Tuesta 2 rebanadas de pan integral. Unta 3 cucharadas de aguacate machacado sobre el pan tostado. Cubre con ¼ de taza de queso feta reducido en grasas desmoronado y tomates horneados. Agrega 4 hojas de albahaca fresca encima.

> Sazona y sirve con ¼ de limón, en rodajas, y 1 taza de fresas (frutillas), cortadas por la mitad.

Comida `2` | `2` | `1` | `2`

Pan pita relleno de ensalada de atún
> *Receta del lado derecho*

Cena `3` | `1` | `2`

Sobras de plato sencillo de *meze*

Bocadillos `1` | `1`

> 1 pieza de fruta
> 1 taza de bastones de verduras de tu elección

Dulces (opcional) `1`

> ½ taza de gelatina (cualquier sabor)

Pan pita relleno de ensalada de atún
| rinde 2 porciones (para las sobras)
`2` | `2` | `1` | `2`

+ 180 g de atún enlatado en agua, escurrido
+ 2 cucharadas de tomates deshidratados, en juliana
+ ½ pepino mediano, en trozos
+ ½ taza de perejil fresco picado
+ ¼ de taza de cebolla morada en trozos, dividida en mitades
+ ¼ de taza de aceite de oliva extra virgen, dividida en mitades
+ 1 limón, exprimido
+ 2 panes pita integrales (10 cm), cortados por la mitad
+ 2 tazas de arúgula

1. Mezcla el atún con los tomates deshidratados, el pepino, el perejil, la cebolla, el aceite y el jugo de limón en un tazón grande.
2. Sirve la ensalada de atún dentro de las mitades de pan pita. Añade arúgula y sirve.

CONSEJO: puedes preparar más ensalada de atún y mantenerla refrigerada durante 1 o 2 días.

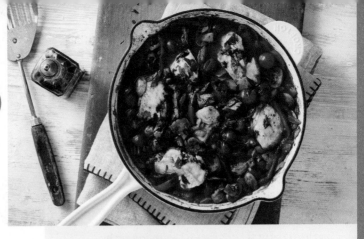

Desayuno `1` | `2` | `1` | `2` | `0.5`

Sobras de muesli natural sencillo
> Sirve 1 taza de muesli sobre 1 taza de yogur griego natural sin grasa o ½ taza de leche y ½ taza de yogur.
> *Opcional*: 1 cucharadita de miel encima.

Comida `1.5` | `2` | `1` | `2`

Sobras de pizza de pita

Cena `5.5` | `1` | `2`

Pollo *cacciatore* a la italiana
> *Receta del lado derecho*

Bocadillos `1` | `1`
> 1 pieza de fruta
> 1 taza de bastones de verduras de tu elección

Pollo *cacciatore* a la italiana
`5.5` | `1` | `2`

+ 2 cucharaditas de aceite de oliva extra virgen, divididas
+ 90 g de pechuga de pollo, cortada en pedazos de 2 cm
+ ½ taza de cebolla morada picada
+ ½ pimiento rojo, en rebanadas delgadas
+ 1 taza de champiñones, en rebanadas
+ 1 cucharadita de mezcla de hierbas secas (ve las "Notas del chef" en la página 244)
+ Media lata de 400 g de tomate en trozos
+ ¼ de taza de caldo de pollo reducido en sodio
+ 1 cucharadita de vinagre balsámico
+ 6 aceitunas verdes, picadas
+ 2 cucharadas de perejil fresco picado

1. Calienta 1 cucharadita de aceite en una sartén a fuego medio-alto. Cocina el pollo hasta que se dore. Vierte el pollo en un plato y reserva.
2. Añade el aceite restante, la cebolla, el pimiento, los champiñones y las hierbas a la sartén. Remueve hasta que se suavice todo. Añade los tomates y el caldo. Lleva a punto de ebullición. Devuelve el pollo a la sartén. Reduce la flama; cubre y cocina a fuego lento. Deja hervir hasta que el pollo esté cocido por completo, aproximadamente 5 minutos.
3. Cubre con vinagre balsámico, aceitunas y perejil.

Dieta mediterránea

Día 1 · Día 2 · Día 3 · Día 4 · Día 5 · Día 6 · **Día 7**

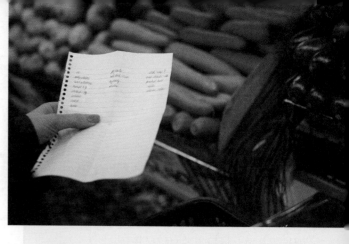

Desayuno `1` | `2` | `1` | `2` | `0.5`

Sobras de muesli natural sencillo

> Sirve 1 taza de muesli sobre 1 taza de yogur griego natural sin grasa o ½ taza de leche y ½ taza de yogur.
> *Opcional*: 1 cucharadita de miel encima.

Comida `2` | `2` | `1` | `2`

Sobras de pan pita relleno de ensalada de atún

Cena `3` | `1` | `2`

Sobras de plato sencillo de *meze*

Bocadillos `1` | `1`

> 1 pieza de fruta
> 1 taza de bastones de verduras de tu elección

Consejos para planear un menú

+ Procura que los menús sean prácticos y simples. Al mismo tiempo, no te olvides del sabor y la diversión.

+ Recuerda que necesitas disfrutar de tus comidas si esperas seguir con tu plan.

+ Busca el equilibrio. Intenta incluir al menos una porción de la mayor parte de los grupos alimenticios en todas las comidas.

+ Para tener suficientes verduras todos los días, piensa en comidas y cenas que incluyan dos porciones de verdura cada una, o cómelas como bocadillos.

+ Sé flexible. No te obsesiones con cumplir con los totales exactos en cada porción. Piensa en términos de la semana y en el día a día. Si el lunes no lograste tu meta de porciones de fruta, puedes añadir una porción o dos el martes.

Lista de compras   Dieta mediterránea

🍎 Frutas y verduras

- ☐ Aceituna verde, 41 (aprox. 120 g)
- ☐ Aguacate, 1 pieza
- ☐ Ajo, picado, 1 ½ cucharaditas
- ☐ Albahaca, fresca, 7 cucharadas
- ☐ Arúgula, 2 tazas
- ☐ Bastones de verduras de tu elección, 7 tazas
- ☐ Berenjena, ¼, mediana
- ☐ Calabacín, mediano, 2
- ☐ Cebolla morada, pequeñas, 2
- ☐ Cebollín, mediano, 1
- ☐ Champiñones, rebanados, 1 taza
- ☐ Chile verde, ½
- ☐ Coco, rallado y sin endulzar, ¼ de taza
- ☐ Ejotes, pelados, 2 tazas
- ☐ Espárragos, 1 manojo
- ☐ Espinaca baby, 4 tazas
- ☐ Fresas (frutillas), 4 tazas
- ☐ Fruta de tu elección, 7 piezas
- ☐ Lima, ¾
- ☐ Limones, medianos, 2½
- ☐ Manzana, deshidratada, 1¼ de taza
- ☐ Pepino, 3 ¾, medianos
- ☐ Perejil, fresco, 1 ½ tazas
- ☐ Pimientos rojos, 5½
- ☐ Poro, 1 pieza
- ☐ Tomate, mediano, 1 pieza
- ☐ Tomates cherry, 30 piezas
- ☐ Tomates deshidratados, 2 cucharadas
- ☐ Zanahoria, pequeña, 3 piezas

🌾 Cereales y granos

- ☐ Avena en hojuelas, 2 tazas
- ☐ Pan integral, 6 rebanadas
- ☐ Pan pita, integral (10 cm), 6 medianos
- ☐ Quinoa, seca, 40 g

🫘 Proteínas

- ☐ Atún enlatado, en agua, 180 g
- ☐ Carne de res molida, magra, 90 g
- ☐ Frijoles *cannellini*, enlatados, 1 taza
- ☐ Garbanzos, enlatados, 420 g
- ☐ Pechuga de pollo, cruda, 90 g
- ☐ Pechuga de pollo, precocida, 60 g
- ☐ Pescado blanco, sin piel, sin hueso, 180 g

🧀 Lácteos y similares

- ☐ Queso feta, reducido en grasas, desmoronado, ¾ de taza
- ☐ Queso mozzarella, semidescremado, rallado, ⅔ de taza
- ☐ Yogur griego natural, sin grasa, 4 tazas (o 2 tazas de yogur y 2 tazas de leche semidescremada)

🫙 Despensa

- ☐ Aceite de oliva en aerosol
- ☐ Aceite de oliva extra virgen, ½ taza
- ☐ Alcaparras, 1 cucharada
- ☐ Avellanas, en trozos, 20 (o una cantidad igual de alguna otra nuez, 30 g o aprox. 2 cucharadas)
- ☐ Caldo de pollo, reducido en sodio, ¼ de taza
- ☐ Caldo de verduras, reducido en sodio, 120 ml
- ☐ Tomate, en puré, enlatado, 200 g
- ☐ Tomates enlatados, sin sales añadidas, 400 g
- ☐ Mezcla de hierbas, seca, 4 ½ cucharaditas
- ☐ Pasta de tomate, 2 cucharaditas
- ☐ Pimentón, 1 cucharadita
- ☐ Pimienta negra, molida
- ☐ Salsa para pizza, 2 cucharadas
- ☐ Semillas de chía, 1 cucharada
- ☐ Vinagre balsámico, 2 ⅓ cucharadas

🍴 Otros

- ☐ Gelatina (cualquier sabor), 1 ½ tazas
- ☐ Miel, 4 cucharaditas

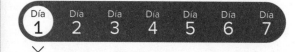

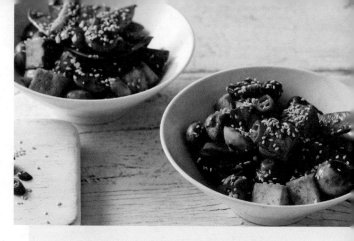

Desayuno `1` | `1` | `2` | `1` | `0.5`

Pan tostado PAQ

> Tuesta 1 rebanada de pan integral. Unta 1½ cucharaditas de mantequilla de almendra sobre el pan.
> Añade ⅔ de taza de queso cottage reducido en grasas.
> Cubre con 1 banana (plátano) pequeña, en rebanadas.
> Espolvorea ½ cucharadita de canela molida para servir.
> *Opcional:* 1 cucharadita de miel encima. Acompaña con un latte con leche descremada.

Comida `1` | `2` | `1` | `1`

Wrap de pollo y aguacate

> Mezcla 2 cucharadas de aguacate machacado, 90 g de pechuga de pollo desmenuzada y cocida, 1 cebollín (picado), 2 cucharaditas de salsa hoisin y ½ taza de col picada. Sirve en una tortilla integral.

Cena `2` | `2` | `2`

Salteado sencillo de champiñones y tofu

> *Receta del lado derecho*

Bocadillos `1` | `1`

> 1 manzana pequeña
> 1 taza de bastones de verduras de tu elección

Salteado sencillo de champiñones y tofu | 2 porciones (para las sobras)

+ 1 cucharada de aceite de oliva extra virgen
+ 250 g de tofu firme con calcio añadido, en cubos y secado
+ 225 g de champiñones en trozos
+ 1 cucharadita de ajo picado
+ ½ taza de chícharos, sin cáscara
+ 1 cucharada de salsa hoisin
+ 1 cucharada de agua
+ 2 cebollines medianos, picados
+ 4 cucharaditas de semillas de ajonjolí, tostadas

1. En una sartén grande a fuego alto, calienta la mitad del aceite. Añade el tofu, y cocina 3 minutos de cada lado o hasta que esté dorado. Coloca en un plato y tapa para mantener caliente.
2. Reduce la flama a fuego medio y agrega el aceite restante a la sartén. Vierte los champiñones y el ajo; saltea durante 5 minutos o hasta que los champiñones estén suaves y dorados. Añade los chícharos, la salsa hoisin y el agua. Saltea 1 minuto más.
3. Agrega el tofu y el cebollín. Sofreír durante 30 segundos.
4. Sirve en un tazón y espolvorea con las semillas de ajonjolí.

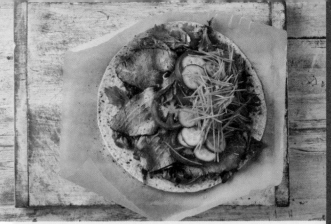

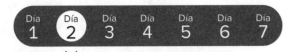

| Día 1 | Día 2 | Día 3 | Día 4 | Día 5 | Día 6 | Día 7 |

Desayuno `1` | `1` | `2` | `1`

Smoothie de manzana
> Licúa 1 taza de leche semidescremada, ¾ de taza de yogur griego natural sin grasa, ½ manzana pequeña (sin semillas ni tallo), ½ banana (plátano) pequeña, ¼ de taza de avena en hojuelas, 1 ½ cucharaditas de mantequilla de almendra y ½ cucharadita de canela hasta que la consistencia sea tersa y uniforme.

Comida `2` | `2` | `1` | `1`

Wrap de rosbif y mostaza
> *Receta del lado derecho*

Cena `3` | `2` | `2`

Salmón sellado y ensalada de col
> Combina 1 taza de col picada, 5 tomates cherry (cortados a la mitad), 1 pepino (en trozos) y ¼ de aguacate. Aparte, mezcla 1 cucharadita de mostaza Dijon y 2 cucharadas de jugo de limón. Vierte el aderezo sobre la ensalada y revuelve con delicadeza. En una sartén a fuego medio-alto, cocina un pedazo de salmón de 90 g, con la piel hacia abajo, durante 3 o 4 minutos. Voltéalo con cuidado y cocina otros 3 o 4 minutos. Sirve el salmón junto con la ensalada de col.

Bocadillos `1` | `1`
> 15 cerezas
> 1 taza de bastones de verduras de tu elección

Dulces (opcional) `1`
> ½ taza de gelatina (cualquier sabor)

Wrap de rosbif y mostaza
`2` | `2` | `1` | `1`

+ 2 cucharaditas de mostaza Dijon
+ 1 cucharadita de aceite de oliva extra virgen
+ 1 taza de lechuga picada
+ 90 g de rebanadas de rosbif, reducido en sodio
+ ½ zanahoria, rallada
+ ½ pepino mediano, en trozos
+ 5 tomates cherry, en mitades
+ 1 tortilla de harina integral

1. En un tazón pequeño, mezcla la mostaza y el aceite de oliva. En un tazón distinto, agrega la lechuga; cúbrela con el aderezo de mostaza. Revuelve para cubrir todas las hojas.
2. Coloca la lechuga aderezada, la res, la zanahoria, el pepino y los tomates en una hilera en el centro de la tortilla. Sazona al gusto. Enrolla la tortilla y sirve.

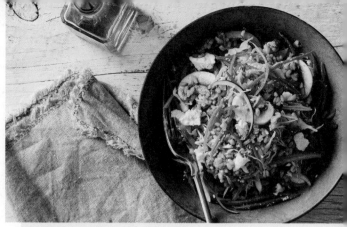

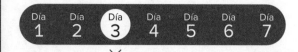

Día 1 | Día 2 | **Día 3** | Día 4 | Día 5 | Día 6 | Día 7

Desayuno `0.5` | `1` | `1` | `2` | `1`

Huevo con queso y champiñones sobre pan tostado

> Calienta una sartén antiadherente a fuego medio. Agrega ½ taza de champiñones picados. Cocina hasta que se suavicen. Retira de la sartén y reserva.

> Bate 2 huevos grandes (o 4 claras). Sazona con pimienta negra molida. Vierte el huevo sobre la sartén a fuego medio. Revuelve hasta que estén cocidos, pero ligeros y esponjosos.

> Devuelve los champiñones a la sartén, junto con 2 cucharadas de aguacate en trozos y 3 cucharadas de queso cheddar reducido en grasa, rallado. Remueve para mezclar.

> Tuesta una rebanada de pan integral. Coloca el huevo sobre el pan. Sazona al gusto. Sirve junto con una pieza de fruta.

Comida `3` | `2` | `1` | `1`

Ensalada de arroz con chícharos y queso feta
> *Receta del lado derecho*

Cena `2` | `2` | `1`

Wraps de lechuga con pavo estilo asiático
> *Receta en la página 236; rinde 2 porciones (para las sobras)*

Bocadillos `1` | `1`

> 1 pera pequeña
> 1 taza de bastones de verduras de tu elección

Dulces (opcional) `1`

> 2 cuadritos de chocolate amargo

Ensalada de arroz con chícharos y queso feta | rinde 2 porciones
(para las sobras)

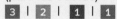

`3` | `2` | `1` | `1`

+ 2 cucharaditas de mostaza Dijon
+ 2 cucharaditas de aceite de oliva extra virgen
+ ¼ de taza de jugo de limón, recién exprimido
+ 1 taza de champiñones picados
+ 250 g de arroz integral instantáneo, cocido
+ 1 taza de col picada
+ 1 zanahoria, rallada
+ 1 taza de chícharos, cortados
+ 90 g de queso feta reducido en grasas, desmoronado

1. En un tazón pequeño bate la mostaza, el aceite y el jugo de limón. Agrega los champiñones y déjalos marinar durante 5 minutos.
2. En un plato hondo, coloca el arroz, la col, los chícharos y la zanahoria. Remueve para mezclar.
3. Añade los champiñones marinados a la ensalada. Divide en dos platos y espolvorea el queso feta para servir.

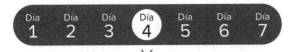

Día 1 | Día 2 | Día 3 | **Día 4** | Día 5 | Día 6 | Día 7

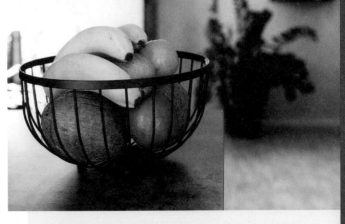

Desayuno `1` | `1` | `2` | `1` | `0.5`

Pan tostado PAQ

> Tuesta 1 rebanada de pan integral. Unta 1 ½ cucharaditas de mantequilla de almendra sobre el pan.
> Añade ⅔ de taza de queso cottage reducido en grasas.
> Cubre con 1 plátano pequeño, en rebanadas.
> Espolvorea ½ cucharadita de canela molida para servir.
> *Opcional*: 1 cucharadita de miel encima. Acompaña con un latte con leche descremada.

Comida `2` | `2` | `1` | `1`

Wrap de rosbif y mostaza

> *Receta en la página 265*

Cena `2` | `2` | `2`

Sobras de salteado sencillo de champiñones y tofu

Bocadillos `1` | `1`

> 1 porción de tu fruta favorita
> 1 taza de bastones de verduras de tu preferencia

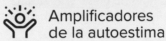

Amplificadores de la autoestima

Imagina lo siguiente: llegas a casa de trabajar, con muchísima hambre y sin ninguna estrategia para la cena. Entras a la cocina y encuentras que el área de trabajo está repleta y tiene un tazón lleno de dulces justo en el centro. ¿Qué hacer?

Estudios demuestran que lo que la gente tiene a la mano en su cocina ejerce un impacto en su peso y su estado de salud. Las personas son tres veces más propensas a comer lo que tienen justo enfrente.

Para mejorar tu entorno alimenticio y prevenir un golpe a tu autoestima:

+ Ten un tazón de frutas o verduras en la cocina para que sea lo primero que veas.

+ Empaca nueces, frutos secos o verduras en pequeñas bolsas para tenerlas a la mano.

+ Mantén las comidas tentadoras (como dulces) fuera de tu vista. Mejor aún, no las tengas en casa.

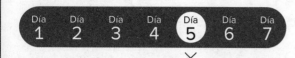

Día 1 | Día 2 | Día 3 | Día 4 | **Día 5** | Día 6 | Día 7

Desayuno `1` | `1` | `2` | `1`

Smoothie de manzana

> Licúa 1 taza de leche semidescremada, ¾ de taza de yogur griego natural sin grasa, ½ manzana pequeña (sin semillas ni tallo), ½ banana (plátano) pequeña, ¼ de taza de avena en hojuelas, 1½ cucharaditas de mantequilla de almendra y ½ cucharadita de canela hasta que la consistencia sea tersa y uniforme.

Comida `3` | `2` | `1` | `1`

Supertazón de atún

> En un tazón, mezcla 120 g de arroz integral instantáneo (cocido), 1 pepino (en trozos), 10 tomates cherry (cortados a la mitad), 1 taza de lechuga romana picada y 60 g de atún en agua (escurrido).
> Bate 1 cucharadita de aceite de oliva extra virgen y 1 cucharada de vinagre balsámico en un tazón separado.
> Vierte el aceite de oliva y el vinagre balsámico sobre la ensalada. Completa con 1 huevo cocido grande, pelado y cortado por la mitad.

Cena `4` | `2` | `2`

Salteado de res hoisin y ajonjolí

> *Receta del lado derecho*

Bocadillos `1` | `1`

> 1 kiwi grande
> 1 taza de bastones de verduras de tu elección

Dulces (opcional) `1`

> ½ taza de gelatina (cualquier sabor)

Salteado de res hoisin y ajonjolí
| rinde 2 porciones (para las sobras)
`4` | `2` | `2`

+ 225 g de filete de res magro
+ 1 cucharada de aceite de cacahuate
+ 2 cucharadas de salsa hoisin
+ 115 g de ejotes, pelados y picados
+ 115 g de chícharos
+ 1 taza de zanahoria, en juliana
+ 4 cebollines medianos, picados
+ 125 g de champiñones, en rebanadas gruesas
+ 1 cucharada de agua
+ ½ taza de col picada
+ 1 cucharada de semillas de ajonjolí, tostadas

1. Corta el filete en tiras delgadas. En un tazón, combina la mitad del aceite de cacahuate y la mitad de la salsa hoisin con la res.
2. Calienta un wok a fuego alto. Saltea la carne hasta que comience a tomar color. Retira y reserva.
3. Reduce la flama a fuego medio-alto. Agrega el aceite restante, los ejotes, los chícharos, la zanahoria, el cebollín y los champiñones. Saltea durante 2 minutos.
4. Añade 1 cucharada de agua, cubre el wok y espera 1 minuto. Retira la tapa y vierte la col.
5. Devuelve la res al wok. Añade la salsa hoisin restante. Saltea hasta que la col se marchite, pero siga un poco crujiente.
6. Retira del fuego, espolvorea con ajonjolí y sirve.

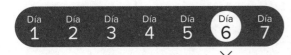

Día 1 | Día 2 | Día 3 | Día 4 | Día 5 | **Día 6** | Día 7

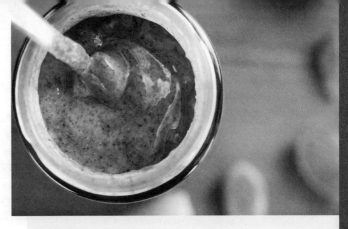

Desayuno 0.5 | 1 | 1 | 2 | 1

Huevo con queso y champiñones sobre pan tostado

> Calienta una sartén antiadherente a fuego medio. Agrega ½ taza de champiñones picados. Cocina hasta que se suavicen. Retira de la sartén y reserva.

> Bate 2 huevos grandes (o 4 claras). Sazona con pimienta negra molida. Vierte el huevo sobre la sartén a fuego medio. Revuelve hasta que estén cocidos, pero ligeros y esponjosos.

> Devuelve los champiñones a la sartén, junto con 2 cucharadas de aguacate en trozos y 3 cucharadas de queso cheddar reducido en grasa, rallado. Remueve para mezclar.

> Tuesta una rebanada de pan integral. Coloca el huevo sobre el pan. Sazona al gusto. Sirve junto con una pieza de fruta.

Comida 3 | 2 | 1 | 1

Sobras de ensalada de arroz con chícharos y queso feta

Cena 2 | 2 | 1

Sobras de envueltos de lechuga con pavo estilo asiático

Bocadillos 1 | 1
> 2 ciruelas
> 1 taza de bastones de verduras de tu elección

Dulces (opcional) 1
> 2 cuadritos de chocolate amargo

Consejos del nutricionista: mantequillas de nueces

Las mantequillas de nueces se llevan a cabo al procesar diversas nueces para hacerlas untables. La mantequilla de cacahuate es un ejemplo común, pero hay más nueces que realizan mantequillas fantásticas, como la nuez de Castilla, las almendras y el pistache.

Puedes encontrar las mantequillas de nueces en la mayor parte de los supermercados o puedes poner tus nueces favoritas en un procesador de alimentos y crear las tuyas.

+ **Mantequilla de cacahuate:** contiene 7 gramos de proteína por cada 2 cucharadas.

+ **Mantequilla de nuez de Castilla:** está repleta de ácidos grasos omega-3, que son muy saludables y pueden ayudar a reducir la inflamación y el riesgo de problemas cardiacos.

+ **Mantequilla de almendra:** las almendras son ricas en fibra y tienen pocas grasas saturadas.

+ **Mantequilla de pistache:** los pistaches contienen una cantidad considerable de un antioxidante llamado luteína, que puede reducir el riesgo de enfermedades cardiacas.

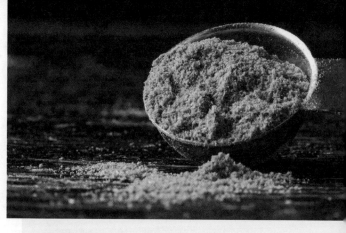

Dieta alta en proteínas

Día 1 | Día 2 | Día 3 | Día 4 | Día 5 | Día 6 | **Día 7**

Desayuno `1` | `1` | `2` | `1` | `0.5`

Pan tostado PAQ

> Tuesta 1 rebanada de pan integral. Unta 1½ cucharaditas de mantequilla de almendra sobre el pan.
> Añade ⅔ de taza de queso cottage reducido en grasas.
> Cubre con 1 banana (plátano) pequeña, en rebanadas.
> Espolvorea ½ cucharadita de canela molida para servir.
> *Opcional*: 1 cucharadita de miel encima.
> Acompaña con un latte con leche descremada.

Comida `1` | `2` | `1` | `1`

Wrap de pollo y aguacate

> Mezcla 2 cucharadas de aguacate machacado, 90 g de pechuga de pollo desmenuzada y cocida, 1 cebollín (picado), 2 cucharaditas de salsa hoisin y ½ taza de col picada. Sirve en una tortilla integral.

Cena `4` | `2` | `2`

Sobras de salteado de res hoisin y ajonjolí

Bocadillos `1` | `1`

> 1 manzana pequeña
> 1 taza de bastones de verduras de tu elección

🍴 Consejos del nutricionista: condimentos para usar con pollo

Los guisos preparados con pollo sin piel y deshuesado suelen ser comunes en las dietas saludables. Cambiar los sazonadores es una forma sencilla de variar tu menú si quieres usar pollo con más frecuencia.

Sazona tu pollo con:

+ Salsa BBQ
+ Salsa picante
+ Curry en polvo
+ Aderezo de mostaza y miel
+ Ajo con hierbas o mezcla de limón y hierbas
+ Sazonador italiano
+ Sazonador estilo mexicano
+ Estragón y jugo de limón
+ Teriyaki o salsa de soya.

Lista de compras

Dieta alta en proteínas

 Frutas y verduras

- ☐ Aguacate, 1 pieza
- ☐ Ajo, picado, 3 cucharaditas
- ☐ Bastones de verduras de tu elección, 7 tazas
- ☐ Cebollines, medianos, 10 piezas
- ☐ Cerezas, 15
- ☐ Champiñones, picados, 7 ½ tazas (550 g)
- ☐ Chícharos, 350 g
- ☐ Ciruelas, 2 piezas
- ☐ Col, picada, 3 ½ tazas
- ☐ Ejotes, 200 g
- ☐ Fruta de tu elección, 3 piezas
- ☐ Hojas de lechuga, medianas, 4
- ☐ Jugo de limón, recién exprimido, ½ taza
- ☐ Kiwi, grande, 1 pieza
- ☐ Lechuga, picada, 3 tazas
- ☐ Manzana, pequeña, 3 piezas
- ☐ Pepinos, medianos, 3 piezas
- ☐ Pera, 1 pieza
- ☐ Plátanos, pequeños, 4 piezas
- ☐ Tomate cherry, 420 g
- ☐ Zanahoria, 5 piezas

 Granos y cereales

- ☐ Arroz integral, instantáneo, precocido, 375 g
- ☐ Avena, en hojuelas, 40 g
- ☐ Pan integral, 5 rebanadas
- ☐ Tortillas integrales, 4

 Proteínas

- ☐ Atún enlatado en agua (escurrido), 60 g
- ☐ Filete de res magro, 225 g
- ☐ Huevos, grandes, 5 (o 10 claras)
- ☐ Pavo molido, magro, 225 g
- ☐ Pechuga de pollo, precocida, 180 g
- ☐ Rosbif, reducido en sodio, en rebanadas, 180 g
- ☐ Salmón del Atlántico, 90 g
- ☐ Tofu firme, con calcio añadido, 250 g

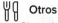 **Lácteos y similares**

- ☐ Leche semidescremada, 2 tazas
- ☐ Queso cheddar, reducido en grasas, rallado, 40 g
- ☐ Queso cottage, reducido en grasas, 450 g
- ☐ Queso feta reducido en grasas, desmoronado, 90 g
- ☐ Yogur griego, natural, sin grasas, 350 g

Despensa

- ☐ Aceite de cacahuate, 1 cucharada
- ☐ Aceite de oliva extra virgen, 11 cucharaditas
- ☐ Canela molida, 2 ½ cucharaditas
- ☐ Mantequilla de almendra, 7 ½ cucharaditas
- ☐ Mostaza Dijon, 2 cucharadas
- ☐ Pimienta negra molida
- ☐ Salsa hoisin, 16 cucharaditas
- ☐ Semillas de ajonjolí, 7 cucharaditas
- ☐ Vinagre balsámico, 1 cucharada

Otros

- ☐ Chocolate amargo, 4 cuadritos
- ☐ Gelatina (cualquier sabor), 1 taza
- ☐ Miel, 1 cucharada

Dieta cetogénica saludable

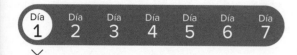

Día **1** | Día 2 | Día 3 | Día 4 | Día 5 | Día 6 | Día 7

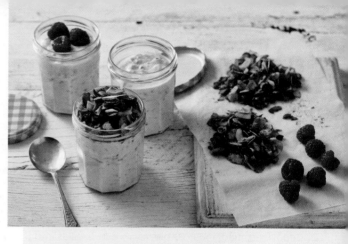

Desayuno `1` | `2` | `2`

Yogur de ricotta y frambuesa con muesli de coco y almendra
> *Receta del lado derecho*

CONSEJO: si vas a hacer el doble de este guiso, enfría el muesli por completo en la bandeja. Cuando se enfríe, almacénalo en un recipiente hermético en la alacena por hasta 7 días. Guarda la mezcla de ricotta y frambuesa por separado en frascos de cristal en el refrigerador.

Comida `2` | `1` | `4`

Ensalada de frijoles y queso feta
> En un tazón, mezcla 3 cucharadas de frijoles (enjuagados y escurridos), 1 cucharadita de sazonador para tacos reducido en sodio, 40 g de queso feta bajo en grasas (en moronas), ½ aguacate mediano (en trozos), 2 tazas de mezcla para ensalada, 1 tomate mediano (en trozos), 2 cucharadas de jugo de limón y pimienta negra molida. Revuelve con suavidad para mezclar. Sirve.

Cena `3` | `2` | `5`

Pescado horneado a la italiana
> *Receta en la página 244; rinde 2 porciones (para las sobras)*

Bocadillos `1` | `1`

> 2 tazas de frutos rojos
> 1 taza de bastones de verduras de tu elección

Yogur de ricotta y frambuesa con muesli de coco y almendra
| rinde 3 porciones (para las sobras)
`1` | `2` | `2`

+ 3 cucharaditas de extracto de vainilla
+ 1 cucharadita de canela molida
+ 2 cucharadas de semillas de calabaza horneadas, sin salar
+ 2½ cucharadas de almendras en rebanadas, sin salar
+ 2 cucharadas de hojuelas de coco
+ 1 taza de queso ricotta semidescremado
+ 1½ tazas de frambuesas
+ 2¼ tazas de yogur griego natural, sin grasa

1. Precalienta el horno a 190 °C. Cubre una bandeja para hornear con papel vegetal.
2. En un tazón, mezcla 1 cucharadita de extracto de vainilla, canela, las semillas de calabaza, las almendras y el coco. Esparce de manera uniforme sobre la bandeja preparada. Hornea entre 3 y 5 minutos o hasta que se doren. Retira, deja que se enfríen en la bandeja.
3. En el mismo tazón, machaca el queso ricotta y 1 taza de frambuesas. Añade el yogur y el extracto de vainilla restante y mezcla.
4. Divide el preparado de ricotta y frambuesa en 3 tazones. Cubre con las frambuesas restantes y el muesli para servir.

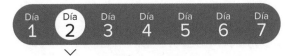

Desayuno

Frittata de salmón, queso feta y brócoli | rinde
2 porciones (para las sobras)

> Precalienta el horno a 200 °C. Cubre la base y los costados de un molde para hornear con papel vegetal.
> En un tazón, combina 2 tazas de brócoli picado, salmón (un tercio de una lata de 400 g, escurrido y machacado), ½ taza de hojas de perejil fresco, 3 huevos grandes batidos (o 6 claras), 1 cucharadita de hierbas secas (ve las "Notas del chef" en la página 244) y 30 g de queso feta reducido en grasas (desmoronado).
> Vierte la mezcla en una sartén. Rocía con 2 cucharaditas de aceite de oliva extra virgen. Espolvorea 2 cucharadas de almendras, rebanadas y sin salar.
> Hornea hasta que el palillo en el centro salga limpio y la cubierta esté dorada (18-20 minutos). Deja reposar por 3 minutos. Corta en 4 pedazos. Sirve caliente.

Comida ⓶ | ⓵ | ④

Pad thai de tofu
> *Receta en la página 234; rinde 2 porciones (para las sobras)*

Cena ③ | ⓵ | ③

Cacerola de pavo y frijoles
> *Receta del lado derecho*

Bocadillos ⓵ | ⓵
> 2 tazas de frutos rojos
> 1 taza de bastones de verduras de tu elección

Cacerola de pavo y frijoles
| rinde 2 porciones (para las sobras)

③ | ⓵ | ③

+ 2 cucharadas de aceite de oliva extra virgen
+ 180 g de pavo molido magro
+ 1 cebolla morada pequeña, picada
+ ½ pimiento verde, picado
+ ½ pimiento rojo, picado
+ 1 calabacín pequeño, en trozos
+ 2 cucharadas de sazonador mexicano, reducido en sodio
+ ⅓ de taza de frijoles bayos, enjuagados y escurridos
+ 2 tazas de caldo de pollo reducido en sodio
+ 2 tazas de arroz de coliflor
+ 1 taza de cilantro fresco

1. En una sartén antiadherente honda, a fuego medio-alto, calienta el aceite y agrega el pavo y la cebolla. Cocina, removiendo y partiendo los grumos de pavo, durante 3 minutos o hasta que la cebolla se haya suavizado.
2. Añade los pimientos, el calabacín, el sazonador, los frijoles y el caldo y lleva a punto de ebullición. Deja hervir, con la sartén parcialmente cubierta, removiendo de manera ocasional, durante 10 minutos o hasta que las verduras estén suaves y ⅔ del caldo se hayan reducido.
3. Calienta el arroz de coliflor según las instrucciones en el empaque. Divide la coliflor y la mezcla de pavo en dos tazones. Termina con cilantro y sirve.

Dieta cetogénica saludable

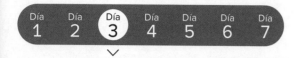

Día 1 | Día 2 | **Día 3** | Día 4 | Día 5 | Día 6 | Día 7

Desayuno 1 | 2 | 2

Sobras de yogur de ricotta y frambuesa con muesli de coco y almendra

Comida 2 | 1 | 4

Ensalada de res al chimichurri | rinde 2 porciones
(para las sobras)

> Realiza el aderezo con 2 cucharadas de aceite de oliva extra virgen, 3 cucharadas de vinagre de vino tinto y 3 cucharaditas de pimentón ahumado en un tazón. Agrega pimienta negra molida y bate para mezclar.

> En un tazón separado, combina 2 tazas de lechuga iceberg, 8 rábanos pequeños (en rebanadas), 280 g de tomates cherry (cortados a la mitad), res reducida en sodio (rebanada y cortada en tiras), ½ taza de cilantro fresco, ½ taza de hojas de albahaca frescas y ⅓ de un aguacate (rebanadas gruesas).

> Divide en dos porciones. Reserva 1 para las sobras. Rocía 1 de las porciones con la mitad del aderezo y sirve. Reserva la otra mitad de la ensalada para las sobras. Almacena la otra mitad del aderezo por separado.

Cena 2 | 1 | 4

Pollo con cubierta de ajonjolí y ensalada de brócoli

> *Receta del lado derecho*

Bocadillos 1 | 1

> 2 tazas de frutos rojos
> 1 taza de bastones de verduras de tu elección

Pollo con cubierta de ajonjolí y ensalada de brócoli | rinde 2 porciones
(para las sobras)

2 | 1 | 4

+ 4 cucharaditas de aceite de oliva extra virgen
+ 1 limón, jugo y ralladura
+ 1 cucharada de mostaza Dijon
+ 2 cucharadas de mayonesa light
+ Pimienta negra molida
+ 1 taza de col morada picada
+ 4 tazas de floretes de brócoli
+ 2 cucharadas de semillas de ajonjolí
+ 1 cucharada de pimentón ahumado
+ 250 g de pechuga de pollo, rebanada a lo largo en 2 piezas delgadas
+ ½ taza de albahaca fresca, hojas enteras

1. En un tazón, bate 2 cucharaditas de aceite, ralladura de limón, jugo de limón, mostaza Dijon, mayonesa y pimienta hasta que queden bien mezcladas. Agrega la col y el brócoli; revuelve bien. Reserva a temperatura ambiente hasta que vayas a servir.
2. En un tazón poco profundo, combina las semillas de ajonjolí, el pimentón y la pimienta. Sumerge y cubre bien las piezas de pollo. Remueve la cubierta sobrante.
3. En una sartén antiadherente, calienta el aceite restante a fuego medio. Cocina el pollo durante 4 o 5 minutos o hasta que esté cocido y dorado. Transfiere a una tabla, deja reposar durante 3 minutos y luego corta en rebanadas delgadas.
4. Divide la ensalada de brócoli en dos platos. Coloca el pollo y la albahaca encima. Sirve.

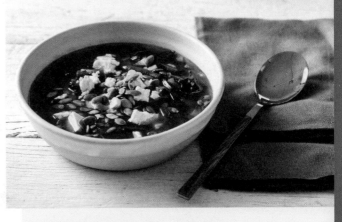

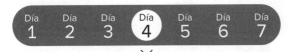

| Día 1 | Día 2 | Día 3 | Día 4 | Día 5 | Día 6 | Día 7 |

Desayuno `1` | `2` | `2`

Sobras de *frittata* de salmón, queso feta y brócoli

Comida `2` | `1` | `4`

Sopa de verduras y frijoles a la mexicana
> *Receta del lado derecho*

Cena `3` | `2` | `5`

Sobras de pescado horneado a la italiana

Bocadillos `1` | `1`
> 2 tazas de frutos rojos
> 1 taza de bastones de verduras de tu elección

Sopa de verduras y frijoles a la mexicana | rinde 2 porciones
(para las sobras)
`2` | `1` | `4`

+ 1½ cucharadas de aceite de oliva extra virgen
+ 1 cebolla morada mediana, picada
+ 4 cucharaditas de sazonador estilo mexicano reducido en sodio
+ ⅓ de taza de frijoles bayos, enjuagados y enlatados
+ 1½ tazas de ejotes, pelados y partidos
+ 3 tazas de caldo de verduras reducido en sodio
+ 2 tazas de espinacas baby
+ 4 cucharadas de semillas de calabaza, tostadas
+ 40 g de queso feta bajo en grasas

1. Calienta el aceite en una olla a fuego medio-alto. Saltea la cebolla durante 3 minutos, hasta que se suavicen. Agrega el sazonador, los frijoles y los ejotes. Cocina y remueve durante 1 minuto o hasta que se perciba el aroma. Vierte el caldo y lleva a punto de ebullición.
2. Reduce la flama a fuego medio y deja hervir, con la olla parcialmente cubierta, durante 15 minutos o hasta que los frijoles estén suaves y el caldo se haya reducido en ⅓. Retira la olla del fuego; añade la espinaca y remueve hasta que se marchite.
3. Divide la sopa en dos tazones. Agrega las semillas y el queso y sirve.

Dieta cetogénica saludable

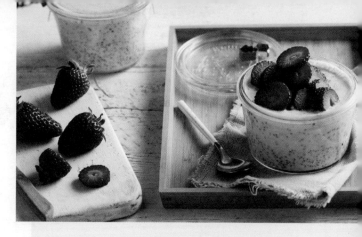

Dieta cetogénica saludable

| Día 1 | Día 2 | Día 3 | Día 4 | **Día 5** | Día 6 | Día 7 |

Desayuno `1` | `1` | `3`

Budín de fresa (frutillas) y chía
> *Receta del lado derecho*

Comida `2` | `1` | `4`

Sobras de *pad thai* de tofu

Cena `3` | `1` | `3`

Sobras de cacerola de pavo y frijoles

Bocadillos `1` | `1`
> 2 tazas de frutos rojos
> 1 taza de bastones de verduras de tu elección

Budín de fresa (frutillas) y chía
| rinde 2 porciones (para las sobras)
`1` | `1` | `3`

+ 2 tazas de fresas (frutillas), rebanadas y divididas
+ 1 taza de leche de almendra sin endulzar
+ 3 cucharadas de semillas de chía
+ 1½ tazas de yogur griego natural sin grasa
+ 4 cucharaditas de extracto de vainilla

1. Toma dos frascos de cristal de 450 ml. Agrega ½ taza de fresas rebanadas a cada uno. Vierte la leche, las semillas de chía, el yogur y el extracto de vainilla y tapa los frascos. Agita bien para mezclar.
2. Reserva los frascos a temperatura ambiente durante 15 minutos, agitándolos cada 5 minutos.
3. Coloca los frascos en el refrigerador para enfriar durante la noche hasta que se asienten.
4. Antes de servir, añade las fresas restantes.

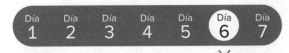

Día 1 | Día 2 | Día 3 | Día 4 | Día 5 | **Día 6** | Día 7

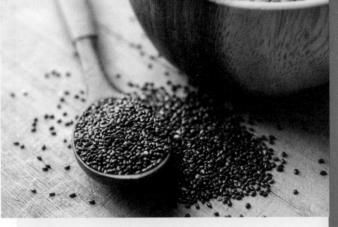

Desayuno `1` | `2` | `2`

Sobras de yogur de ricotta y frambuesa con muesli de coco y almendra

Comida `2` | `1` | `4`

Sobras de ensalada de res al chimichurri

Cena `2` | `1` | `4`

Sobras de pollo con cubierta de ajonjolí y ensalada de brócoli

Bocadillos `1` | `1`

> 2 tazas de frutos rojos
> 1 taza de bastones de verduras de tu elección

🍴 Consejos del nutricionista: semillas de chía

Las semillas de chía son semillas comestibles que provienen de la planta desértica *Salvia hispanica*, que crece en Centro y Sudamérica y que data de las culturas mexica y maya.

Estas semillas son ingredientes en varias recetas porque contienen ácidos grasos omega-3, carbohidratos, fibra, proteína y antioxidantes. Una cucharada de semillas de chía contiene 60 calorías (40 de las cuales vienen de grasas benéficas para el corazón) y 5 gramos de fibra. Eso equivale a 20 % de la cantidad de fibra diaria recomendada para las mujeres y 14 % de la cantidad recomendada para los hombres.

Las semillas de chía tienen un sabor suave y a frutos secos. Les agregan una textura crujiente a los cereales, al yogur y a los *smoothies*. Las semillas suelen mezclarse con líquidos para crear un gel, similar al budín de tapioca. Las semillas de chía pueden encontrarse en algunas recetas para mermeladas, cereales, panadería, budines y bebidas.

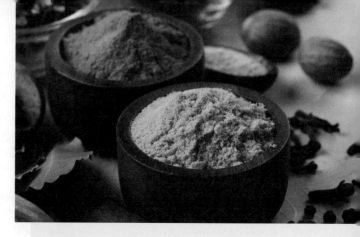

Dieta cetogénica saludable

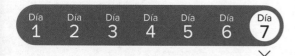

Día **1** | Día **2** | Día **3** | Día **4** | Día **5** | Día **6** | Día **7**

Desayuno `1` | `1` | `3`

Sobras de budín de fresa (frutillas) y chía

Comida `2` | `1` | `4`

Sobras de sopa de verduras y frijoles a la mexicana

Cena `3` | `2` | `4`

Pollo asado con queso feta y aceituna

> En una sartén antiadherente, calienta a fuego medio 1 cucharadita de aceite de oliva extra virgen. Cocina 90 g de pechuga de pollo hasta que la temperatura interna llegue a 75 °C, aproximadamente de 4 a 5 minutos de cada lado. Pasa a una tabla. Déjalo reposar por 3 minutos. Córtalo en rebanadas gruesas.
> Combina ½ cucharadita de mezcla de hierbas secas (ve las "Notas del chef" en la página 244), 2 cucharadas de vinagre de vino tinto y 2 cucharaditas de aceite de oliva extra virgen. Sazona.
> En un tazón, agrega 2 tazas de espinaca baby, 140 g de tomates cherry, ½ pimiento verde (en trozos), ½ pimiento rojo (en trozos), 3 cucharadas de queso feta (desmoronado) y 8 aceitunas negras sin hueso. Coloca el pollo encima. Vierte el aderezo y sirve.

Bocadillos `1` | `1`

> 2 tazas de frutos rojos
> 1 taza de bastones de verduras de tu elección

⎜⎜ Consejos del nutricionista: combina tus ingredientes

Combinar los ingredientes significa tener a la mano elementos que pueden usarse en varios guisos. Esto te ahorrará tiempo y puede reducir el desperdicio de comida, pues cada ingrediente tendrá varios propósitos.

Un ejemplo de combinación de ingredientes es crear sazonadores que tengas preparados para cuando los necesites. Guarda las mezclas en un recipiente hermético para mantenerlas frescas. Aquí existe un sazonador que puedes probar. Puedes encontrar más recetas de sazonadores en la página 161:

Sazonador estilo Southwestern
| 12 porciones (1 porción = 1 cucharada)

+ 3 cucharadas de pimentón
+ 3 cucharadas de comino
+ 1½ cucharadas de ajo en polvo
+ 1½ cucharadas de cebolla en polvo
+ 1½ cucharadas de sal
+ 1 cucharada de chile en polvo
+ 1 cucharada de orégano
+ 1 cucharada de pimienta cayena

Lista de compras

Dieta cetogénica saludable

🍎 Frutas y verduras

- ☐ Aguacate, 1 pieza
- ☐ Ajo, 2 dientes
- ☐ Albahaca, fresca, 2½ tazas
- ☐ Arroz de coliflor, 2 tazas
- ☐ Bastones de verduras de tu elección, 7 tazas
- ☐ Calabacín, pequeño, 1
- ☐ Cebolla morada, 2 pequeñas
- ☐ Cilantro, fresco, 2 tazas
- ☐ Col morada, picada, 2 tazas
- ☐ Ejotes, pelados, 1½ tazas
- ☐ Espárrago, 2 ramilletes
- ☐ Espinaca baby, 8 tazas
- ☐ Fideos de calabaza, 2 tazas
- ☐ Floretes de brócoli, 6 tazas
- ☐ Frambuesas, 1½ tazas
- ☐ Fresas (frutillas), 2 tazas
- ☐ Frutos rojos (cualquiera), 14 tazas
- ☐ Lechuga iceberg, picada, 2 tazas
- ☐ Lima, 1
- ☐ Limones, medianos, 2
- ☐ Mezcla de ensalada, 2 tazas
- ☐ Pepino mediano, 1 pieza
- ☐ Pimiento rojo, 1 pieza
- ☐ Pimiento verde, 1 pieza
- ☐ Rábanos, pequeños, 8
- ☐ Tomate, mediano, 1 pieza
- ☐ Tomate cherry, 25 (425 g)

🫘 Proteínas

- ☐ Frijoles bayos, enlatados, 150 g
- ☐ Huevos grandes, 3 (o 6 claras)
- ☐ Pavo molido, magro, 180 g
- ☐ Pechuga de pollo, 350 g
- ☐ Pescado blanco, sin piel ni espinas, 250 g
- ☐ Res reducida en sodio, en rebanadas, 180 g
- ☐ Salmón enlatado, 100 g
- ☐ Tofu firme, con calcio añadido, 180 g

🧀 Lácteos y similares

- ☐ Leche de almendra, sin endulzar, 1 taza
- ☐ Queso feta, reducido bajo en grasa, desmoronado, 140 g
- ☐ Queso ricotta semidescremado, 250 g
- ☐ Yogur griego natural, sin grasa, 3¼ tazas

🫙 Despensa

- ☐ Aceite de oliva extra virgen, ⅔ de taza
- ☐ Aceitunas negras, sin hueso, ½ taza
- ☐ Almendras en rebanadas, sin salar, ½ taza
- ☐ Caldo de pollo, reducido en sodio, 500 g
- ☐ Caldo de verduras, reducido en sodio, 3 tazas
- ☐ Canela, molida, 1 cucharadita
- ☐ Coco, rallado y sin endulzar, 2 cucharadas
- ☐ Crema de cacahuate, natural, reducida en azúcar y sal, 2 cucharadas
- ☐ Extracto de vainilla, 7 cucharaditas
- ☐ Mayonesa light, 2 cucharadas
- ☐ Mezcla de hierbas secas, 2½ cucharaditas
- ☐ Mostaza Dijon, 3 cucharaditas
- ☐ Pimentón ahumado, 2 cucharadas
- ☐ Pimienta negra molida
- ☐ Sazonador estilo mexicano, reducido en sodio, 4 cucharadas
- ☐ Semillas de ajonjolí, 2 cucharadas
- ☐ Semillas de calabaza, tostadas y sin salar, 6 cucharadas
- ☐ Semillas de chía, 3 cucharadas
- ☐ Tomates en trozos, enlatados, 400 g
- ☐ Vinagre de vino tinto, 5 cucharadas

Índice analítico

V

CRÉDITOS DE IMÁGENES

Todas las fotografías e ilustraciones son propiedad de la Fundación para la Educación e Investigación Médica (MFMER, por sus siglas en inglés) de Mayo Clinic con excepción de las siguientes:

Portada: Anton Ignatenco / 500px / 500Px Plus via Getty Images
Páginas 36, 90, 142: Alina Kulbasnaia / iStock / Getty Images Plus via Getty Images
Páginas 36, 90, 142: keira01 / iStock / Getty Images Plus via Getty Images
Páginas 36, 90, 142: a_namenko / iStock / Getty Images Plus via Getty Images
Páginas 36, 90, 142: Aamulya / iStock / Getty Images Plus via Getty Images
Páginas 36, 90, 142: Mas Bro / 500px via Getty Images
Páginas 36, 90, 142: AnaBGD / iStock / Getty Images Plus via Getty Images
Página 53: Mensent Photography / Moment via Getty Images
Página 55: Marat Musabirov / iStock / Getty Images Plus via Getty Images
Página 71: GANNAMARTYSHEVA / iStock/Getty Images Plus via Getty Images
Página 75: © Freepik.com, woman-hand-giving-plate-fresh-vegetables.jpg
Página 79: g-stockstudio/ iStock / Getty Images Plus via Getty Images
Página 87: DoctorVector / iStock / Getty Images Plus via Getty Images
Página 94: Martin Poole / DigitalVision via Getty Images
Página 98: piotr_malczyk / iStock / Getty Images Plus via Getty Images
Página 98: Steve Brown via Digital Wellness
Página 98: Srdjan Stepic / iStock / Getty Images Plus via Getty Images
Página 98: Anton Novikov / iStock / Getty Images Plus via Getty Images
Página 98: LotusImages16 / iStock / Getty Images Plus via Getty Images
Página 98: fcafotodigital / E+ via Getty Images
Página 99: Steve Brown via Digital Wellness
Página 100: natalie-claude / iStock / Getty Images Plus via Getty Images
Página 100: burwellphotography / iStock / Getty Images Plus via Getty Images
Página 100: Oksana Ermak / iStock / Getty Images Plus via Getty Images
Página 100: chuanthit kunlayanamitre / iStock / Getty Images Plus via Getty Images
Página 100: domdeen / iStock / Getty Images Plus via Getty Images
Página 100: AnVyChicago / iStock / Getty Images Plus via Getty Images
Página 101 / Steve Brown via Digital Wellness
Página 106: RyanJLane / E+ via Getty Images
Página 108: vgajic / E+ via Getty Images
Página 113: © Freepik.com, female-leg-stepping-weigh-scales-with-measuring-tape-apple.jpg
Página 116: © Freepik.com, crop-hand-taking-picture-salad-office.jpg
Página 127: DaniloAndjus / E+ via Getty Images
Página 139: Pikovit44 / iStock / Getty Images Plus via Getty Images
Página 149: © Freepik.com, woman-tying-her-shoelaces-before-exercise.jpg
Página 207: / iStock / Getty Images Plus
Página 207: / iStock / Getty Images Plus via Getty Images
Página 207: baibaz / iStock / Getty Images Plus via Getty Images
Página 207: Diana Taliun / iStock / Getty Images Plus via Getty Images
Página 209: dianazh / iStock / Getty Images Plus via Getty Images
Página 209: sommail / iStock / Getty Images Plus via Getty Images
Página 209: Taras Dovhych / iStock / Getty Images Plus via Getty Images
Página 209: Paday / iStock via Getty Images
Página 211: fotogal / iStock / Getty Images Plus via Getty Images
Página 211: kolesnikovserg / iStock / Getty Images Plus via Getty Images
Página 213: LauriPatterson / iStock / Getty Images Plus via Getty Images
Página 213: Magone / iStock / Getty Images Plus via Getty Images
Página 213: chuanthit kunlayanamitre / iStock / Getty Images Plus via Getty Images
Página 213: Guy45 / iStock / Getty Images Plus via Getty Images
Página 226: LauriPatterson / iStock / Getty Images Plus via Getty Images
Página 226: James Andrews / iStock / Getty Images Plus via Getty Images
Página 227: matt_benoit / iStock / Getty Images Plus via Getty Images
Página 227: pidjoe / iStock / Getty Images Plus via Getty Images
Página 231: Steve Brown via Digital Wellness
Página 234: Steve Brown via Digital Wellness
Página 236: Steve Brown via Digital Wellness
Página 237: Steve Brown via Digital Wellness
Página 238: Steve Brown via Digital Wellness
Página 240: Steve Brown via Digital Wellness
Página 242: Steve Brown via Digital Wellness
Página 243: Steve Brown via Digital Wellness
Página 244: Steve Brown via Digital Wellness
Páginas 247, 249: Steve Brown via Digital Wellness
Páginas 247, 250: Steve Brown via Digital Wellness
Páginas 247, 252: Steve Brown via Digital Wellness
Páginas 247, 254: Steve Brown via Digital Wellness
Páginas 247, 256: Steve Brown via Digital Wellness
Páginas 247, 257: Steve Brown via Digital Wellness
Páginas 247, 259: ivandzyuba / iStock / Getty Images Plus via Getty Images
Páginas 247, 260: Steve Brown via Digital Wellness
Páginas 247, 261: Steve Brown via Digital Wellness
Páginas 247, 264: Steve Brown via Digital Wellness
Páginas 247, 265: Steve Brown via Digital Wellness
Páginas 247, 266: Steve Brown via Digital Wellness
Páginas 247, 272: Steve Brown via Digital Wellness
Páginas 247, 276: Steve Brown via Digital Wellness
Página 253: Studio4 / E+ via Getty Images
Página 258: Alexander Donin / iStock / Getty Images Plus via Getty Images
Página 262: James Braund / DigitalVision via Getty Images
Página 267: Olena Ivanova / iStock / Getty Images Plus via Getty Images
Página 269: cheche22 / iStock / Getty Images Plus via Getty Images
Página 270: Michelle Arnold / EyeEm / EyeEm via Getty Images
Página 277: HUIZENG HU / Moment via Getty Images
Página 278: Camelia Ciocirlan / 500px / 500px via Getty Images

Esta obra se imprimió y encuadernó
en el mes de marzo de 2024,
en los talleres de Egedsa, que se localizan en
la calle Roís de Corella, 12-16, nave 1,
C.P. 08205, Sabadell (España).